米国国立精神保健研究所分子遺伝学研究グループによる

遺伝研究のための精神科診断面接〔DIGS〕日本語版

監訳　稲田俊也　伊豫雅臣

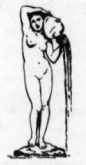

星和書店

Seiwa Shoten Publishers

2-5 Kamitakaido 1-Chome
Suginamiku Tokyo 168-0074, Japan

―――――― DIGS日本語版翻訳スタッフ ――――――

国立精神・神経センター精神保健研究所
分子遺伝学研究グループ

監訳
　稲田 俊也　（国立精神・神経センター精神保健研究所）
　伊豫 雅臣　（千葉大学医学部精神医学講座）

翻訳
　稲田 俊也　（国立精神・神経センター精神保健研究所）
　稲垣 　中　（山梨県立北病院）
　北尾 淑恵　（国立精神・神経センター精神保健研究所）
　中村 　中　（財団法人井之頭病院）
　伊豫 雅臣　（千葉大学医学部精神医学講座）
　佐々木 一　（爽風会佐々木病院）
　黄野 博勝　（桜町病院精神神経科）
　石附 知実　（川崎市立リハビリテーション医療センター）
　山田 純生　（久喜すずのき病院）
　松田 源一　（もてぎの森メディカル・プラザ）

翻訳協力
　田村 陽子，　稲田 貴子，　大槻 直美

The Japanese version of Diagnostic Interview for Genetic Studies

[DIGS]

Translated from English by

Toshiya Inada, Ataru Inagaki, Yoshie Kitao, Ataru Nakamura
Masaomi Iyo, Hajime Sasaki, Hirokatsu Kohno, Tomomi Ishizuki
Sumio Yamada and Genichi Matsuda

Cooperated with

Yoko Tamura, Takako Inada and Naomi Otsuki

Supervised by

Toshiya Inada and Masaomi Iyo

Correspondence to : Toshiya Inada, M. D.
National Institute of Mental Health
National Center of Neurology and Psychiatry
1-7-3 Kohnodai, Ichikawa-shi
Chiba 272-0827, Japan

はじめに

　近年の分子生物学の進歩によって，遺伝子解析技術はめざましく発展し，それに伴ってわが国でも，精神分裂病や気分障害などの精神疾患の遺伝子解析研究が活発に行われている。しかし遺伝性の身体疾患とは状況が大きく異なり，これまでに多くの候補領域や候補遺伝子が報告されているものの，一貫して精神疾患との有意な関係が示されている候補遺伝子は見出されていないのが現状である。精神疾患における遺伝子研究の難しさについてはさまざまな側面から指摘がなされているが，その中でもしばしば強調される問題点の一つに精神疾患の診断に関する問題が挙げられる。言うまでもなく，精神疾患の臨床遺伝学的研究および遺伝子解析研究を行う際には，対象者の状態を把握するための精神症状の定義や診断基準は非常に大きな意味を持っている。実際，遺伝負因の濃厚な精神分裂病の家系には，精神病でも分裂病型人格障害でもないが健常者とは言い難い，いわゆるschizotaxiaと呼ばれる一群が存在するが，この問題に代表されるように，特にパラメトリックな連鎖解析では対象者を精神障害者とするかどうかの基準により，結果そのものが大きく変わってくるというのが周知の事実となっている。

　欧米諸国で精神疾患に関する遺伝子研究が行われる際には通常，SCIDやSADSなどのDIGSに含まれている標準化された構造化面接が使用されている。わが国では精神分裂病の平均入院日数が欧米諸国とは比較にならないほど著しく長いという統計報告もあり，その診療記録だけでも欧米で評価されているスケール以上の情報収集が十分可能であるという意見もあるが，国際的に通用する研究報告資料として提供するにはやはり系統的なスケールによる情報収集は不可欠である。

　編者の1人である私は遺伝子解析研究を始めるにあたり，精神疾患の診断を行う際の構造化面接としてDIGSに関心をもち，その活用も視野に入れて，1992年に米国ハーバード大学医学部精神科マサチューセッツメンタルヘルスセンターのTsuang教授に連絡をとって，米国精神保健研究所から入手したものである。入手後すぐに当時の国立精神・神経センター精神保健研究所分子遺伝学研究グループのメンバーで翻訳を行い，1993年にはその日本語版を完成させ，翌1994年6月から9月にかけてハーバード大学医学部精神科マックリーン病院へ短期留学した際にTsuang教授には日本語版をお渡ししたものの，わが国での出版のめどが立たずこの7年間はDIGSに関心を持たれ，私のところに照会されてきた研究者に限って，個人レベルで配布してきた。

　2000年にはいりミレニアムプロジェクトとして遺伝子解析研究（SNPs）に国家レベルで巨額の予算が投じられて進められるようになった。このプロジェクトには精神分裂病や気分障害などのいわゆる機能性精神疾患は初年度は直接的には取り上げられていないものの，精神分裂病に関しては，1997年に岡崎祐士先生や有波忠雄先生が発起人となって形成された「罹患同胞対法による日本人の精神分裂病の連鎖に関する共同研究（JSSLG）」グループが，多施設共同研究として実質的に機能するようになり，2000年3月までに8回の検討会議を重ねて，JSSLGグループでこれまでに集積されたDNA試料が7つの解析施設に配布され，その一次解析が現在急ピッチですすめられている。また，平成12年度からは高嶋幸男先生が主任研究者を務める厚生科学研究費（脳科学事業）「精神・神経・筋疾患の実験用研究資源に関する研究」グループの中に新たに樋口輝彦先生を主任とした精神疾患DNAバンクのサブグループが加えられた。このサブグループでは質の高い精神疾患患者のDNA試料，すなわち，熟練した評価者によって標準化されたスケールが使用されて，系統的な臨床評価が行われ，それに基づいて正確な臨床診断が下された精神疾患患者のDNA試料の集積がすすめられることになり，最終的にはこれらが精神疾患の分子遺伝学的研究を精力的に行っている多くの研究者に広く利用され，わが国におけるこの分野での研究レベルの向上に寄与することを目的としている。こ

の精神疾患DNAバンクの設立をきっかけに，質の高い精神疾患の遺伝子研究を行うためにはDIGS日本語版の出版が不可欠と考え，精神科領域の出版物で社会に貢献している星和書店の石澤雄二社長にこの件を伝えたところ，出版にご理解を示していただき，今回何とか出版することができた。本書が有効に活用され，今後展開されるであろう精神疾患の遺伝子研究の解明に少しでも寄与することを祈願する次第である。

平成12年6月

監訳者・翻訳者を代表して　稲田　俊也

DIGSの概要と使用上の留意点

稲田 俊也, 稲垣 中

Diagnostic Interview for Genetic Studies (DIGS)[21]は精神疾患の遺伝研究を行うにあたっての対象者の背景情報や精神症状を的確に把握するために作成された評価尺度であり,米国国立精神保健研究所分子遺伝学研究グループのメンバー26名によりまとめられたものである。DIGSはこれまでに精神科診断学の領域で培われてきた優れた精神科の診断技術を積極的に活用しており,その多くの部分は表1に示したような既存の評価尺度・構造化面接・診断基準をベースに作成されたものである。ここでその概要を紹介する。

表1. DIGSに使用されている主な評価尺度・構造化面接・診断基準

SANS (Scale for the Assessment of Negative Symptoms)[4,5]
SAPS (Scale for the Assessment of Positive Symptoms)[6]
MMS (Mini Mental State Examination)[10,14]
GAS (Global Assessment Scale)[12]
CASH (Comprehensive Assessment of Symptoms and History)[7,8]
SADS (Schedule for Affective Disorder and Schizophrenia)
SADS-L (Schedule for Affective Disorder and Schizophrenia Lifetime Version)
SSAGA (Semi-Structured Assessment for the Genetics of Alcoholism)[9]
SCID (Structured Clinical Interview for DSM-III-R)[24,25]
PSE (Present State Examination, 9th edition)[28,29]
SIS (Structured Interview for Schizotypy, Version 1.5)[11]
DSM-III (Diagnostic and Statistic Manual of Mental Disorders, 3rd)[1]
DSM-III-R (Diagnostic and Statistic Manual of Mental Disorders, 3rd Revised)[2]
DSM-IV (Diagnostic and Statistic Manual of Mental Disorders, 4th)[3]
ICD-10 (International Classification of Disease: 10th Revision)[31]
RDC (Research Diagnostic Criteria)[23]
DIS (Diagnostic Interview Schedule: Version III-R)[22]
OPCRIT (Operational Criteria Checklist: Version 3.0)[19]

I. DIGSの概要

データ収集の対象となる情報は主として患者の機能と精神病理学的状態であり,主として精神分裂病および気分障害患者に認められる症状であるが,アルコール依存・薬物依存・人格障害についてもカバーされている。全体で150ページに及ぶDIGSは目次に示されているように,A～AAの27項目で構成されている。

Aの人口統計学では性別・年齢・母国・人種的背景・宗教・家族状況・職業歴・教育歴・軍隊生活の有無等が問われる。Bの既往歴では，内分泌疾患，神経疾患，消化器疾患の有無，脳波検査，頭部CTスキャン，頭部MRIの施行の有無とその結果，現在の服薬の有無，産婦人科的病歴とその精神疾患との関連等が問われる。Cは日本でも紹介されているMMS（Mini Mental State Examination）[10, 14]と概ね等しいが，項目の合計点が30点満点から35点満点に増加している。Dは疼痛・消化器症状・神経内科的症状・性的症状・呼吸循環器内科的症状がチェックされ，その性状・発症年齢・持続期間と重症度（医学的に説明できるか否かも含む）が記録される。Eでは被験者の精神障害の概略（過去のエピソードの有無，社会的機能の障害の有無，投薬・入院歴の有無，現在までの大まかなエピソードの図示）が問われる。A～Eで全般的な被験者の背景が聴取された後，個別の精神疾患の各症状に関する質問が行われる。

　F～Hで主としてSADS-Lの項目が多く引用されており，気分障害のエピソードの時期・期間・症状が，現在のエピソード及び過去において最も重症だったエピソードの時期についてそれぞれ評価される。

　IとJでは依存に対する意識・問題行動・離脱症状の有無・慢性的身体症状と精神症状・治療の有無等が聴取されるが，現在の合衆国の実状が反映されてか，薬物依存においてはマリファナが重視され，他は『他の薬剤』で一括されている。

　Kでは精神病について質問される。まず概略が問われ，以下，妄想・幻覚・奇異な行動・思考形式障害・緊張病症状・欲動喪失・離人症状・不適切な感情といった症状が項目別に現在（または最近）のエピソードと以前にあったエピソードの双方について質問される。そして初発症状や前駆・残遺症状の評価が行われ，分裂感情障害についてチェックされ，最後に症状の型と過去の病勢進行の型を記載する事となる。

　L，Mでは分裂病型人格についての症状評価が行われ，Nではアルコール依存・薬物依存と精神分裂病・感情障害等との同時罹患についての評価が，またO～Sでは自殺行為・不安障害・摂食障害・病的賭博・反社会性人格についての評価が行われるようになっている。

　以上，各精神疾患に関する面接評価の後にT～Wの各評価尺度と，X～AAの総括が付されている。T～VではGAS, SANS, SAPSがほぼそのままの形で採用されている。WのSIS修正版では面接中に行った観察により，疎通性・感情の適否等を評価する。最後にXでこれまで収集した情報の信頼性を評価し，Yで病歴の抄録を作成し，ZとAAを記載する。

III. 遺伝研究における精神症状評価についてのDIGSの位置付け

　精神疾患の疾病概念や診断基準は時代的変遷が著しく，また同一疾患概念であっても文化的背景や研究者により異なる病像を捉えていることがしばしば報告されている[28]。例えば，いわゆるUnited States-United Kingdom診断プロジェクトによって英国・米国間に躁うつ病・分裂病概念に差異のあることが示され[16]，その後，WHOの主催で行われた精神分裂病に関する国際比較研究（International Pilot Study of Schizophrenia）でも，参加した9カ国のうち米国とソ連で分裂病に関して広い診断基準が用いられていたのに対し，その他の国々では比較的狭い診断基準が用いられていたことが明らかになっている[18]。中根らによる長崎・上海・ソウルのアジア3カ国間の比較においては，同一症例に対してほぼ一定の症状プロフィールが得られているにもかかわらず，与えられた診断名はかなり異なっていたことが示されている[20]。こうした国際比較研究により共通の構造化面接と操作的な診断基準による精神障害の診断の重要性が認識されるようになり，これまでにICD-9[30]に対するCategoプログラム[29]，Feighnerら（1972）の診断基準[13]に対するRenard Diagnostic Interview[15]，RDC（研究

用診断基準)[23]に対するSADS（感情病および精神分裂病用面接基準)[11]，DSM診断[1,2,3]に対するSCIDなど，さまざまな構造化面接が開発され，これらは精神疾患に関する各種研究の対象選択基準などに広く活用されてきている。

例えば，RDC診断のための構造化面接であるSADSは，標準版のほかに，生涯版（Lifetime version），追跡版（Change version），双極性障害用，不安障害用等が作成されている。標準版SADSは主として2つのパートに分かれ，第1部では最近の疾病エピソードや過去1年間に経験された病的な精神症状を扱い，ほとんどの症状は①現在のエピソード中（もしくは過去1年間で）最も重症だった時と，②面接までの1週間で最も重症の時の2つの時間枠で評価される。第2部は過去または生涯における精神科病歴を取り扱い，その評価項目は存在するか否かの二者択一で評価される。そして第1部・第2部の全項目を評価後にRDCの診断基準に基づきRDC診断をつけることとなる。精神疾患の遺伝研究にもしばしば用いられてきた生涯版SADSは，現在診断と生涯診断に必要とされる情報を確認するもので，現在の精神症状に関する情報量はSADSに比べて少なく，標準版SADS第2部とほぼ同一の書式で，面接者が現在と過去の障害の有無を評価できるように補足されている。追跡版SADSは標準版SADSの第1部の6段階評価項目よりなり，過去1週間で最も重症だった時点の評価が行われ，時期を変えて行うことによって症状の変化を詳細に記録することができる。

米国精神保健研究所の研究グループによって開発された診断面接法DIS（Diagnostic Interview Schedule)[23]はコンピュータ化された構造化面接法である。1975年に米国のNew Heavenにおいて初めて構造化面接による疫学調査が行われ[29]，この時は面接法としてSADSが使用されたが，SADSを使用するためには臨床経験を有する専門家と6カ月の訓練が必要とされ，人的資源と多大なコストが必要とされる等問題が多かった。DISはSADSの欠点を補うべく考案された標準化面接法であり，フローチャートを使用することによって短期間のトレーニングで非専門家でも施行できるように構成されており，さらに処理がコンピュータ化され，多人数の疫学調査にも十分対応できるようになり，これによって大規模な疫学調査やそれらの国際比較が可能となった。

DIGSは精神疾患の遺伝研究のための精神科診断の標準化を目指して，上述のSADS，DISを含む表1に示した既存の評価尺度・構造化面接・診断基準を参考あるいは引用して作成されたものであり，SADSやSCIDなどのように特定の診断基準のみに対応した構造化面接ではなく，表2に示すようにもっと広範囲の診断基準に対応したものになっている。これは過去に報告されている精神疾患の遺伝研究と同一の診断基準を用いて比較検討が可能なように配慮されていることが主たる理由の一つであり，また分子遺伝学的所見による精神疾患の診断分類の可能性が見出された場合に，どの診断基準が最も適切であるかを検討する際にも有用となることが期待される。

DIGSが対象としている精神疾患の範囲は，精神分裂病，感情障害，分裂感情病をはじめ，アルコール依存や薬物依存，不安障害，摂食障害，人格障害など広範囲に及んでいるが，これは，例えば家族内に精神分裂病や大うつ病，アルコール依存症などの異なる精神疾患を患った兄弟や親子が同居するケースなど，家系調査ではしばしば遭遇する多彩な精神疾患が同一家系内に複数見られるという実情や同一患者における精神疾患のcomorbidity（同時罹患）の問題などにも対応できるように配慮されており，将来は遺伝子解析研究で得られた成果から現在の臨床精神病理学的分類の再検討が行われ，分子遺伝学的所見に基づいた新たな視点からの精神疾患全般の下位分類が提唱される可能性も視野に入れたものと考えられよう。

表2．DIGSで評価される精神疾患とそれらがDIGSの評価でカバーされる診断基準

Diagnoses	DSM-III-R	DSM-III	DSM-IV Compatible	Modified RDC	OPCRIT ver 3.0	RDC	Feighner et al[13]	ICD-10
Major depressive disorder	○	○	○	○	○	○		
Mania	○	○	○	○	○	○		
Hypomania	○		○			○		
Dysthymia	○							
Hyperthymic personality					○			
Depressive personality					○			
Schizophrenia	○	○	○	○	○	○	○	○
Delusional disorder	○							
Schizoaffective disorder	○		○	○		○		
Psychotic disorder not otherwise specified	○							
Schizotypal personality disorder	○		○					
Schizoid personality disorder	○							
Paranoid personality disorder	○							
Brief reactive psychosis	○							
Obsessive-compulsive disorder	○			○		○		
Agoraphobia	○		○	○		○		
Social phobia	○			○		○		
Simple phobia	○		○	○		○		
Panic disorder	○		○	○		○		
Anorexia nervosa	○							
Bulimia nervosa	○							
Pathological gambling	○							
Antisocial personality disorder	○							
Somatization disorder	○		○					
Alcohol dependence	○							
Alcohol abuse	○							
Alcoholism (definite)							○	
Alcoholism (probable)							○	
Drug dependence	○							
Drug abuse	○							

IV. DIGS日本語版を使用する際の留意すべき点

　DIGSの質問項目の中には，日米間の民族・宗教・文化・社会的背景の相違により，必ずしも日本の実状に合わないものもあり，この翻訳版をこのままそっくり使用することは賢明なことではないかもしれない。例えばAの人種の項では日本ではそのほとんどが日本人であるが，それ以外には在日韓国・朝鮮人，華僑等を考慮する必要があり，また軍隊生活の有無の項はわが国ではほとんど重要性はないであろう。薬物依存のセクションではマリファナが重視され，それ以外は『他の薬剤』で一括されているが，日本では有機溶剤依存と覚醒剤依存が主流であり，これらの頻用されている薬剤が『他の薬剤』でまとめられると，わが国では貴重な時間をかけて行われた臨床評価の集計結果も日本の実情が全く反映されないものとなる可能性がある。さらに，Mの魔術的思考の項目における「13」や「7」の数字の神秘性や黒魔術，兎の足や幸運の馬蹄などもいかに現在の日本が欧米文化圏の影響を受けているとはいえ，それらを評価する意義については一考を要するところであろう。このような日本の実情とかけ離れた質問項目については原スケールの内容を損なわない範囲での質問の一部改変などを試みることが必要と思われる。

　また，SADSが抱えている問題点の一つとも同じであるが，DIGSの評価にあたっては評価面接に熟練した評価者の養成が求められており，そのためには人的資源の確保とその育成に多大なコストを要するものと思われ，この種の研究助成には消極的であるかもしれない現在のわが国のリサーチに対する考え方の現状，および実際の評価者が精神科医とならざるを得ないというわが国の精神医学リサーチの実情に照らしてみると，残念ながら，評価すべき量が膨大であることも勘案すると，評価診断面接の標準化のためのトレーニングを施行することさえも困難を伴うことが十分に予想さ

れる。仮にそれらの問題点がクリアされ，如何に良質のデータ収集が可能になったとしても，よほどリサーチに対する強い熱意とリサーチ遂行のための十分な研究助成（経済的バックアップ）が継続的になされない限り，バンキングに値する臨床データの集積は難しいであろう。したがって，例えば解析対象となる精神疾患毎に，それぞれ評価すべき調査項目をこのDIGS日本語版より適宜取捨選択して，データ収集を短時間で効率的に行えるような構造化面接に簡略化することも一つの選択肢として検討する価値はあるものと思われる。

参考文献

1) American Psychiatric Association: Diagnostic and Stastical Manual of Mental Disorders, 3rd Edition (DSM-III). American Psychiatric Association, Washington DC, 1980.
2) American Psychiatric Association: Diagnostic and Stastical Manual of Mental Disorders, 3rd Edition, Revised (DSM-III-R). American Psychiatric Association, Washington DC, 1987.
3) American Psychiatric Association: Diagnostic and Stastical Manual of Mental Disorders, 4th Edition (DSM-IV). American Psychiatric Association, Washington DC, 1994.
4) Andreasen NC: The Scale for the Assessment of Negative Symptoms (SANS). Iowa City: University of Iowa; 1984.
5) Andreasen NC: Negative symptoms in schizophrenia: definition and reliability. Arch Gen Psychiatry 39: 784-788, 1982.
6) Andreasen NC: Scale for the Assessment of Positive Symptoms. University of Iowa, Iowa City, 1984.
7) Andreasen NC: Comprehensive assessment of symptoms and history (CASH). University of Iowa, Iowa City, 1987.
8) Andreasen NC, Flaum M, Arndt S: The Comprehensive Assessment of Symptoms and History (CASH): an instrument for assessing diagnosis and psychopathology. Arch Gen Psychiatry, 49; 615-623, 1992.
9) Bucholz K, Cadoret R, Cloninger CR, Dinwiddie S, Hesselbrock V, Nurnberger JI Jr, Reich T, Schmidt I, Schuckit M: Semi-structured Assessment for the Genetics of Alcoholism (SSAGA). J Stud Alcohol; 149-158, 1993.
10) Cockrell JR, Folstein MF: Mini-Mental State examination (MMSE). Psychopharmacol Bull, 24; 689-392, 1988.
11) Endicott J, Spitzer RL: A diagnostic interview: the Schedule for Affective Disorders and Schizophrenia. Arch Gen Psychiatry 35: 837-844, 1978.
12) Endicott J, Spitzer RL, Fleiss JL, Cohen J: The global assessment scale. A procedure for measuring overall severity of psychiatric disturbance. Arch Gen Psychiatry 33: 766-771, 1976.
13) Feighner JP, Robins E, Guze SB, Woodruf RA Jr., Winokur G, Munoz R: Diagnostic criteria for use in psychiatric research. Arch Gen Psychiatry 26: 57-63, 1972.
14) Folstein MF, Folstein SE, McHugh PR: "Mini-Mental State"; a practical model for grading the cognitive state for the clinician. J Psychiatr Res 12: 189-198, 1975.
15) Helzer JE, Robins LN, Croughan J, Welner A: Renard Diagnostic Interview. Arch Gen Psychiatry 38: 393-398, 1981.
16) Kendell RE: Psychiatric diagnosis in Britain and the United States. Br J Hosp Med 6: 147-155, 1971.
17) Kendler KS, Lieberman JA, Walsh D: The Structured Interview for Schizotypy (SIS): a preliminary report. Schizophr Bull, 15; 559-571, 1989.
18) Leff J: International variation in the diagnosis of psychiatric illness. Br J Psychiatry 131: 329-338, 1977.

19) McGuffin P, Farmer AE: Operational Criteria (OPCRIT) Checklist. Version 3.0. University of Wales, Cardiff, 1990.
20) Nakane Y, Ohta Y, Uchino J, Takada K, Yan HQ, Wang XD, Min SK, Lee HY: Comparative study of affective disorders in three Asian countries. I. Differences in diagnostic classification. Acta Psychiatr Scand 78: 698-705, 1988.
21) Nurnberger JI Jr., Blehar MC, Kaufmann CA, York-Cooler C, Simpson SG, Harkavy-Friedman J, Severe JB, Malaspina D, Reich T, and collaborators from the NIMH Genetics Initiative: Diagnostic Interview for Genetic Studies: Rationale, unique features, and training. Arch Gen Psychiatry 51: 849-859, 1994.
22) Robins LN, Helzer JE, Croughan J, Ratcliff KS: National Institute of Mental Health Diagnostic Interview Schedule: its history, characteristics, and validity. Arch Gen Psychiatry 38: 381-389, 1981.
23) Spitzer RL, Endicott J, Robins E: Research Diagnostic Criteria: rationale and reliability. Arch Gen Psychiatry 35: 773-782, 1978.
24) Spitzer RL, Williams JBW, Gibbon M, First MB: Structured Clinical Interview for DSM-III-R. American Psychiatric Press, Washington DC, 1990.
25) Spitzer RL, Williams JBW, Gibbon M, First MB: The Structured Clinical Interview for DSM-III-R (SCID). Arch Gen Psychiatry, 49; 624-629, 1992.
26) Stengel E: Classification of mental disorder. Bulletion of the World Health Organization 21: 601-663, 1960.
27) Weissman MM, Myers JK, Harding PS: Psychiatric disorders in a US community: 1975-1976. Am J Psychiatry 135: 459-462, 1978.
28) Wing JK, Birley JLT, Cooper JE, Graham P, Isaacs AD: Reliability of a procedure for measuring and classifying 'present psychiatric state'. Br J Psychiatry, 113; 499-515, 1967.
29) Wing JK, Cooper JE, Sartorius N: The measurement and classification of psychiatrice symptoms: An instruction manual for the PSE and Catego program. London, Cambridge University Press, 1974.
30) World Health Organization: Manual of the International Statistical Classification of Diseases, Injuries, and Causes of Death, 9th Revision. World Health Organization, Geneva, 1977.
31) World Health Organization: The ICD-10 Classification of Mental and Behavioural Disorders: Clinical descriptions and diagnostic guidelines. World Health Organization, Geneva, 1992.

日本語版初版

患者ID番号添付覧

遺伝研究のための精神科診断面接
（DIGS）

国立精神保健研究所分子遺伝学研究グループ

被験者ID：□□-□□□□□

家　族ID：□□□

被験者氏名：_____　_____　_____
　　　　　　　　名前　　　　　ミドルネーム　　　　苗字

ニックネーム：_____

発端者との続柄：_____

面接日時：□□-□□□-□□
　　　　　日　　　月　　　年

初回面接か再面接か：　　初　　　　再

直接面接か電話面接か：　　直接　　　電話

評価者氏名：_____　_____　_____
　　　　　　　　名前　　　　　ミドルネーム　　　　苗字

評価者番号：□□□

面接開始時間／終了時間　___：___／___：___　　総面接時間：　___：___
　　　　　　　　　　　　時間　分　時間　分　　　　　　　　　時間　分

謝　辞

　DIGS質問票とトレーニングマニュアルの開発は,「精神疾患の連鎖研究のためのNIMH診断センター」による以下の研究助成を受けて行われた（施設外グラント番号U01 MH 46276, 46289, 46318, 46274, 46282, 46280およびNIMH臨床神経遺伝研究部施設外リサーチプログラム）。

　DIGS開発のために「精神疾患の連鎖研究のためのNIMH診断センター」と協力的な契約をしたメンバーは，以下の通りである。
Sandra Barton, Kate Berg, Ph.D., Mary Blehar, Ph.D., C. Robert Cloninger, M.D., J. Raymond Depaulo, Jr., M.D., Stephen Faraone, Ph.D., Jill Harkavy Friedman, Ph.D., Elliot Gershon, M.D., Juliet Guroff, M.S.W., Charles Kaufmann, M.D., Darrell Kirch, M.D., Dolores Malaspina, M.D., Mary Elizabeth Maxwell, M.S.W., Martin McElhiney, M.S., John Nurnberger, Jr., M.D., Ph.D., Beth O' Dell, B.S., John Pepple, Ph.D., H. Matthew Quitkin, A.B., Theodore Reich, M.D., A. Louise Ritz, M.B.A., Joanne Severe, M.S., Sylvia Simpson, M.D., Ming T. Tsuang, M.D., Ph.D., D.Sc., Debra Wynne, M.S.W., Scott Yale, M.S.W., and Carolyn York, R.N.

　DIGS質問票の参照文献の完全なリストは，そのトレーニングマニュアルの中にある。DIGS質問票の作成にご協力いただいたJean Endicott, Ph.D., Kenneth Kendler, M.D., Philip Lavori, Ph.D.の各氏，および監修をしていただいた Lee Robins, Ph.D.氏 に多大なる敬意を表する。

DIGS質問票目次

		頁
A.	人口統計学	1
B.	既往歴	5
C.	修正MMS試験（必要に応じて施行）	9
D.	身体化障害	11
E.	精神障害の概略	17
F.	大うつ病	23
G.	躁病／軽躁状態	32
H.	気分変調症／抑うつ／気分高揚性格	40
I.	アルコール乱用と依存	43
J.	薬物乱用と依存	51
K.	精神病	58
L.	分裂病型人格の特徴（双極性障害中心）	81
M.	分裂病型人格のための構造化面接（SIS）修正版（精神分裂病中心）	83
N.	同時罹患の評価	107
O.	自殺行為	109
P.	不安障害	111
Q.	摂食障害	118
R.	病的賭博（該当者のみ施行）	120
S.	反社会性人格	121
T.	総合評価尺度（GAS）	124
U.	陰性症状評価尺度（SANS）	125
V.	陽性症状評価尺度（SAPS）	128
W.	SIS修正版の評価（精神分裂病中心）	131
X.	面接者の信頼性評価	138
Y.	叙述的な要約	139
Z.	医療記録情報	140
AA.	OPCRIT情報	141

A．人口統計学

> 面接者：被験者の精神状態によって，正確な情報を得ることができないような場合は
> Modified Mini-Mental Status Examination （9ページ）にすすむ。

1. 面接者：性別に○をつける。

   男性　女性
   　0　　　1

2. 生年月日はいつですか？

   □□−□□□−□□
   　日　　月　　年

3. あなたは養子ですか？

   いいえ　はい　不明
   　0　　　1　　　U

   （「はい」と答えた場合）養子の性質を明らかにする。
   （もっと詳細な情報に対しては手引きを見ること。）

4. 生まれた国はどこですか？
   記入欄：_____

5. あなたの生みの親の人種的な背景は何ですか？

   面接者：可能ならば母側と父側に関して4つの人種を記入する。
   記入欄：

   母 _____　_____　_____　_____
   父 _____　_____　_____　_____

   01 = アングローサクソン系
   02 = 北ヨーロッパ（例えば，ノルウェー人）系
   03 = 西ヨーロッパ（例えば，フランス人，ドイツ人）系
   04 = 東ヨーロッパ，スラブ系
   05 = ロシア系
   06 = 地中海人種（イベリア人，ハム人ｅｔｃ）系
   07 = アシュケナージ（北・中欧のユダヤ人）系
   08 = セファルディ（南方系ユダヤ人）系
   09 = ヒスパニック（プエルトリコ人を除く）
   10 = プエルトリコ系ヒスパニック
   11 = メキシコ系ヒスパニック
   12 = アジア系
   13 = アラブ系
   14 = アメリカ原住民／アラスカ原住民系
   15 = アフロアメリカン系，ヒスパニック起源ではない
   16 = 他の人種，具体的に記入する：_____
   UU = 不明

   母親　　　　　父親

   5.a) □□　　5.e) □□
   5.b) □□　　5.f) □□
   5.c) □□　　5.g) □□
   5.d) □□　　5.h) □□

6. あなたは幼年時代に，信仰していた宗教は何ですか？

   1 = カトリック
   2 = プロテスタント
   3 = ユダヤ教
   4 = イスラム教
   5 = 入信しなかった
   6 = 他の宗教，具体的に記入する：_____

7. あなたの現在の結婚状況はどれですか？

    1 = 結婚している
    2 = 別居している
    3 = 離婚している
    4 = 死別している
    5 = 結婚したことがない

    7.a) （結婚したことがある場合：）あなたは法的に結婚したことが　　　　　結婚回数
          何回ありますか？　　　　　　　　　　　　　　　　　　　　　　　　□□

8. 生存している子供は何人いますか？　　　　　　　　　　　　　　　　　　　子供数
    　　　　　　　　　　　　　　　　　　　　　　　　　　　　　　　　　　□□

9. あなたは独りで生活していますか，誰かと一緒に生活していますか？

    1 = 単身
    2 = （少なくとも1年間）法的には結婚していない相手と一緒
    3 = 配偶者あるいは子供と一緒に，自分の家で生活している
    4 = 両親あるいは子供の家で生活している
    5 = 兄弟，姉妹あるいは他の直系ではない親戚の家で生活している
    6 = 他の親戚あるいは友人と一緒に共同の家で生活している
    7 = 治療施設で生活している
    8 = その他，具体的に記入する：＿＿＿＿＿＿＿＿＿＿＿＿＿＿＿＿＿＿＿

10. あなたの現在の職業はなんですか，下のチャートを使って番号を記入する。　　　現在の職業
　　記入欄：＿＿＿＿＿＿＿＿＿＿＿＿＿＿＿＿＿＿＿＿＿＿＿＿＿　　　□□

10.a) 今までについた仕事の中で，もっとも責任のある仕事は何ですか，　　　最も責任のある仕事
　　　下のチャートを使って番号を記入する。　　　□□
　　記入欄：＿＿＿＿＿＿＿＿＿＿＿＿＿＿＿＿＿＿＿＿＿＿＿＿＿

10.b) （対象者が世帯主でない場合）職歴のほとんどの間，世帯主の職業　　　世帯主
　　　は何であったか，下のチャート使って番号を記入する。　　　□□
　　記入欄：＿＿＿＿＿＿＿＿＿＿＿＿＿＿＿＿＿＿＿＿＿＿＿＿＿

経営および専門職

01 = 役員，経営者，管理職
02 = 専門職
03 = 小説家，芸術家，芸能人，運動選手

技術職，販売，経営補佐

04 = 技術職とそれに関した補佐職
05 = 販売職
06 = 経営補佐職，事務職を含む

サービス業

07 = 自営業
08 = 警備員
09 = 07と08を除いたサービス業

農業，林業，水産業

10 = 農場経営者
11 = 他の農業，林業，水産業

精密機械製造，手工業，修理業

12 = 機械工，修理工，建築業，生産業，精密機械製造業

オペレーター，整作業，労働者

13 = 機械操縦職，組み立て工，検査業
14 = 運送業，資材輸送業
15 = トレーナー，装備清掃，ヘルパー，労働者

その他

16 = 兵役
17 = 労働不能
18 = 家事
19 = 就労経験なし
20 = 学生
21 = 失業，退職
UU = 不明，回答なし

---

11. 何年間就学しましたか（最終学歴）？　　　　　　　　　　　　　　年数
　　　　　　　　　　　　　　　　　　　　　　　　　　　　　　　　　□□
　　記入欄：＿＿＿＿＿＿＿＿＿＿＿＿＿＿＿＿＿＿＿＿＿

12. 軍隊に入ったことはありますか？　　　　　　　　　　　いいえ　はい　不明

　　12.a)　（「いいえ」と答えた場合）あなたは兵役を拒否されましたか？　　0　　1　　U
　　　　　なぜですか？

　　1 = 応召されなかった，あるいは拒否されなかった（女性を含む）
　　2 = 身体的欠陥のために拒否された
　　3 = 知能が低いために拒否された
　　4 = 非行あるいは犯罪歴のために拒否された
　　5 = 他の精神医学的な理由のために拒否された
　　6 = はっきりした理由なく拒否された

13. （Q.12 で「はい」と答えた場合）あなたはどのような種類の除隊を受
　　けましたか？

　　1 = 叙勲を受けて
　　2 = 一般的な形で
　　3 = 医療上の理由で
　　4 = 叙勲を受けずに
　　5 = 望ましくない形で
　　6 = 不名誉な形で
　　7 = 除隊を受けていない，現在も現役あるいは予備役にいる

B．既往歴

面接者：診療録からの情報が精神的な状態に関するような場合は，面接の
　　　　最後に診療録の情報についての医師名，病院名，都市名，州（県）
　　　　名，および治療の日付を記録する。

1. あなたは今までに重篤な身体疾患，あるいは医学的な問題を抱えたこと　　　いいえ　はい　不明
　　はありますか？　　　　　　　　　　　　　　　　　　　　　　　　　　　　0　　　1　　U

　　（「はい」と答えた場合）具体的に記入する：_____
　　_____
　　_____
　　_____
　　_____

2. 外科手術を含めて何回入院したことがありますか？　　　　　　　　　　　　回数
　　　　　　　　　　　　　　　　　　　　　　　　　　　　　　　　　　　　　□□
　　面接者：精神科疾患あるいは薬物乱用の治療および妊娠を除く。

	年	入院回数	問題の記述	病院名	病院所在地
2.a)	_____	_____	_____	_____	_____
2.b)	_____	_____	_____	_____	_____
2.c)	_____	_____	_____	_____	_____
2.d)	_____	_____	_____	_____	_____

3. あなたは次のような状態になったことがありますか？

	いいえ	はい	発症年	備考
3.a) 甲状腺あるいは他の内分泌疾患？	0	1	_____	_____
（「はい」と答えた場合）				
3.a.1) 甲状腺機能亢進	0	1	_____	_____
3.a.2) 甲状腺機能低下	0	1	_____	_____
3.a.3) 甲状腺肥大	0	1	_____	_____
3.a.4) クッシング病	0	1	_____	_____
3.b) 偏頭痛？	0	1	_____	_____

	いいえ	はい	発症年	備考
3.c) 潰瘍あるいは他の腹部疾患	0	1	_____	_____
（「はい」と答えた場合）				
3.c.1) 胃，十二指腸潰瘍	0	1	_____	_____
3.c.2) クローン病	0	1	_____	_____
3.c.3) 潰瘍性大腸炎	0	1	_____	_____
3.d) ビタミン欠乏症	0	1	_____	_____
3.e) 学習障害／多動	0	1	_____	_____
3.f) 髄膜炎／他の脳疾患	0	1	_____	_____
3.g) パーキンソン病／他の運動疾患	0	1	_____	_____
3.h) 多発性硬化症	0	1	_____	_____
3.i) ハンチントン舞踏病	0	1	_____	_____
3.j) 脳卒中	0	1	_____	_____
3.k) てんかん／けいれん／発作あるいは重篤な脳損傷	0	1	_____	_____

	いいえ	はい	年	理由および結果
4. あなたは次のような検査を受けたことがありますか？				
4.a) EEG／脳波検査？	0	1	_____	_____
4.b) 頭部CTスキャン？	0	1	_____	_____
4.c) 頭部MRI？	0	1	_____	_____

5. あなたは現在，投薬（アスピリンや経口避妊薬を含む）を受けていますか？　　　いいえ　はい
　　　　　　　　　　　　　　　　　　　　　　　　　　　　　　　　　　　　　　0　　　1

（「はい」と答えた場合）
薬剤名，投薬量，服用期間を具体的に記入する：

_____
_____
_____
_____
_____

6. 出生時あるいは発達早期に何か異常はありましたか？　　　　いいえ　はい　不明
　　　　　　　　　　　　　　　　　　　　　　　　　　　　　　0　　　1　　U

　　（「はい」と答えた場合）具体的に記入する：＿＿＿＿＿＿＿＿＿＿＿
　　＿＿＿＿＿＿＿＿＿＿＿＿＿＿＿＿＿＿＿＿＿＿＿＿＿＿＿＿＿＿＿＿
　　＿＿＿＿＿＿＿＿＿＿＿＿＿＿＿＿＿＿＿＿＿＿＿＿＿＿＿＿＿＿＿＿

7. あなたは日常的に煙草を吸っていたことがありますか？　　　いいえ　現在　過去
　　　　　　　　　　　　　　　　　　　　　　　　　　　　　　0　　　1　　2

　　（「はい」と答えた場合）あなたは現在，煙草を吸って
　　いますか？

　　7.a）（「はい」で喫煙者である場合）年間喫煙総本数　　　　喫煙総箱数
　　　　　（箱数）を概算する。　　　　　　　　　　　　　　　　□□

　　　　記入欄：　＿＿＿＿＿＿＿＿＿＿　X　＿＿＿＿＿＿＿＿＿＿
　　　　　　　　　　　1日の箱数　　　　　　　　　年数

　　┌─────────────────────────────────┐
　　│ 面接者：男性はMINI-MENTAL STATUS（9ページ）へすすむ。 │
　　└─────────────────────────────────┘

8. あなたは妊娠したことがありますか？　　　　　　　　　　　いいえ　はい　不明
　　　　　　　　　　　　　　　　　　　　　　　　　　　　　　0　　　1　　U

　┌──────────┐
　│ 9ページへすすむ。 │◄────────────────────┘
　└──────────┘

　　（「はい」と答えた場合）

　　8.a）流産，中絶，死産を含めて何回妊娠したことがあり　　　妊娠回数
　　　　　ますか？　　　　　　　　　　　　　　　　　　　　　　□□

　　　　回答記入欄：＿＿＿＿＿＿＿＿＿＿＿＿＿＿＿＿＿＿＿
　　　　＿＿＿＿＿＿＿＿＿＿＿＿＿＿＿＿＿＿＿＿＿＿＿＿＿＿＿

　　8.b）何人出産しましたか？　　　　　　　　　　　　　　　　出産回数
　　　　　　　　　　　　　　　　　　　　　　　　　　　　　　　□□

　　8.c）妊娠中あるいは出産後1ヶ月以内に重篤な情緒的問　　　いいえ　はい　不明
　　　　　題が生じたことがありますか？　　　　　　　　　　　　0　　　1　　U

　　（「はい」と答えた場合）具体的に記入する：＿＿＿＿＿＿＿＿＿＿＿
　　＿＿＿＿＿＿＿＿＿＿＿＿＿＿＿＿＿＿＿＿＿＿＿＿＿＿＿＿＿＿＿＿
　　＿＿＿＿＿＿＿＿＿＿＿＿＿＿＿＿＿＿＿＿＿＿＿＿＿＿＿＿＿＿＿＿

		いいえ	はい	不明

9. 月経前あるいは月経中に規則的な気分変調に気づいたことはありますか？　　　0　　1　　U

　　（「はい」と答えた場合）具体的に記入する：_____
　　_____

10. 閉経を過ぎましたか？　　　　　　　　　　　　　　　　　　　　　　0　　1　　U

　　（「はい」と答えた場合）閉経に起因する重篤な情緒的問題がありましたか？　　0　　1　　U

　　（「はい」と答えた場合）具体的に記入する：_____
　　_____

C. 修正MMS試験

> 面接者：被験者の精神状態が疑わしいときにのみ，このセクションを行う。
> このセクションが被験者に適用されない場合は，ここをチェックする。　　□

それでは，簡単な作業をいくつかあなたにやっていただきます。

	最高点	被験者の得点

1. <u>見当識</u>

    1.a) 今年は何年ですか？今の季節は何ですか？
    今日は何曜日ですか？今日は何日ですか？
    今は何月ですか？　　　　　　　　　　　　　　　　　5　　□

    1.b) ここはどこですか。（どこの国）（どこの県）
    （どこの市／町）（どこの病院／建物）（何階／何番地）　5　　□

2. <u>記銘力</u>

    各々に1秒ずつかけて3つのものや概念（例：釣り針，靴，緑）　3　　□
    を被験者に言う。被験者にそれらを思い出すように言い，あなたが
    言った後に3つ全てを繰り返すように言う。正答1つにつき1点を与える。
    被験者が3つ全て言えるようになるまで（6回まで）繰り返す。

3. <u>注意と計算</u>

    7の連続引き算。100から順に7を引いてゆく。正答1つにつき1点。　10　　□□
    5回目の回答で終了。

    －そして－

    「world」（または他の5文字の単語）を後ろから逆につづってもらう。
    正しい位置にある文字1つにつき1点。

4. <u>想起</u>

    上の設問で繰り返した3つのものの名前を被験者に尋ねる。　3　　□
    正答1つにつき1点。

5. <u>言語</u>

    5.a) 鉛筆と時計を見せて，それぞれについて「これは何と言いますか？」　2　　□
    と被験者に尋ねる。2点。

    5.b) 被験者に以下の文句を繰り返すように言う。　　1　　□
    「No ifs, ands, or buts」1点。

    5.C) 被験者に3段階の命令に従うように言う。
    （例「紙を右手で持ちなさい。」，「それを半分に折りなさい。」，　3　　□
    「そして床の上に置きなさい。」）3点。

		最高点	被験者の得点
*6.	認知状態		
6.a)	被験者に「目を閉じなさい」と書いてあるMMSカードを手渡す。1点。	1	☐
6.b)	文章を書いて下さい。1点。	1	☐
6.c)	下記の図形を写して下さい。1点。	1	☐
7.	総得点を記入する。	35	☐☐
8.	面接者：意識レベルを評価する。		

　　1 = 清明(Alert)

　　2 = 傾眠(Drowsy)

　　3 = 昏迷(Stupor)

　面接者：得点が15点以下の場合は，今回は面接を中断する。

---

* Folstein, M.F., Folstein, S.E., McHugh, P. より許可を受けて以下の文献より採用した。 "Mini-Mental State"：A practical method for grading the cognitive state of patients for the clinician. *Journal of Psychiatric Research* 12: 189-198, 1975.

D．身体化障害

それでは，あなたの健康について，もう少し質問をします。

1. 概してあなたの身体的な健康状態はいかがですか？　　　　　良い　普通　悪い
   　　　　　　　　　　　　　　　　　　　　　　　　　　　　　 1　　2　　3

   記入欄：＿＿＿＿＿＿＿＿＿＿＿＿＿＿＿＿＿＿＿＿＿＿＿
   　　　　＿＿＿＿＿＿＿＿＿＿＿＿＿＿＿＿＿＿＿＿＿＿＿
   　　　　＿＿＿＿＿＿＿＿＿＿＿＿＿＿＿＿＿＿＿＿＿＿＿
   　　　　＿＿＿＿＿＿＿＿＿＿＿＿＿＿＿＿＿＿＿＿＿＿＿

2. あなたは今までに以下に示す部位（または動作時）の痛　　　いいえ　はい
   みで悩んだことがありますか？

   2.a) 腹または胃（月経期間は除く）　　　　　　　　　　　　　0　　　1

   2.b) 背中　　　　　　　　　　　　　　　　　　　　　　　　0　　　1

   2.c) 関節　　　　　　　　　　　　　　　　　　　　　　　　0　　　1

   2.d) 腕または脚（関節は除く）　　　　　　　　　　　　　　　0　　　1

   2.e) 胸　　　　　　　　　　　　　　　　　　　　　　　　　0　　　1

   2.f) 性交時（出産直後を除く）　　　　　　　　　　　　　　　0　　　1
   2.g) 性器または肛門（性交時を除く）　　　　　　　　　　　　0　　　1

   2.h) 排尿時　　　　　　　　　　　　　　　　　　　　　　　0　　　1

   2.i) （女性の場合）痛みを伴う月経期間　　　　　　　　　　　0　　　1

   2.j) 頭痛　　　　　　　　　　　　　　　　　　　　　　　　0　　　1

   2.k) その他　　　　　　　　　　　　　　　　　　　　　　　0　　　1
   　　（「はい」と答えた場合）具体的に記入する：＿＿＿＿＿＿＿＿＿＿＿＿

面接者：「はい」が4項目以下の場合は（Q.2.j 頭痛は除く），精神障害の概略（17ページ）へすすむ。

面接者：前ページのQ2で「はい」と答えた各々の症状について，以下のことを尋ねる。

3. あなたは，この痛みについて誰に診察してもらいましたか？

   その人は何と言っていましたか？   重症度コード

   3.a) 腹痛   0 1 2 3 4
        診察者：＿＿＿＿＿＿＿＿＿＿   その答え：＿＿＿＿＿＿＿＿＿＿

   3.b) 背部痛   0 1 2 3 4
        診察者：＿＿＿＿＿＿＿＿＿＿   その答え：＿＿＿＿＿＿＿＿＿＿

   3.c) 関節痛   0 1 2 3 4
        診察者：＿＿＿＿＿＿＿＿＿＿   その答え：＿＿＿＿＿＿＿＿＿＿

   3.d) 上肢痛／下肢痛   0 1 2 3 4
        診察者：＿＿＿＿＿＿＿＿＿＿   その答え：＿＿＿＿＿＿＿＿＿＿

   3.e) 胸痛   0 1 2 3 4
        診察者：＿＿＿＿＿＿＿＿＿＿   その答え：＿＿＿＿＿＿＿＿＿＿

   3.f) 性交時痛   0 1 2 3 4
        診察者：＿＿＿＿＿＿＿＿＿＿   その答え：＿＿＿＿＿＿＿＿＿＿

   3.g) 性器痛／肛門痛   0 1 2 3 4
        診察者：＿＿＿＿＿＿＿＿＿＿   その答え：＿＿＿＿＿＿＿＿＿＿

   3.h) 排尿時痛   0 1 2 3 4
        診察者：＿＿＿＿＿＿＿＿＿＿   その答え：＿＿＿＿＿＿＿＿＿＿

   3.i) （女性の場合）痛みを伴う月経期間   0 1 2 3 4
        診察者：＿＿＿＿＿＿＿＿＿＿   その答え：＿＿＿＿＿＿＿＿＿＿

   3.j) 頭痛   0 1 2 3 4
        診察者：＿＿＿＿＿＿＿＿＿＿   その答え：＿＿＿＿＿＿＿＿＿＿

   3.k) その他の疼痛（頭痛を除く），具体的に記入する：   0 1 2 3 4

   面接者：重症度4が4項目以上の場合は（Q.3.j 頭痛は除く），Q.5へすすむ。

   3.i) （3または4の重症度が4項目以上の場合）発症年齢，罹病期間，医療者の診
        察回数を厳密に調査する。訴えが医学的に説明できる疾患としてはっきりとし
        た時期に限定されているかどうかも記録する。

        記入欄：＿＿＿＿＿＿＿＿＿＿＿＿＿＿＿＿＿＿＿＿＿＿＿＿＿＿
               ＿＿＿＿＿＿＿＿＿＿＿＿＿＿＿＿＿＿＿＿＿＿＿＿＿＿
               ＿＿＿＿＿＿＿＿＿＿＿＿＿＿＿＿＿＿＿＿＿＿＿＿＿＿

4. 面接者：あなたは患者の回答と病歴から身体化障害を疑いますか？   いいえ　はい
                                                                        0   1

   精神障害の概略（17ページ）へすすむ。 ←

重症度コード

0 ＝ なし
1 ＝ あり，軽度（医師の診察を受けたことがない／投薬を受けたことがない／普段の生活に影響しない）
2 ＝ あり，いつも飲酒や薬物使用に続いて起こる。
3 ＝ あり，いつも医学的に説明できる身体疾患の一部として起こる。
4 ＝ あり，医学的に説明できない。

5. あなたが，どの部位であれその痛みに<u>初めて</u>悩んだのは，何歳の時でしたか？　　発症年齢
　　（上のQ.3で2，3，あるいは4のどれかを選んだ項目の全てについて　　　　□□
　　お考え下さい。）

6. あなたが，これらの痛みに悩んだのは，<u>もっとも最近</u>では何歳の時でしたか？　年齢
　　　　　　　　　　　　　　　　　　　　　　　　　　　　　　　　　　　　　□□

7. あなたは今までに次のような胃や消化器系の問題に悩んだことがありますか？　重症度コード

　　7.a) 嘔吐または食物の逆流（妊娠中でない時）　　　　　　　　　　0　1　2　3　4
　　　　診察者：＿＿＿＿＿＿＿＿＿　その答え：＿＿＿＿＿＿＿＿＿

　　7.b) 嘔気（乗物酔いを除く）　　　　　　　　　　　　　　　　　　0　1　2　3　4
　　　　診察者：＿＿＿＿＿＿＿＿＿　その答え：＿＿＿＿＿＿＿＿＿

　　7.c) 過度のガスまたは胃や腹部の膨張感　　　　　　　　　　　　　0　1　2　3　4
　　　　診察者：＿＿＿＿＿＿＿＿＿　その答え：＿＿＿＿＿＿＿＿＿

　　7.d) 便秘または下痢　　　　　　　　　　　　　　　　　　　　　　0　1　2　3　4
　　　　診察者：＿＿＿＿＿＿＿＿＿　その答え：＿＿＿＿＿＿＿＿＿

　　7.e) 食べると具合が悪くなる食物が3種類以上ある　　　　　　　　 0　1　2　3　4
　　　　診察者：＿＿＿＿＿＿＿＿＿　その答え：＿＿＿＿＿＿＿＿＿

面接者：Q.7.a－eの<u>全て</u>の項目が0または1の場合は，精神障害の概略（17ページ）へすすむ。

8. あなたが，上のような状態のどれかに<u>初めて</u>悩んだのは，何歳の時でしたか？　発症年齢
　　（Q.7で2，3，あるいは4のどれかを選んだ項目の全てについてお考え下さ　　□□
　　い。）

9. あなたが，これらの症状のどれかに悩んだのは，<u>最も最近</u>では何歳の時でした　年齢
　　か？　　　　　　　　　　　　　　　　　　　　　　　　　　　　　　　　　□□

　　　　　　　　　　　　　　　　　重症度コード
---

0 = なし
1 = あり，軽度（医師の診察を受けたことがない／投薬を受けたことがない／普段の生活に影響しない）
2 = あり，いつも飲酒や薬物使用に続いて起こる。
3 = あり，いつも医学的に説明できる身体疾患の一部として起こる。
4 = あり，医学的に説明<u>できない</u>。

10. あなたは今までに次のような神経症状を経験したことがありますか？　　　　　　　重症度コード

    10.a) 数秒間以上続く片眼または両眼の一時的失明？　　　　　　　　　　　　　0　1　2　3　4
        診察者：＿＿＿＿＿＿＿＿＿＿　その答え：＿＿＿＿＿＿＿＿＿＿

    10.b) 複視？　　　　　　　　　　　　　　　　　　　　　　　　　　　　　　　0　1　2　3　4
        診察者：＿＿＿＿＿＿＿＿＿＿　その答え：＿＿＿＿＿＿＿＿＿＿

    10.c) 数秒間以上の完全な難聴？　　　　　　　　　　　　　　　　　　　　　　0　1　2　3　4
        診察者：＿＿＿＿＿＿＿＿＿＿　その答え：＿＿＿＿＿＿＿＿＿＿

    10.d) 少なくとも数分間，体の一部を動かすことができないような麻痺？　　　　0　1　2　3　4
        診察者：＿＿＿＿＿＿＿＿＿＿　その答え：＿＿＿＿＿＿＿＿＿＿

    10.e) 普通は持ち上げたり動かしたりできるものが，できなくなった期間　　　　0　1　2　3　4
        はありますか？
        診察者：＿＿＿＿＿＿＿＿＿＿　その答え：＿＿＿＿＿＿＿＿＿＿

    10.f) 歩行障害（バランスや協調運動の障害）？　　　　　　　　　　　　　　　0　1　2　3　4
        診察者：＿＿＿＿＿＿＿＿＿＿　その答え：＿＿＿＿＿＿＿＿＿＿

    10.g) 排尿がなかったり，24時間以上排尿困難であったり，あるいはカテ　　　　0　1　2　3　4
        ーテルを必要としたことがありますか（出産後や外科手術後は除く）？
        診察者：＿＿＿＿＿＿＿＿＿＿　その答え：＿＿＿＿＿＿＿＿＿＿

    10.h) 物が飲み込みにくくなるようなはれものが喉にありますか？　　　　　　　0　1　2　3　4
        （泣かずにはいられないような時を除く）
        診察者：＿＿＿＿＿＿＿＿＿＿　その答え：＿＿＿＿＿＿＿＿＿＿

    10.i) 発作やけいれんをおこしたことがありますか（目を大きく見開いた　　　　0　1　2　3　4
        ままでいるか，または意識を失くし，体がけいれんしてくる）？
        診察者：＿＿＿＿＿＿＿＿＿＿　その答え：＿＿＿＿＿＿＿＿＿＿

    10.j) （けいれん発作ではなく）意識を失ったり，めまいを起こしたこと　　　　0　1　2　3　4
        はありますか？
        診察者：＿＿＿＿＿＿＿＿＿＿　その答え：＿＿＿＿＿＿＿＿＿＿

    10.k) 後で何が起こったのか思い出すことができないような数時間から数　　　　0　1　2　3　4
        日間の健忘？
        診察者：＿＿＿＿＿＿＿＿＿＿　その答え：＿＿＿＿＿＿＿＿＿＿

    面接者：Q.10 の全ての項目が 0 または 1 の場合は，Q.13 へすすむ。

11. あなたがこのような症状のどれかを初めて経験したのは，あなたが何歳の　　　　発症年齢
    時でしたか？（Q.10 で 2，3，あるいは 4 のどれかを選んだ項目の全てに　　　□□
    ついてお考え下さい。）

12. あなたがこのような症状のどれかをもっとも最近経験したのは何歳の時で　　　　年齢
    したか？　　　　　　　　　　　　　　　　　　　　　　　　　　　　　　　□□

重症度コード

0 ＝ なし
1 ＝ あり，軽度（医師の診察を受けたことがない／投薬を受けたことがない／普段の生活に影響しない）
2 ＝ あり，いつも飲酒や薬物使用に続いて起こる。
3 ＝ あり，いつも医学的に説明できる身体疾患の一部として起こる。
4 ＝ あり，医学的に説明できない。

13. あなたは今までに次のような問題で悩んだことがありますか？　　　　　　重症度コード

    13.a) 性生活は，それほど重要とは感じない？　　　　　　　　　　　　0　1　2　3　4
        診察者：＿＿＿＿＿＿＿＿＿＿　その答え：＿＿＿＿＿＿＿＿＿＿

    13.b) 性交に問題がある？　　　　　　　　　　　　　　　　　　　　　0　1　2　3　4
        診察者：＿＿＿＿＿＿＿＿＿＿　その答え：＿＿＿＿＿＿＿＿＿＿
       （「はい」と答えた方は）

       13.b.1)（男性の場合）インポテンツである？　　　　　　　　　　0　1　2　3　4
            診察者：＿＿＿＿＿＿＿＿＿＿　その答え：＿＿＿＿＿＿＿＿＿＿

       13.b.2)（女性の場合）不感症である？　　　　　　　　　　　　　0　1　2　3　4
            診察者：＿＿＿＿＿＿＿＿＿＿　その答え：＿＿＿＿＿＿＿＿＿＿

> 面接者：男性被験者はQ.14へすすむ。

    13.c)（12ページQ.3.i から）月経時痛がある？　　　　　　　　　　　　0　1　2　3　4
        診察者：＿＿＿＿＿＿＿＿＿＿　その答え：＿＿＿＿＿＿＿＿＿＿

    13.d) 過剰の月経出血がある（閉経後2年以内は除く）？　　　　　　　　0　1　2　3　4
        診察者：＿＿＿＿＿＿＿＿＿＿　その答え：＿＿＿＿＿＿＿＿＿＿

    13.e) 月経周期が不順である？　　　　　　　　　　　　　　　　　　　0　1　2　3　4
        診察者：＿＿＿＿＿＿＿＿＿＿　その答え：＿＿＿＿＿＿＿＿＿＿

    13.f) 妊娠中を通してつわり（嘔吐）があったり，妊娠中につわり（嘔吐）　0　1　2　3　4
       がひどくて入院した？
        診察者：＿＿＿＿＿＿＿＿＿＿　その答え：＿＿＿＿＿＿＿＿＿＿

> 面接者：Q.13の全ての項目が0または1の場合は，Q.16へすすむ。

14. あなたがこれらの症状のどれかを<u>初めて</u>経験したのは何歳の時でしたか？　　発症年齢
    （Q.13で2，3，あるいは4のどれかを選んだ項目の全てについて　　　　　□□
    お考え下さい。）

15. あなたがこのような症状のどれかを<u>最も最近</u>経験したのは何歳の時で　　　年齢
    したか？　　　　　　　　　　　　　　　　　　　　　　　　　　　　　□□

重症度コード

0 = なし
1 = あり，軽度（医師の診察を受けたことがない／投薬を受けたことがない／普段の生活に影響しない）
2 = あり，いつも飲酒や薬物使用に続いて起こる。
3 = あり，いつも医学的に説明できる身体疾患の一部として起こる。
4 = あり，医学的に説明<u>できない</u>。

16. 今までに次のような全身状態で悩んだことがありますか？　　　　　　　　重症度コード

 16.a) 自分で努力して呼吸しないと息切れがする？　　　　　　　　0　1　2　3　4
   診察者：_____　その答え：_____

 16.b) 眼鏡をかけたり，かえたわけではないのに一時的に目がかすむ？　　0　1　2　3　4
   診察者：_____　その答え：_____

 16.c) 30分以上声が出なかったか，またはささやくしかできなかったこ
   とはありますか？　　　　　　　　　　　　　　　　　　　　0　1　2　3　4
   診察者：_____　その答え：_____

 16.d) 力が入らなくなり，めまいがして気を失う一過性の失神がある？　0　1　2　3　4
   診察者：_____　その答え：_____

 16.e) 胸がどきどき鳴るほど心臓の鼓動が強い？　　　　　　　　　　0　1　2　3　4
   診察者：_____　その答え：_____

 16.f) めまい？　　　　　　　　　　　　　　　　　　　　　　　　0　1　2　3　4
   診察者：_____　その答え：_____

 16.g) 人生のほとんどが病気がちであったと感じられる？　　　　　　0　1　2　3　4
   診察者：_____　その答え：_____

面接者：Q.16 で全ての項目が0または1の場合は，精神障害の概略（17ページ）へすすむ。

---

17. あなたが，これらの状態のいずれかで初めて悩んだのは，何歳の時でしたか？　　発症年齢
 （Q.16 で 2，3，あるいは 4 のどれかを選んだ項目の全てについて　　　　　□□
 お考え下さい）

18. あなたが，このような状態のいずれかで最も最近悩んだのは何歳の時でしたか？　年齢
   □□

19. これらの悩みは何年間続いていますか？
   年数
   □□

重症度コード

---

0 = なし
1 = あり，軽度（医師の診察を受けたことがない／投薬を受けたことがない／普段の生活に影響しない）
2 = あり，いつも飲酒や薬物使用に続いて起こる。
3 = あり，いつも医学的に説明できる身体疾患の一部として起こる。
4 = あり，医学的に説明できない。

E．精神障害の概略

		いいえ	はい	不明
1.	今までに感情的な問題，あるいは普段と感じ方や，ふるまいの異なった時期がありましたか？	0	1	U
2.	今までに感情障害，神経過敏（神経質），感覚や行動面の習慣について専門家に相談したことがありますか？	0	1	U

（「はい」と答えた場合）

2.a) あなたが<u>初めて</u>（感情障害で）誰かに相談したのは何歳の時でしたか？　　　　　　　　　　　　　　　　　　　　　年齢 □□

		いいえ	はい	不明
2.b)	あなたはその時，働いていましたか？	0	1	U
3.	今までに精神的あるいは感情的な問題で仕事ができなかったり，学校に行けなくなったり，その他のことで責任を果たせなかったことがありますか？	0	1	U
4.	神経過敏，感情障害，精神的な問題で投薬を受けたことがありますか？	0	1	U

面接者：今までに用いたことのある薬剤の全てに〇をつける。

抗うつ薬： Asendin, Desyrl, Elavil, Ludiomil, Norpramin, Pamelor, Prozac, Sinequan, Surmontil, Tofranil, Marplan, Nardil, Parnate.

MAO阻害剤： Marplan, Nardil, Parnate.

鎮静剤／催眠剤
マイナートランキライザー： Atarax, Ativan, Benadryl, Buspar, Chloral Hydrate, Placidyl, Restoril, Seconal, Serax, Tranxene, Vailum, Xanax.

抗精神病薬： Clozapine, Haldol, Loxitane, Mellaril, Moban, Navane, Prolixin, Serentil, Stelazine, Taractan, Thorazine, Trilafon.

中枢刺激薬： Cylert, Ritalin.

抗躁薬： Klonopin, Lithium, Tegretol, Valproic Acid.

抗パーキンソン薬：Akineton, Artane, Cogentin, Symmetrel.

（その他）具体的に記入する：＿＿＿＿＿＿＿＿＿＿＿＿＿＿＿＿＿＿＿＿
＿＿＿＿＿＿＿＿＿＿＿＿＿＿＿＿＿＿＿＿＿＿＿＿＿＿＿＿＿＿＿＿＿＿
＿＿＿＿＿＿＿＿＿＿＿＿＿＿＿＿＿＿＿＿＿＿＿＿＿＿＿＿＿＿＿＿＿＿

面接者：Q.1～Q.4が全て「いいえ」の場合は，Q.6へすすむ。

		いいえ	はい	不明

5. 今までに気分，感情，行動様式の障害で入院したことがありますか？　　　0　　1　　U

　　（「はい」と答えた場合）

　　5.a) 何回ですか？　　　　　　　　　　　　　　　　　　　　　　　　入院回数
　　　　　　　　　　　　　　　　　　　　　　　　　　　　　　　　　　　　□□

　　5.b) （ある場合）アルコール依存や薬物依存の治療を主とした目的　　　アルコール／薬物依存
　　　　　で入院したことがありますか？　　　　　　　　　　　　　　　　入院回数
　　　　　　　　　　　　　　　　　　　　　　　　　　　　　　　　　　　　□□

　　　　　　面接者：アルコール依存ならびに／もしくは薬物依存の治療の
　　　　　　　　　　ために入院した回数を記入する。

　　5.c) あなたが初めて精神科に入院したのは何歳の時でしたか？　　　　　年齢
　　　　　　　　　　　　　　　　　　　　　　　　　　　　　　　　　　　　□□

　　　　面接者：患者に何らかの感情障害の報告（Q.1 ～ Q.5）がある場合は，Q.7へすすむ。

		いいえ	はい	不明

6. 今まで，あなたの感情や行動様式のために，あなた自身か他の誰かが
　　あなたには専門家の援助が必要だと考えたことはありますか？　　　　　0　　1　　U

　　大うつ病（23ページ）へすすむ。

7. 今お話した期間について，もっと詳しくお聞かせ下さい。

面接者：精神病理と治療の経過を要約したものを時間軸上（21ページ）に記入する。

凡例
□ 感情病
■ 活動期の精神病
− 前駆期及び残遺期

例：感情病のみ

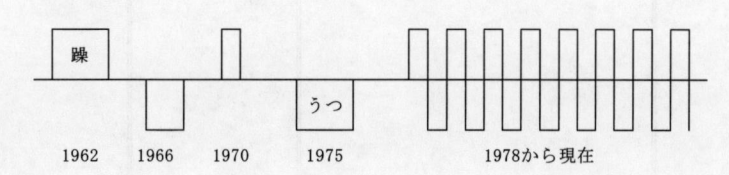

|躁| | | | | | | | | | | |
| 1962 | 1966 | 1970 | 1975 | 1978から現在 |

うつ

例：精神病と感情病

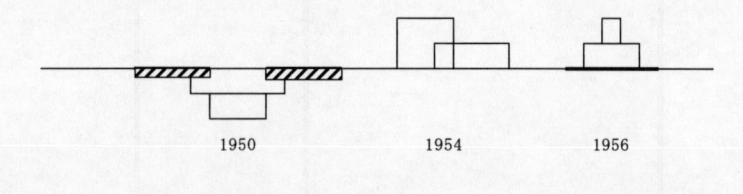

1950　　1954　　1956

患者：＿＿＿＿＿＿＿＿＿＿＿＿＿＿＿＿＿＿＿＿＿＿

年　齢	エピソードまたは症状のタイプ	期　間 （週）	治　療

F．大うつ病

それでは，あなたの気分について，いくつかの質問をします。

		いいえ	はい	不明
1.	あなたは今までに，一日中ほとんど毎日，元気がなく悲しい感じがし，気分が落ち込んだり，沈んだりすることが少なくとも一週間続いたことがありますか？	0	1	U
1a)	（「いいえ」と答えた場合）いらいらした感じはありますか？	0	1	U
2.	あなたは今までに，ほとんど何をしても楽しくなく，普段ならしたいと思うことさえ楽しめなくなったことが少なくとも一週間続いたことがありますか？	0	1	U

→ 躁病／軽躁状態（32ページ）へすすむ。

		いいえ	抑うつ気分	快感消失	不明
3.	最近（特に過去30日間のうち，少なくとも一週間）そのような気分になったことがありますか？ （「はい」と答えた場合）	0	1	2	U

面接者：抑うつ気分か快感消失のみかを確定する。

3.a) （「はい」と答えた場合）このような気分は，どのくらい続きましたか？　　週数　□□□

4. あなたが今までで，気分が落ち込んだり，物事を楽しめなかっも重篤な時期について考えて下さい。いつ頃からはじまりましたか？　　□□-□□□-□□　日　月　年

記入欄：_____
_____

4.a) 面接者：年齢を計算する。　　年齢　□□

4.b) そのような状態は何週間続きましたか？　　週数　□□□

4.c) 面接者：抑うつ気分もしくは快感消失だけを評価する。

　　　抑うつ気分　快感消失　不明
　　　　　1　　　　2　　　U

5. 面接者：現在の状態も最も重篤な状態ですか？　　　　　　　　　いいえ　はい
　　　　　　　　　　　　　　　　　　　　　　　　　　　　　　　　0　　　1

　面接者：現在の状態が最も重篤な状態の場合は，
　　　　　最も重篤な時の状態の欄にだけ答える。
　　　　　最も重篤でなければ，最初に現在の状態
　　　　　を完成させる。

現在の状態：　　　　　　　　　　　　　　　　　　　現在のエピソード　　最も重篤な
最も重篤な時の状態：　　　　　　　　　　　　　　　（最近1カ月間）　　エピソード

6. 食欲低下あるいは食欲が旺盛になっていました　　0＝いいえ　　　　　0＝いいえ
　　か？　　　　　　　　　　　　　　　　　　　　 1＝はい，食欲低下　 1＝はい，食欲低下
　　　　　　　　　　　　　　　　　　　　　　　　 2＝はい，食欲亢進　 2＝はい，食欲亢進
　　　　　　　　　　　　　　　　　　　　　　　　 3＝はい，食欲低下と 3＝はい，食欲低下と
　　　　　　　　　　　　　　　　　　　　　　　　　　　食欲亢進　　　　　　食欲亢進
　　　　　　　　　　　　　　　　　　　　　　　　 U＝不明／情報なし　 U＝不明／情報なし

　6.a) 食欲の低下／亢進がない時に，体重は減　　　いいえ 減少 増加 不明　いいえ 減少 増加 不明
　　　 って／増えていましたか？　　　　　　　　　　0　　1　　2　　U　　0　　1　　2　　U

　（「はい」と答えた場合）

　6.b) あなたの体重は減少または増加する前は　　　　　ポンド　　　　　　ポンド
　　　 どのくらいでしたか？　　　　　　　　　　　　　□□□　　　　　　□□□

　6.c) あなたの体重は減少または増加した後は　　　　　ポンド　　　　　　ポンド
　　　 どのくらいでしたか？　　　　　　　　　　　　　□□□　　　　　　□□□

　6.d) この体重の減少または増加には何週間か　　　　　週数　　　　　　　週数
　　　 かりましたか？　　　　　　　　　　　　　　　　□□□　　　　　　□□□

		現在のエピソード （最近1カ月間）			最も重篤な エピソード		
		いいえ	はい	不明	いいえ	はい	不明
7.	あなたは，眠れなかったり，いつも以上に眠り過ぎることがありましたか？ （「はい」と答えた場合）	0	1	U	0	1	U
7.a)	寝つくことができなかったですか？	0	1	U	0	1	U
7.b)	（「はい」と答えた場合）寝つくのに少なくとも一時間以上かかりましたか？	0	1	U	0	1	U
7.c)	真夜中に目がさめたり，その後，再入眠できませんでしたか？	0	1	U	0	1	U
7.d)	早朝に目覚めましたか？	0	1	U	0	1	U
7.e)	（「はい」と答えた場合）その時は，いつもより少なくとも1時間以上早かったですか？	0	1	U	0	1	U
7.f)	いつもよりかなり多く眠りましたか？	0	1	U	0	1	U
8.	他人が気がつくほど，そわそわしたり，落ち着きのないことがありましたか？ （例：歩き回る，または手をギュッと握る）	0	1	U	0	1	U
9.	他人が気がつくほど行動や話し方が，ゆっくりになったことがありましたか？	0	1	U	0	1	U
10.	物事に興味を失ったり，セックスや他の楽しい活動を楽しめなくなりましたか？	0	1	U	0	1	U
11.	活力の低下や，いつもより疲れを感じましたか？	0	1	U	0	1	U
12.	罪の意識や自分が悪い人間だと感じましたか？	0	1	U	0	1	U
13.	自分が失敗者である，もしくは価値のない人間だと感じましたか？	0	1	U	0	1	U
14.	物事を考えたり，集中したり，決断することが難しかったことがありましたか？	0	1	U	0	1	U
15.	しばしば死について考えたり，死ぬことを願ったり，自殺について考えたりしましたか？	0	1	U	0	1	U
16.	実際に自分自身を傷つけようとしましたか？	0	1	U	0	1	U

	現在のエピソード （最近1カ月間）	最も重篤な エピソード
17. 面接者：Q.6 – 16 のうち，少なくとも「はい」の回答が 　　1つ以上ある場合にその数を□の中に記入する。	□	□

> 面接者：3より少ない場合は，Q.6に戻り，最も重篤なエピソード
> 　　　　について記入する。

> 面接者：3つより少ない場合は，躁病／軽躁状態（32ページ）へすすむ。

	現在のエピソード			最も重篤なエピソード		
18. これらの症状（Q.6 – 16 の症状と抑うつ気分）が少なく とも，ここ2週間ほとんど毎日見られましたか？	いいえ 0	はい 1	不明 U	いいえ 0	はい 1	不明 U
面接者：「はい」をマークするには，少なくとも5症状が 　　　　　　見られることが必要である。（DSM-Ⅲ-R診断基準）						
19. 朝方または夕方に具合いが悪く感じる傾向がありましたか？	午前 0	午後 1	差無 U	午前 0	午後 1	差無 U
20. このエピソードの期間に，後になって間違っていると気づ いた考えや意見を持ったことがありましたか？	いいえ 0	はい 1	不明 U	いいえ 0	はい 1	不明 U
（「はい」と答えた場合） 　　具体的に記入する：	＿＿＿＿ ＿＿＿＿			＿＿＿＿ ＿＿＿＿		
20.a) それらの考えは，うつ状態になる前またはうつ状態 　　　　が明らかになった後のどちらにおこりましたか？	いいえ 0	はい 1	不明 U	いいえ 0	はい 1	不明 U
20.b) （「はい」と答えた場合）それらは，どのくらい続 　　　　きましたか？	日数 □□□			日数 □□□		
21. 他人が見ることや聴くことができないものを見たり聴いた りしたことがありましたか？	いいえ 0	はい 1	不明 U	いいえ 0	はい 1	不明 U
（「はい」と答えた場合） 　　具体的に記入する：	＿＿＿＿ ＿＿＿＿			＿＿＿＿ ＿＿＿＿		
21.a) その光景や音声は，うつ状態になる前またはうつ状 　　　　態が明らかになった後のどちらに現れましたか？	いいえ 0	はい 1	不明 U	いいえ 0	はい 1	不明 U
21.b) （「はい」と答えた場合）それらは，どのくらい続 　　　　きましたか？	日数 □□□			日数 □□□		

		現在のエピソード （最近 1 カ月間）	最も重篤な エピソード

22. （Q.20 またはQ.21 に「はい」と答えた場合）
    面接者：この精神病症状は，貧困，罪，病気，人間関係
    の不良や大災害などうつ病のテーマとは一致し
    ない内容だったでしょうか？

	いいえ	はい	不明	いいえ	はい	不明
	0	1	U	0	1	U

22.a)（「はい」と答えた場合）
    面接者：被験者は他の症状や心配事には関心がな
    く精神病症状に心を奪われていますか？

| | 0 | 1 | U | 0 | 1 | U |

23. このうつの期間，医師や専門家の助けを求めたり受けた
    りしましたか？

| | 0 | 1 | U | 0 | 1 | U |

24. うつ状態のために薬剤の投与を受けましたか？

| | 0 | 1 | U | 0 | 1 | U |

（「はい」と答えた場合）
具体的に記入する：＿＿＿＿＿＿＿＿＿＿＿　＿＿＿＿＿＿＿＿＿＿＿
　　　　　　　　　＿＿＿＿＿＿＿＿＿＿＿　＿＿＿＿＿＿＿＿＿＿＿

25. ECT（電気けいれん療法）を受けましたか？

	いいえ	はい	不明	いいえ	はい	不明
	0	1	U	0	1	U

26. このエピソードの期間，うつのために入院しましたか？

| | 0 | 1 | U | 0 | 1 | U |

26.a)（「はい」と答えた場合）何日間ですか？　　　日数　　　　　　日数
　　　　　　　　　　　　　　　　　　　　　　　□□□　　　　　□□□

面接者：患者に2日以上の入院，電気けいれん療法，精神病症状
　　　の既往があればQ.29にすすみ，「無能力」と記入する。

	現在のエピソード （最近1カ月間）	最も重篤な エピソード

27. このエピソードの期間，あなたが主にしなければいけなかった
    のは，仕事，家庭，学校，あるいは何かその他のことのどれで
    したか。

　　1=仕事　　　　　1=仕事
　　2=家庭　　　　　2=家庭
　　3=学校　　　　　3=学校
　　4=その他　　　　4=その他

　　（「その他」と答えた場合）
　　具体的に記入する：

　　_____　　_____
　　_____　　_____

28. （それをこなす上で）悪い影響を受けましたか？

　　いいえ　はい　不明　　いいえ　はい　不明
　　　0　　　1　　U　　　　0　　　1　　U

　　（「はい」と答えた場合）
　　具体的に記入する：

　　_____　　_____
　　_____　　_____

　28.a) その結果として何か起こりましたか？
　　　　（例えば，別居，欠勤，学校を欠席，失業，成績低下）

　　いいえ　はい　不明　　いいえ　はい　不明
　　　0　　　1　　U　　　　0　　　1　　U

　　　　（「はい」と答えた場合）
　　　　具体的に記入する：

　　_____　　_____
　　_____　　_____

　28.b) （Q.28.a が，「いいえ」の場合）
　　　　あなたが支障をきたしていることに誰か意見を言いま
　　　　したか？

　　いいえ　はい　不明　　いいえ　はい　不明
　　　0　　　1　　U　　　　0　　　1　　U

29. 面接者：Q.20，Q.21，およびQ.25－28.a の答えに基づいて
　　　　　　コードすること。

　　RDC修正版
　　能力低下：最も重要な役割の仕事の<u>質</u>が他人に気づかれる程
　　　　　　　低下する。通常この場合仕事の<u>量</u>の減少を伴う。
　　　　　　　例えば普通5時間でできることに10時間もかかる
　　　　　　　ことがある。

　　　0 = 変化なし　　　　0 = 変化なし
　　　1 = 能力低下　　　　1 = 能力低下
　　　2 = 無能力　　　　　2 = 無能力
　　　U = 不明　　　　　　U = 不明

　　RDC修正版
　　無能力：2日間，本来しなければならないことを全くできな
　　　　　　かったり，2日間以上入院すること。電気けいれん
　　　　　　療法を受けたこと。妄想や幻覚が現在あること。
　　　　　　例えば主婦が家事を続けることができない。または，
　　　　　　仕事や学校から離れて家に閉じ込もりがちとなる
　　　　　　こと。

　　　　（「能力低下」または「無能力」の場合）
　　　　具体的に記入する：

　　_____　　_____
　　_____　　_____

	現在のエピソード （最近1カ月間）	最も重篤な エピソード

30. RDC小さな役割の障害
    （Q.29 で「変化なし」と答えた場合）
    他の領域で，あなたの生活に影響はありましたか？

    いいえ　はい　不明　　いいえ　はい　不明
    　0　　　1　　U　　　　0　　　1　　U

    （「はい」と答えた場合）
    具体的に記入する：　_____　_____
    　　　　　　　　　　_____　_____

31. このエピソードは，ある種の病気をしている間か，もしくは病気をしたすぐ後に起こりましたか？

    いいえ　はい　不明　　いいえ　はい　不明
    　0　　　1　　U　　　　0　　　1　　U

    面接者：特に以下に記載した疾患と，関連のある可能性
    　　　　がある：

    　　　甲状腺機能低下症，CVA，多発性硬化症，伝染性
    　　　単核肝炎，癌，パーキンソン病，エイズ，クッ
    　　　シング病，または他の内分泌疾患

    （「はい」と答えた場合）
    病名を記入する：　_____　_____
    　　　　　　　　　_____　_____

    面接者：男性または妊娠経験のない者はQ.33 へすすむ。

32. このエピソードは出産前後に見られましたか？

    いいえ　はい　不明　　いいえ　はい　不明
    　0　　　1　　U　　　　0　　　1　　U

    32.a）（「はい」と答えた場合）出産日はいつでしたか？

    □□－□□□－□□　　□□－□□□－□□
    　日　　月　　年　　　　日　　月　　年

33. このエピソードは，薬剤投与の開始直後におきましたか？

    いいえ　はい　不明　　いいえ　はい　不明
    　0　　　1　　U　　　　0　　　1　　U

    面接者：特に以下に記載した薬剤と関連のある可能性が
    　　　　ある。

    　　　血圧治療剤：Aldomet, Inderal, Propranolol, Reserpine,
    　　　　　　　　　Serpasil.
    　　　鎮静剤／睡眠剤：Dalmane, Halcion, Restoril.
    　　　精神安定剤：Ativan, Librium, Serax, Tranxene, Valium.
    　　　強心剤：Digitalis, Digoxin.
    　　　ステロイド：Prednisone.

    （「はい」と答えた場合）薬剤名を記入する：　_____　_____
    　　　　　　　　　　　　　　　　　　　　　　_____　_____

	現在のエピソード （最近1カ月間）	最も重篤な エピソード

34. このエピソードは，違法販売の薬物（ストリートドラッグ）を摂取して，はじまりましたか？

　　面接者：特に以下に記載した薬剤と関連のある可能性がある。
　　　　　　アンフェタミン，バルビツール酸誘導体，コカイン，「ダウナーズ」，精神安定剤

　　　　　（「はい」と答えた場合）薬物名と量を具体的に記入する。

いいえ　はい　不明　　　いいえ　はい　不明
　0　　　1　　U　　　　0　　　1　　U

_____　_____
_____　_____
_____　_____

35. このエピソードは，アルコールの摂取量増加に続いて起こりましたか？
　　（「はい」と答えた場合）具体的に記入する：

いいえ　はい　不明　　　いいえ　はい　不明
　0　　　1　　U　　　　0　　　1　　U

_____　_____
_____　_____
_____　_____

36. このエピソードは，あなたの親密な人の死に続いて起こりましたか？

　　（「はい」と答えた場合）
　　亡くなった方のあなたとの関係と死亡日を具体的に記する。

いいえ　はい　不明　　　いいえ　はい　不明
　0　　　1　　U　　　　0　　　1　　U

_____　_____
_____　_____
_____　_____

面接者：現在のエピソードを記入し，それが最も重篤な症状でない場合は，Q.6に戻り，最も重篤だった症状について記入する。

　　　　この（最も重篤）と示されたエピソードが，器質的要因によって引き起こされたり，それが悲嘆反応であったと思われるような場合には，そのような要因でない他の重篤な症状について確定することを試みる。

37. 面接者：少なくとも1つ「明白な」エピソードがありましたか？

いいえ　はい　不明
　0　　　1　　U

　　面接者：大うつ病エピソードに不適当なものを1つ以上含んでいる事が明らかな場合は，Q.39へすすむ。

38. あなたが少なくとも1週間落ち込み続けていて，記載したいくつかの症状があったとき，少なくとも1つ以上の他のエピソードがありましたか？

　　　　　　　　　　　　　　　　　　0　　1　　U

　　（「はい」と答えた場合）

　　38.a) それはいつはじまりましたか？

□□－□□□－□□　　□□－□□□－□□
　日　　月　　年　　　　日　　月　　年

38.b) 面接者：症状チェックリストは，2回目のエピソードを確定する
　　　　上での補助として使用してもよい。それぞれ適合すると
　　　　ころをチェックすること。

　　　_____抑うつ気分？
　　　_____食欲／体重変化？
　　　_____睡眠障害？
　　　_____活動レベルの変化（精神性活動）？
　　　_____疲労／活力喪失？
　　　_____興味／楽しみの喪失？
　　　_____自尊心の低下／罪責感？
　　　_____集中力の減退
　　　_____希死・自殺思考

38.c) 面接者：Q.38.b でチェックした症状の数を記入する。　　　　　　　　数
　　　　　　　　　　　　　　　　　　　　　　　　　　　　　　　　　　　□

38.d) それは病気，処方薬／薬物／アルコールの使用，または愛する　　　いいえ　はい　不明
　　　者の死に先立ってありましたか？　　　　　　　　　　　　　　　　　0　　 1　　 U

38.e) あなたの仕事，学校，または家事でのやり方に違いはありまし
　　　たか？　　　　　　　　　　　　　　　　　　　　　　　　　　　 0 ＝ 変化なし
　　　（「はい」と答えた場合）　　　　　　　　　　　　　　　　　　 1 ＝ 能力低下
　　　具体的に記入する：_____　　 2 ＝ 無能力
　　　_____　　　 U ＝ 不明

38.f) このエピソードは，どのくらい続きましたか？　　　　　　　　　　期間
　　　　　　　　　　　　　　　　　　　　　　　　　　　　　　　　　□□□

38.g) このエピソードの間，何か治療を受けましたか？　　　　　　　　いいえ　はい　不明
　　　または入院しましたか？　　　　　　　　　　　　　　　　　　　　0　　 1　　 U

　　　（「はい」と答えた場合）
　　　受けた治療を具体的に記入する：_____
　　　_____

39. このようなうつ病のエピソードが初めて見られたのは何歳の時でした　　発症年齢
　　か？　　　　　　　　　　　　　　　　　　　　　　　　　　　　　　□□

40. このようなうつ病のエピソードが最も最近見られたのは何歳の時でし　　年齢
　　たか？　　　　　　　　　　　　　　　　　　　　　　　　　　　　　□□

41. このように気分が沈んだことは今までに何回ありましたか？　　　　　症状の回数
　　　　　　　　　　　　　　　　　　　　　　　　　　　　　　　　　　□□

42. 今までに，うつ病の投薬治療に引き続いて気分が高揚したこと，また　いいえ　はい　不明
　　ははしゃぎすぎたことはありましたか？　　　　　　　　　　　　　　0　　 1　　 U

　　（「はい」と答えた場合）具体的に記入する：_____
　　_____

G. 躁病／軽躁状態

それでは，あなたの気分についていくつかの質問をします。

1.a) あなたは今までに普段のあなたと明らかに違って非常に元気だったり気分が高揚していると感じたことはありましたか？
（たんに気分が良いと感じる以上でしたか？）

<u>いいえ</u>　<u>はい</u>　<u>不明</u>
　0　　　1　　　U

1.b) （「いいえ」と答えた場合）あなたは今までに普段のあなたと明らかに違って，人を怒鳴りつけたり，喧嘩や議論を始めるなど，いつになく怒りやすくなったことはありましたか？

　0　　　1　　　U

1.c) 面接者：必要がある場合，以下のような質問をして記載のための調査をする。
（例；エネルギーが増加していくのを体験しましたか？行動が増えるのを経験しましたか？ほとんど睡眠のいらない状態でしたか？おしゃべりが増えましたか？）

_____
_____
_____
_____

1.d) （Q.1.a またはQ.1.b に「はい」と答えた場合）この状態が1日中続いたり，断続的に2日以上続きましたか？

<u>いいえ</u>　<u>はい</u>　<u>不明</u>
　0　　　1　　　U

1.e) 面接者：被験者の答え，行動，他の情報から判断して，過去あるいは現在のエピソードだと思いますか？

　[0]　　1　　U

　→ 軽躁状態の項（Q.35, 39ページ）へすすむ。

2. 最近（すなわちこの30日間で），そのように感じたことがありましたか？

　0　　　1　　　U

（「はい」と答えた場合）

2.a) どのくらい長くそのように感じましたか？
（1週間未満の場合は，日数を記入する。）

日数または週数
□　　□□□

3. あなたの人生の中で，いつになく元気である，気分が高揚している，怒りやすいと最も感じた時期について考えて下さい。
それはいつ始まりましたか？

□□－□□□－□□
日　　　月　　　年

3.a) 面接者：その時の年齢を計算する。

年齢
□□

3.b) そのエピソードはどのくらい続きましたか？
（1週間未満の場合は，日数を記入する。）

日数または週数
□　　□□□

		いいえ	はい
面接者：現在のエピソードも最も重篤なエピソードですか？		0	1

面接者：現在の状態も最も重篤な状態である場合は，その欄にコードする。最も重篤な状態でなければ最初に現在の状態を完成させる。

		現在のエピソード （最近1カ月間）		最も重篤な エピソード	
		イライラ	気分高揚	イライラ	気分高揚
5.	面接者：イライラしていたり，高揚とした気分の場合は記入する。	1	2	1	2

		いいえ	はい	不明	いいえ	はい	不明
6.	あなたはいつもより性的，社会的，または仕事において活動的であったり，身体的に不安定だったりしたことはありましたか？	0	1	U	0	1	U
7.	いつもよりおしゃべりだったり，話し続けるようにと促迫感を感じたことがありましたか？	0	1	U	0	1	U
8.	考えが空回りしたり，話し方が速すぎて人々があなたの話についていくことができなかったことはありましたか？	0	1	U	0	1	U
9.	あなたは自分がとっても重要な人物であると感じたり，自分には特別な力，計画，才能，あるいは能力があると感じましたか？	0	1	U	0	1	U
10.	いつもより少ない睡眠時間で充分でしたか？	0	1	U	0	1	U

（「はい」と答えた場合）

		時間数	時間数
10.a)	一晩に何時間眠りましたか？	□□	□□
10.b)	いつもは一晩に何時間眠りますか？	□□	□□

		いいえ	はい	不明	いいえ	はい	不明
11.	次から次へと注意がとぶために，いつもより物事に集中することが困難でしたか？	0	1	U	0	1	U
12.	よく買物をするようになったり事業投資をしたり，性的に分別がなかったり，向こう見ずな運転などでトラブルを起こしましたか？	0	1	U	0	1	U

（「はい」と答えた場合）具体的に記入する： ＿＿＿＿＿＿ ＿＿＿＿＿＿

	現在のエピソード （最近1カ月間）	最も重篤な エピソード

13. あなたのふるまいは家族，友人，同僚との間で問題をおこすほど挑発的，不愉快，横柄または操作的だったと言えますか？

    いいえ　はい　不明　　いいえ　はい　不明
     0　　　1　　U　　　　0　　　1　　U

（「はい」と答えた場合）具体的に記入する：

    _____　　_____
    _____　　_____

14. 面接者：Q.6-12 のうち「はい」と答えたものが少なくとも1つ以上ある場合は，その数を□内に記入する。

    □　　　　　　　□

面接者：「現在のエピソード」と「最も重篤なエピソード」の両者が1または0の場合は，「気分変調症」（40ページ）にすすむ。

---

15. あまりにも興奮したため，人と会話をもつことがほとんど，できませんでしたか？

    いいえ　はい　不明　　いいえ　はい　不明
     0　　　1　　U　　　　0　　　1　　U

16. あなたは本当のことではなかったと後でわかるような信念や考えがありましたか？

     0　　　1　　U　　　　0　　　1　　U

（「はい」と答えた場合）具体的に記入する：

    _____　　_____
    _____　　_____

16. a) これらの信念を抱くようになったのは躁病になる直前または躁病が明らかになった後のどちらでしたか？

    いいえ　はい　不明　　いいえ　はい　不明
     1　　　2　　U　　　　1　　　2　　U

16. b) （「はい」と答えた場合）それはどのくらい続きましたか？

    日数　　　　　　日数
    □□□　　　　　□□□

17. 他人に見えたり聴こえたりしないものが，あなたには見えたり聴こえたりしましたか？

    いいえ　はい　不明　　いいえ　はい　不明
     0　　　1　　U　　　　0　　　1　　U

（「はい」と答えた場合）具体的に記入する：

    _____　　_____
    _____　　_____

17. a) これらの光景や声は，躁病になる直前または躁病が明らかになった後のどちらでありましたか？

    いいえ　はい　不明　　いいえ　はい　不明
     1　　　2　　U　　　　1　　　2　　U

17. b) （「はい」と答えた場合）それはどのくらい続きましたか？

    日数　　　　　　日数
    □□□　　　　　□□□

		現在のエピソード （最近1カ月間）			最も重篤な エピソード		
		いいえ	はい	不明	いいえ	はい	不明
18.	（Q.16 またはQ.17 が「はい」の場合）面接者：精神病症状は自分には特別な価値がある，能力がある，知識がある，身元であるまたは，自分は神様や有名人と特別な関係にあるというような躁病の症状に<u>矛盾した</u>内容だったでしょうか？	0	1	U	0	1	U
18.a)	（「はい」と答えた場合）面接者：被験者は他の症状や心配事には関心がなく精神病症状に心を奪われていましたか？	0	1	U	0	1	U
19.	医師や専門家の助けを求めたり受けたりしましたか？	0	1	U	0	1	U
20.	この時に薬剤を処方されましたか？	0	1	U	0	1	U
	（「はい」と答えた場合）具体的に記入する：	_____			_____		
		いいえ	はい	不明	いいえ	はい	不明
21.	電気けいれん療法を受けましたか？	0	1	U	0	1	U
22.	このエピソードの期間に，躁病のため入院しましたか？	0	1	U	0	1	U
22.a)	（「はい」と答えた場合）どのくらいの期間でしたか？	日数 □□□			日数 □□□		

> 面接者：患者が2日間以上入院したり，電気けいれん療法を受けたり精神病症状があった場合はQ.25 へすすみ，「無能力」と記入する。

	現在のエピソード （最近1カ月間）	最も重篤な エピソード

23. その時あなたが主にしなければいけなかったのは，仕事，家庭，学校，その他のことのどれでしたか？

                  1 = 仕事   1 = 仕事
                  2 = 家庭   2 = 家庭
                  3 = 学校   3 = 学校
                  4 = その他   4 = その他

  （「その他」と答えた場合）具体的に記入する：　_____　　_____

24. （それをこなす上で）あなたの能力に低下が見られましたか？

             いいえ　はい　不明　　いいえ　はい　不明
             　0　　　1　　U　　　0　　　1　　U

  （「はい」と答えた場合）具体的に記入する：　_____　　_____

24.a) この結果として何か起こりましたか？（例えば結婚，別居，欠勤，学校を欠席，失業，成績低下など）

             いいえ　はい　不明　　いいえ　はい　不明
             　0　　　1　　U　　　0　　　1　　U

  （「はい」と答えた場合）具体的に記入する：　_____　　_____

24.b) （「いいえ」と答えた場合）あなたの能力の低下に誰かが意見を言いましたか？

             いいえ　はい　不明　　いいえ　はい　不明
             　0　　　1　　U　　　0　　　1　　U

25. 面接者：Q.15-24の答えに基づいて記入する。

             0 = 変化なし   0 = 変化なし
             1 = 能力低下   1 = 能力低下
             2 = 無能力   2 = 無能力
  RDC修正版   3 = 改善   3 = 改善
  能力低下：無能力に当てはまる程重症ではないが，機能が U = 不明   U = 不明
     低下していること。

  RDC修正版
  無能力：主にしなければならないことが少なくとも2日間以上，入院や電気けいれん療法，妄想，幻覚のため全く不能になったことできない状態や会話を続ける能力がないこと。

  改善：機能の改善

26. RDC能力低下：（「変化なし」の場合は，Q.25へすすむ。）日常生活における他のことで影響を受けたり，何か悩んだことはありましたか？（小さな役割の障害）

             いいえ　はい　不明　　いいえ　はい　不明
             　0　　　1　　U　　　0　　　1　　U

  （「はい」と答えた場合）具体的に記入する：　_____　　_____

		現在のエピソード （最近1カ月間）			最も重篤な エピソード	
		いいえ 0	はい 1	不明 U	いいえ 0	はい 1	不明 U

27. このエピソードは，ある種の病気に罹っている間もしくは，その直後に起こりましたか？

    面接者：次に示す病気と特に関連があるかもしれない。
    多発性硬化症，エイズ（後天性免疫不全症候群），甲状腺機能亢進症，全身性エリテマトーデス，クッシング症候群，脳腫瘍，脳炎

    （「はい」と答えた場合）病名を具体的に記入する：
    _____   _____

28. このエピソードは，充血除去薬，ステロイド，その他の薬剤の使用直後に始まりましたか？

    いいえ　はい　不明　　いいえ　はい　不明
    　0　　　1　　U　　　　0　　　1　　U

    面接者：L-DOPAは，特に関連があるかもしれない。抗うつ剤は臓器の機能低下剤とは考えられない。

    （「はい」と答えた場合）具体的に記入する：
    _____   _____

29. このエピソードが表れる前に，コカインを使用したりストリートドラックを使用したり，普段より酒量が増えたりしましたか？

    いいえ　はい　不明　　いいえ　はい　不明
    　0　　　1　　U　　　　0　　　1　　U

    面接者：アンフェタミンは，特に関連があるかもしれない。

    （「はい」と答えた場合）

    29. a) コカイン？　　　　　　　　　　　　　　0　　　1　　U　　　　0　　　1　　U

    （「はい」と答えた場合）具体的に記入する：
    _____   _____

    29. b) 他のストリートドラック？　　　　　　　 0　　　1　　U　　　　0　　　1　　U

    （「はい」と答えた場合）具体的に記入する：
    _____   _____

    29. c) アルコール量の増加？　　　　　　　　　 0　　　1　　U　　　　0　　　1　　U

    （「はい」と答えた場合）具体的に記入する：
    _____   _____

    面接者：現在のエピソードを記入していて，それが最も重篤なエピソードでない場合は，Q.5に戻り，最も重篤なエピソードを記入すること。

    そのエピソードを「最も重篤」とみなすには性急で，臓器因子も含まれると考えられる場合は，臓器の機能低下を伴わない他の重篤なエピソードを証明することを試みる。

		いいえ	はい	不明

30. 面接者：少なくとも1度は「明確な」エピソードがありましたか？　　いいえ　はい　不明
　　　　　　　　　　　　　　　　　　　　　　　　　　　　　　　　　0　　　1　　U

　　面接者：躁のエピソードを定義するためには患者は気分の高揚とと
　　　　　　もに3つの症状を有しているか，もしくは易刺激性ととも
　　　　　　に4つの症状を有していなければならない。

　　（「はい」と答えた場合）

　30.a）このようなエピソードをあなたは今までに何回経験しましたか？　　明確な症状
　　　　　　　　　　　　　　　　　　　　　　　　　　　　　　　　　　□□

　30.b）このようなエピソードが初めて起きたのは何歳の時でしたか？　　その時の年齢
　　　　　　　　　　　　　　　　　　　　　　　　　　　　　　　　　□□

　30.c）このようなエピソードが最も最近起きたのは何歳の時でしたか？　最も最近の年齢
　　　　　　　　　　　　　　　　　　　　　　　　　　　　　　　　　□□

31. （明確な症状でない場合）
　　このような症状は今までに何回ありましたか？　　　　　　　　　　不明確な症状
　　　　　　　　　　　　　　　　　　　　　　　　　　　　　　　　□□

　31.a）このようなエピソードが初めて起きたのは何歳の時でしたか？　その時の年齢
　　　　　　　　　　　　　　　　　　　　　　　　　　　　　　　　□□

　31.b）このようなエピソードが最も最近起きたのは何歳の時でしたか？　最も最近の年齢
　　　　　　　　　　　　　　　　　　　　　　　　　　　　　　　　　□□

32. 混合感情状態：今までに気分が悪かったり落ち込んでいるときに，　　いいえ　はい　不明
　　気持ちが高まっていると感じたり，エネルギッシュであると感じる　　0　　　1　　U
　　ことがありましたか？

　32.a）（「はい」と答えた場合）このようなエピソードをあなたは　　症状
　　　　　今までに何回経験しましたか？　　　　　　　　　　　　　□□

　ラピッドサイクル

33. この1年間に少なくとも4回の気分障害のエピソードが出現しまし　　いいえ　はい　不明
　　たか？　　　　　　　　　　　　　　　　　　　　　　　　　　　0　　　1　　U

34. 気分が高揚した状態から普通または気分が落ち込んだ状態へ，もし　　　　　0　　1　　U
　　くはその反対に気分が速やかにきりかわったことがありましたか？

　34.a）（「はい」と答えた場合）その出来事は数時間おきに起こり　　数時間　数日　数週
　　　　　ましたか？それとも数日おきでしたか？数週間おきでしたか？　1　　　2　　　3

軽躁状態

　　　　　　　　　　　　　　　　　　　　　　　　　いいえ　はい　不明

35. （Q2-34 をスキップした場合のみ尋ねる。）
    あなたが普段と明らかに違って気分がとても高揚している期間について尋ねてきました。今度はあなたが普段と違ってきげんが良く，エネルギッシュで意気揚々として感じる期間が1～2日中続いたことがあったかどうかについて，お尋ねします。　　　　　0　　1　　U

　　気分変調症（40ページ）へすすむ。　←

　　（「はい」と答えた場合）その期間，あなたはいかがでしたか？

　35. a) 普段より行動的だった？　　　　　　　　　　　　　　　0　　1　　U
　35. b) 普段よりおしゃべりだった？　　　　　　　　　　　　　0　　1　　U
　35. c) 考えが空回りするのを経験した？　　　　　　　　　　　0　　1　　U
　35. d) 自分がとても重要な人物である，特別な力がある，または
　　　　特別な才能があると感じられた？　　　　　　　　　　　0　　1　　U
　35. e) 普段より少ない睡眠時間で十分だった？　　　　　　　　0　　1　　U
　35. f) 注意が次から次へと飛ぶため気が散ってしまった？　　　0　　1　　U
　35. g) よく買物をしたり性的に無分別となるなど，トラブルを起
　　　　こすようなことをした？　　　　　　　　　　　　　　　0　　1　　U

　面接者：Q.35.a～Q.35.g で3つ以上の症状に「はい」を記入した場合はQ.2（32ページ）へ戻り，躁病／軽躁状態の項目を完成させる。

36. このような症状の時期は今までに何回ありましたか？　　　　　　回数
　　　　　　　　　　　　　　　　　　　　　　　　　　　　　　　□□

37. これらの中で最も長かったものはどれくらい続きましたか？　　　日数
　　　　　　　　　　　　　　　　　　　　　　　　　　　　　　　□□□

38. そのような時期が初めて表われたのは何歳の時でしたか？　　　　年齢
　　　　　　　　　　　　　　　　　　　　　　　　　　　　　　　□□

| H． 気分変調症／抑うつ／気分高揚性格 |

| 面接者：患者が躁あるいは慢性精神病を患っている場合は，これをチェック ☐
して Q6 へすすむ。 |

重篤な抑うつエピソードについては既に質問しました。
数年間続くさほど重篤でない抑うつエピソードがあったという人もいるでしょう。
今度はそのような時期について話してみましょう。

　　　　　　　　　　　　　　　　　　　　　　　　　　　　　　　　　　いいえ　はい　不明

1. 悲しいとか，気分が沈んでいるとかすぐれないとほとんど1日中感じたり，そ　　　|0|　 1　 U
 う感じない日より感じる日の方が多いという時期がいままで2年あるいはそれ
 以上ありましたか？

 ┌─────────────┐
 │ Q.6 へすすむ。 │ ←
 └─────────────┘

1.a) このようなエピソードが初めて始まったのはあなたが何歳のときでしたか？　　　発症年齢
　　　　　　　　　　　　　　　　　　　　　　　　　　　　　　　　　　　　　　　☐☐

1.b) それが終わったときあなたは何歳でしたか？　　　　　　　　　　　　　　　最終年齢
　　　　　　　　　　　　　　　　　　　　　　　　　　　　　　　　　　　　　　　☐☐

2. あなたはこの期間の最初の2年間かこの2年間が始まる前の6ヵ月間のどちら　　　いいえ　はい　不明
 かにうつの重篤なエピソードがありましたか。　　　　　　　　　　　　　　　　0　　1　　U

3. ちょうどこのエピソードの以前あるいは間に，ストリートドラッグ，アルコー　　0　　1　　U
 ルあるいは処方薬の使用に変化はありましたか，あるいは重篤な身体疾患はあ
 りましたか？

 　（「はい」と答えた場合）具体的に記入する：＿＿＿＿＿＿＿＿＿＿＿＿＿＿＿
 ＿＿＿＿＿＿＿＿＿＿＿＿＿＿＿＿＿＿＿＿＿＿＿＿＿＿＿＿＿＿＿＿＿＿＿＿

| 面接者：Q2あるいはQ3で「はい」と答えた場合は，可能であるならば別の2年の期
間を同定し，Q1.aとQ1.bを再度記録する。 |

4. その2年間あなたは…　　　　　　　　　　　　　　　　　　　　　　　　いいえ　はい　不明

　　4.a)　過食でしたか？　　　　　　　　　　　　　　　　　　　　　　　　0　　1　　U

　　4.b)　食欲不振でしたか？　　　　　　　　　　　　　　　　　　　　　　0　　1　　U

　　4.c)　睡眠障害はありましたか？　　　　　　　　　　　　　　　　　　　0　　1　　U

　　4.d)　過眠でしたか？　　　　　　　　　　　　　　　　　　　　　　　　0　　1　　U

　　4.e)　すぐに疲労を感じましたか？　　　　　　　　　　　　　　　　　　0　　1　　U

　　4.f)　自分はよくないとか価値がないと感じましたか？
0　　1　　U

　　4.g)　集中したり決断することができなかったですか？　　　　　　　　　0　　1　　U

　　4.h)　絶望感を感じていましたか？　　　　　　　　　　　　　　　　　　0　　1　　U

| 面接者：認められた症状が2つより少ない場合は（枠で囲んだ項目は1つの徴侯
として数える），Q6へすすむ。 |

	いいえ	はい	不明
5. その2年間の間，あなたの気分が2ヵ月ずっと普通だった時期がありましたか？すなわち2ヵ月間悲しいとか，気分が沈んだとか落ち込んだということがなかったですか？	0	1	U

抑うつ性格

> 面接者：主要な精神障害の発症が：
> 20歳かそれより若いときには，これをチェックしてアルコール乱用（43ページ）へすすむ。　☐
> 20歳以降の場合は，最初のエピソードに先立つ期間について尋ねる。
>
> 必要であれば，発病年齢を明らかにするため，Q.39（31ページ）と Q30.b（38ページ）を参照する。

	いいえ	はい	不明
6. （現在／最初の感情障害の年齢）までの人生で，あなたは抑うつ，落ち込み，憂鬱，空虚，無関心，後悔あるいはそのようなことを数時間，数日，数週間感じることがありましたか？	[0]	1	U

← Q.14気分高揚性格へすすむ。

それらの期間に…

	いいえ	はい	不明
7. あなたは，いつも悲しい，落ち込む，あるいは憂鬱になりましたか？	0	1	U
8. あなたは，普段の活動で興味や楽しみを失いましたか？	0	1	U

	日数または週数
9. これは典型的にどれくらい続きましたか。（1週間に満たない場合は，日数を記入する。）	☐　☐☐☐
10. これが1年につき何回起きましたか？	回数　☐☐
11. あなたが最初にこのように感じ始めたのは何歳の時でしたか？	発症年齢　☐☐

	いいえ	はい	不明
12. あなたの友人や家族はあなたがどのように感じているのか気づいたり，話したりしましたか？	0	1	U
13. あなたがどのように感じているのかを誰かに話しましたか？	0	1	U

気分高揚性格

面接者：被験者が大感情障害を患っている場合は，最初のエピソードに先立つ期間について尋ねる。

| | いいえ | はい | 不明 |

14. （現在／最初の感情障害の年齢）までの人生で，あなたは<u>普通でない野心，活力，楽天主義，高揚気分，あるいは活動性の亢進</u>していた期間がありましたか？　　　0　　1　　U

　　　アルコール乱用（43ページ）へすすむ。

15. あなたはいつもこんな様子でしたか？　　　0　　1　　U

16. 典型的な場合，それはどのくらい続きましたか？　　　日数または週数
　　（1週間未満の場合は，日数を記入する。）

17. これが1年のうちにどれくらいの頻度で起きましたか？　　　回数

18. あなたがこのような感じを最初に感じ始めたのは何歳のときでしたか？　　　発症年齢

19. あなたの友人や家族はあなたがどのように感じているのかに気づいたり，話したりしましたか？　　　いいえ　はい　不明　　0　　1　　U

20. あなたがどのように感じているのかを誰かに話しましたか？　　　0　　1　　U

Ⅰ. アルコール乱用と依存

私はあなたにアルコールと薬物の使用について尋ねて行きます。私は一連の質問の中で「しばしば」という言葉を使いますが、これは3回以上を意味します。さて、ビールやワイン、ワインクーラー、シャンペン、それからウォッカ、ジン、ウイスキーのような強い酒などのアルコール飲料についていくつかお尋ねします。

	いいえ	はい
1. 今までにアルコール飲料を飲んだことがありますか？	0	1
1.a) （「いいえ」と答えた場合）それでは、あなたは一杯もアルコール飲料を飲んだことがないのですね？	0	1

薬物乱用（51ページ）へすすむ。 ←

該当者のみ施行

	いいえ	はい
2. 先週から始めましょう。先週アルコールの入った飲物を飲みましたか？	0	1

Q.4 へすすむ。 ←

先週のそれぞれの日におけるあなたの飲んだアルコール飲料の量についてお尋ねします。では昨日（曜日をあげ記録する）から始めましょう。

3. （アルコール飲料の種類）を（曜日）に何杯飲みましたか？
   （下のⅠ.列に記入する。）

   3.a) それだけの量を何分かけて飲みましたか？
   （下のⅡ.列に記入する。）

面接者：すべての種類の飲物について尋ねてから次の日へ移る。
「わからない」とか「覚えていない」と答えた場合にはUUと記入する。

	ビール／ライトビール		ワイン		リキュール	
	Ⅰ.	Ⅱ.	Ⅰ.	Ⅱ.	Ⅰ.	Ⅱ.
曜日	量	時間	量	時間	量	時間
月	___	___	___	___	___	___
火	___	___	___	___	___	___
水	___	___	___	___	___	___
木	___	___	___	___	___	___
金	___	___	___	___	___	___
土	___	___	___	___	___	___

	いいえ	はい
4. 先週の飲んだり飲まなかったりというのはあなたの飲酒習慣の代表的なものと言えますか？	0	1

5. あなたはこの6カ月以上の間，定期的に，すなわち少なくとも週1回は飲酒しましたか？

いいえ　はい
　0　　　1

Q.7 へすすむ。

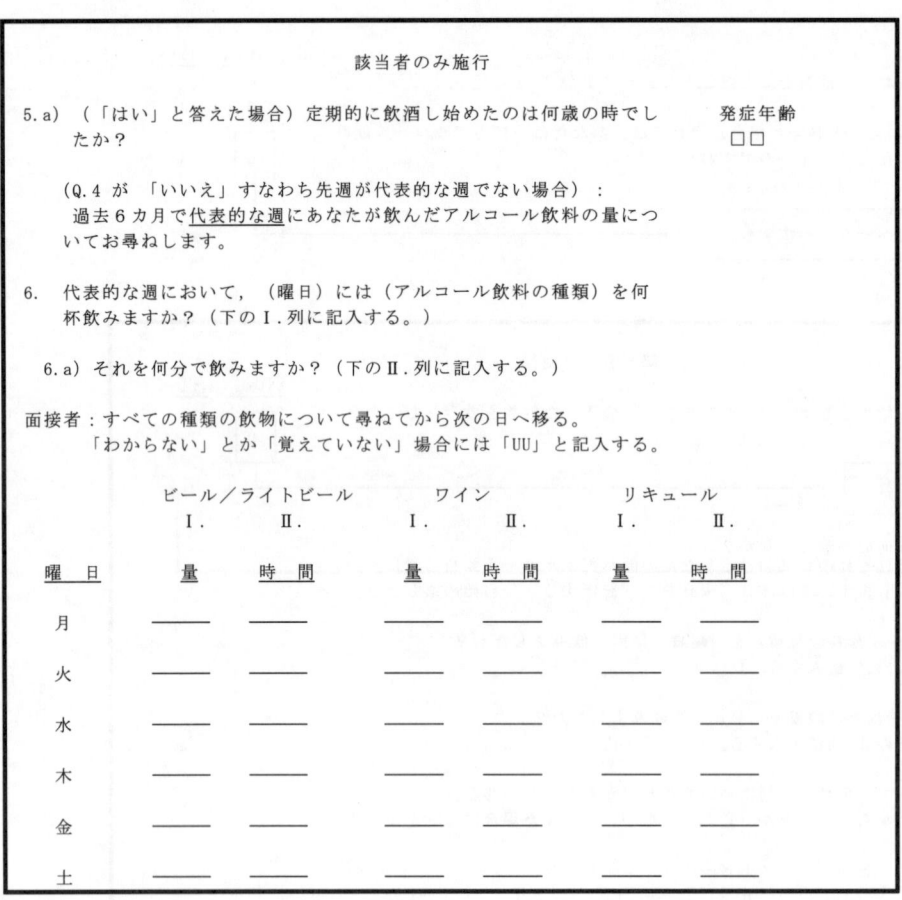

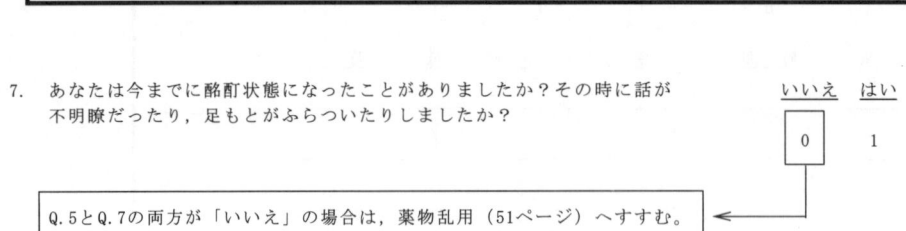

該当者のみ施行

5.a) (「はい」と答えた場合）定期的に飲酒し始めたのは何歳の時でしたか？

発症年齢
□□

(Q.4 が「いいえ」すなわち先週が代表的な週でない場合）：
　過去6カ月で代表的な週にあなたが飲んだアルコール飲料の量についてお尋ねします。

6. 代表的な週において，（曜日）には（アルコール飲料の種類）を何杯飲みますか？（下のⅠ.列に記入する。）

6.a) それを何分で飲みますか？（下のⅡ.列に記入する。）

面接者：すべての種類の飲物について尋ねてから次の日へ移る。
　　　　「わからない」とか「覚えていない」場合には「UU」と記入する。

曜日	ビール／ライトビール		ワイン		リキュール	
	Ⅰ. 量	Ⅱ. 時間	Ⅰ. 量	Ⅱ. 時間	Ⅰ. 量	Ⅱ. 時間
月	——	——	——	——	——	——
火	——	——	——	——	——	——
水	——	——	——	——	——	——
木	——	——	——	——	——	——
金	——	——	——	——	——	——
土	——	——	——	——	——	——

---

7. あなたは今までに酩酊状態になったことがありましたか？その時に話が不明瞭だったり，足もとがふらついたりしましたか？

いいえ　はい
　0　　　1

Q.5とQ.7の両方が「いいえ」の場合は，薬物乱用（51ページ）へすすむ。

	飲　物
	□□

8. あなたが24時間以内で最も多く飲酒した量はどれぐらいですか？

　　記入欄：＿＿＿＿＿＿＿＿＿＿＿＿＿＿＿＿＿＿＿＿

　　強い酒の換算量：1ショットグラス（シングル？？）またはハイ
　　　　　　　　　　ボール＝01
　　　　　　　　　　1/2パイント（0.57リットル）＝06
　　　　　　　　　　1パイント＝12
　　　　　　　　　　1フィフス（5分の1ガロン）＝20
　　　　　　　　　　1クォート（4分の1ガロン）＝24

　　ワイン換算量：　グラス＝1
　　　　　　　　　　ボトル＝6
　　　　　　　　　　ワインクーラー＝1

　　ビール換算量：　ボトル／缶＝1
　　　　　　　　　　ケース＝24

　　換算量が3以下の場合は，薬物乱用（51ページ）へすすむ。

	いいえ	はい
9. あなたは今までに飲酒量を減らすべきだと思ったことはありましたか？	0	1

該当者のみ施行
9.a）（「はい」と答えた場合）飲酒量を減らすべきだと<u>最初</u>に思ったのは何歳の時でしたか？　　　　　　　発症年齢　□□

	いいえ	はい
10. あなたは飲酒を批判されて悩んだことがありますか？	0	1
11. あなたは飲酒を悪いとか罪深いものと思ったことがありますか？	0	1
12. あなたは今までに朝，気持ちを落ち着けるために，または眠気覚ましに飲酒したことがありましたか？	0	1

　　面接者：Q.9-12がすべて「いいえ」の場合は，薬物乱用（51ページ）へすすむ。

*13. あなたはしばしば飲酒をやめようとか減量しようとしたことがありますか？	0	1

該当者のみ施行
13.a）（「はい」と答えた場合）<u>最初</u>は何歳の時でしたか。　　　　発症年齢　□□

	いいえ	はい
*14. あなたは今までに飲酒を止めようとしたり，減量しようとしたりしてできなかったことがありますか？	0	1

		いいえ	はい	1回

15. あなたは今までに素面に戻ることなしに，2・3日あるいはそれ以上飲み続けて，どんちゃん騒ぎまたはばか騒ぎをしたことが1度ならずありますか？　　0　　1　　2

該当者のみ施行

15.a)　（「はい」と答えた場合）最初にあったのは何歳の時でしたか？　　発症年齢　□□

---

*16. あなたは自分自身で飲まないようにしようと思っていたのに飲み始めてしまうことがよくありますか，また，思っていたよりも酔ってしまうことがしばしばありますか？　　いいえ　はい　　0　　1

*17. あなたは飲んでいたり，アルコールの影響から回復するのに非常に時間を割いてしまって他のことをすることがほとんどなかったという時期がありますか？　　0　　1

*18. あなたは飲酒によって次のようなことがありましたか？

    18.a)　職場や学校で問題を起こす。　　0　　1

    18.b)　飲んで喧嘩（殴り合い）をしてしまった。　　0　　1

    18.c)　家族や友人，医者，牧師からあなたの飲酒についての反対意見をいわれる。　　0　　1

    18.d)　友人を失う。　　0　　1

    *18.e)　（上記のQ.18a-dでひとつでも「はい」と答えた場合）このような題をあなたの飲酒が招いたことだと知ってからも飲酒を続けましたか？　　0　　1

該当者のみ施行

18.f)　（「はい」と答えた場合）最初にそのことがあったのはあなたが何歳の時でしたか（Q.18.a-d で「はい」と答えた項目についてのべる）？　　発症年齢　□□

---

19. あなたは今までにアルコールの効果を得るのには以前飲んでいた量よりもずっと大量に飲酒する必要があるとか，以前の量ではもはやハイになれなかったり，酔えないと思いましたか？　　いいえ　はい

面接者：アルコール使用カードを被験者に手渡す。

    *19.a)　（「はい」と答えた場合）50パーセント以上といえるでしょうか？　　0　　1

20. 5時前には飲まないとかひとりでは決して飲まないとルールを決めて自分の飲酒を制限しようとしている人もいます。あなたは今までに自分の飲酒を制限するようなルールを作ったことがありますか？　　0　　1

		いいえ	はい
*21.	あなたは今までに飲酒をしていて重要な活動，例えばスポーツや仕事，友人や親類との付き合いをやめたり，大幅に減らしたりしたことがありますか？	0	1
21.a)	（「はい」と答えた場合）このようなことは一度ならずありましたか？	0	1
22.	あなたは今までに飲酒して事故を起こすような問題運転をしたことがありますか？	0	1

該当者のみ施行

22.a) （「はい」と答えた場合）それを<u>最初</u>に起こしたのは何歳の時でしたか？　　発症年齢 □□

		いいえ	はい
23.	今までに飲酒運転で逮捕されたことがありますか？	0	1

該当者のみ施行

23.a) （「はい」と答えた場合）<u>はじめて</u>そうなったのは何歳の時でしたか？　発症年齢 □□

		いいえ	はい
24.	あなたは今までに酔って起こした行動（飲酒運転以外）で2，3時間でも警察に逮捕，拘留されたことがありますか？	0	1

該当者のみ施行

24.a) （「はい」と答えた場合）<u>最初</u>にそうなったのは何歳の時でしたか？　発症年齢 □□

		いいえ	はい
*25.	あなたは，怪我をする可能性が増えるような場面，例えば，運転，ナイフ・機械類・銃の使用，道路の横断，登山，水泳などの場面飲酒により気分が高揚したことがしばしばありましたか？	0	1
*26.	あなたは飲酒や二日酔いで，仕事や家庭での責任を怠ったことがしばしばありますか？	0	1

該当者のみ施行

26.a) （「はい」と答えた場合）<u>最初</u>にそうなったのは何歳の時でしたか？　発症年齢 □□

		いいえ	はい
27.	あなたは，酔って気を失っていなかったのに，飲みすぎて翌日自分の言ったことやしたことを思い出すことができないと言う，ブラックアウトを一度以上経験したことがありますか？	0	1

該当者のみ施行	発症年齢
27.a) （「はい」と答えた場合）<u>最初に</u>それがあったのは何歳の時ですか？	□□

		いいえ	はい
28.	あなたは今までに，マッサージ用アルコールや口臭止め液，バニラエッセンス，せき止めシロップ，その他アルコールを含む非飲料物のようなふつうは飲まないようなものを飲んだことがありましたか？	0	1

29. あなたは飲酒をやめたり，量を減らした時に，次のような問題をもったことがありましたか？

面接者：I 欄に記入する。

	以前にあり		同時に発現	
	いいえ	はい	いいえ	はい
29.a) 眠れなくなった？	0	1	0	1
29.b) 不安になったり，気分が沈んだり，イライラした？	0	1	0	1
29.c) 汗ばんできた？	0	1	0	1
29.d) 脈拍が速くなった？	0	1	0	1
29.e) 吐き気がしたりや嘔吐した？	0	1	0	1
29.f) 気が弱くなった？	0	1	0	1
29.g) 頭痛がした？	0	1	0	1
*29.h) 震え（手の震え）があった？	0	1	0	1
29.i) 実際にはそこに存在しないものが見えた？	0	1	0	1
29.j) あなたは，精神錯乱して，極度に震える，または，非常に恐ろしくなったり，神経質になるというような振戦せん妄になったことがありましたか？	0	1	0	1
29.k) あなたは，意識を失って，床に倒れ，何が起きたか思い出せない，てんかん発作（fits）や，けいれん（seizures），大発作（convulsions）を起こしたことがありましたか？	0	1	0	1

面接者：上記にあげたQ.29.a-k においてすべて「いいえ」と答えた場合は，Q.30へすすむ。ひとつだけ「はい」と答えた場合は，Q29.n へすすむ。

	いいえ	はい
*29.l) これらの症状が2つ以上一緒に起きたことが一度でもありましたか？	0	1
29.m) （「はい」と答えた場合）どれですか？（II欄に記入する。）		
*29.n) これらの症状のどれかを避けたり，症状をなくすために，飲酒をしたことが，3回以上ありますか？	0	1

30.	長期に及ぶ過度の飲酒によると考えられるいくつかの健康上の問題があります。飲酒によって今までに：		
		いいえ	はい
	30.a) 肝臓の病気になったり，黄疸がでたことがありましたか？	0	1
	30.b) 胃の病気になったり，吐血したことがありましたか？	0	1
	30.c) 何時間も足がうずいたり，しびれたりしたことがありましたか？	0	1
	30.d) 飲んでいないときに，（ブラックアウトではない）記憶障害がありましたか？	0	1
	30.e) すい臓炎になったことがありますか？	0	1
	30.f) 心臓が悪くなりましたか（心筋炎）？	0	1
	30.g) 他の病気になったことがありますか？（他にあれば）具体的に記入する：	0	1

すべて「いいえ」と答えた場合は，Q.31 へすすむ。

	*30.h) 飲酒があなたの健康を害していると知りながら，飲酒を続けましたか？	0	1
*31.	飲酒によって更に悪くなるだろうと考えられる（他の）深刻な身体疾患にかかっているとわかっていても飲酒を続けたことだありますか？	0	1

（「はい」と答えた場合）何という病気ですか？＿＿＿＿＿＿＿＿＿＿

		いいえ	はい
32.	飲酒している時に精神的な問題，例えば，抑うつとか，妄想，明らかな思考障害，幻聴，幻臭，幻視，神経質になるなどということが始まったり，悪くなったりしたことがありますか？		

（「はい」と答えた場合）問題点を明らかにし，その答えを確かめるための適切な補助質問を読み，記録する。

具体的に記入する：＿＿＿＿＿＿＿＿＿＿＿＿＿＿＿＿＿＿＿＿
＿＿＿＿＿＿＿＿＿＿＿＿＿＿＿＿＿＿＿＿＿＿＿＿＿＿＿＿＿

	32.a) 抑うつ感があるか，物事に興味が持てず，そのために，生活がうまく行かない状態が24時間以上続いていた？	0	1
	32.b) 妄想的になる，または人々に懐疑的になり，そのために人間関係がうまく行かない状態が24時間以上続いた？	0	1
	32.c) あなたの生活を明らかに邪魔するような思考障害があった？	0	1
	32.d) 実際にはそこに存在しないのに聴こえてきたり，臭ったり，見えたりした？	0	1
	32.e) 生活に支障をきたす程興奮したり，ちょっとしたことにも驚いたり，神経質になったりした？	0	1
	*32.f) （上記の32.a-eの質問でひとつでも「はい」と答えた場合）飲酒がそのような問題を引き起こしているとわかっても飲酒を続けましたか？	0	1

	いいえ	はい

33. 飲酒問題に対する治療を受けたことがありますか？　　　　　0　　1
    （「はい」と答えた場合）それは次のどれでしたか？

　　33.a) 専門家と話し合った。　　　　　　　　　　　　　　　　0　　1

　　33.b) AAまたは他の自助組織に行った。　　　　　　　　　　　0　　1

　　33.c) 飲酒問題に関する病院の外来にかかった。　　　　　　　0　　1

　　33.d) 飲酒問題に関する病院に入院した。　　　　　　　　　　0　　1

　　33.e) その他にあれば具体的に記入する：_____　0　　1

面接者：Q.19から33の答えをチェックする。すべて「いいえ」と答えた場合は，Q.36へすすむ。

---

34. 面接者：今までの障害のうち，少なくとも２つの症状が，１ヶ月以上　　0　　1
    続いている，ないしはもっと長い期間起きている場合は，
    「はい」と記入する。

　　（はっきりしない場合は，次のことを尋ねる）
　　　あなたは私に（Q.13-32の症状で＊印のついているものを繰り返しながら）これらのことを体験しているといいました。飲酒をしている間に，これらのうち少なくとも２つ以上の症状が持続的に出てきた期間が１ヵ月以上ありましたか？

　　（「はい」と答えた場合）

　　34.a) これらの症状のうち少なくとも２つが<u>初めて</u>持続的にでてきた　　発症年齢
         のは何歳の時でしたか？　　　　　　　　　　　　　　　　　　　□□

　　34.b) これらの症状のうち少なくとも２つが<u>最も最近</u>，持続的にでた　　年齢
         のは何歳の時ですか？　　　　　　　　　　　　　　　　　　　□□

　　　　　　　　　　　　　　該当者のみ施行

35. あなたがアルコールに関連したこれらの問題を初めて，または２
    回目，３回目に抱えたのは，何歳の時ですか？　最初の時，２回
    目，３回目の時に体験した問題は何でしたか？

　　　　　　　　　　　　　　　　　　　　　　　　　　　　　　発症年齢

　　35.a) 最初：_____　　　　　　□□

　　35.b) ２回目：_____　　　　　　□□

　　35.c) ３回目：_____　　　　　　□□

---

36. 最後に飲酒（アルコールを含むもの）したのはいつでしたか？　　□□-□□□-□□
　　　　　　　　　　　　　　　　　　　　　　　　　　　　　　　日　　月　　年

J. 薬物乱用と依存

マリファナ

1. あなたは今までにマリファナを使用したことがありますか？

   いいえ　はい
   　0　　　1

   → Q.15へすすむ。

   1.a)（「はい」と答えた場合）今までに1年に21回以上マリファナを使ったことがありますか？

   　0　　　1

   → Q.15へすすむ。

2. あなたがほとんど毎日マリファナを使っていた最長の期間はどれぐらいでしたか？

   日数 □□□

   2.a)（30日以上の場合）それはいつでしたか？

   □□-□□□-□□
   日　　月　　年

3. マリファナを使用したり，手に入れたり，その効果がなくなるを待つのに大半の時間を費やすということが1ヶ月ないしはそれ以上続いたことがありますか？

   いいえ　はい
   　0　　　1

4. マリファナを使用している時に精神的な問題，例えば，抑うつとか，妄想，明らかな思考障害，幻聴，幻臭，幻視，神経質になるなどということが始まったり，悪くなったりしたことがありましたか？

   （「はい」と答えた場合）問題点を明らかにし，その答えを確かめるための適切な補助質問を読み，記録する。

   具体的に記入する：＿＿＿＿＿＿＿＿＿＿＿＿＿＿＿＿＿＿＿＿＿

   4.a) 抑うつ感があるか，物事に興味が持てず，そのためにあなたの生活機能がうまく行かない状態が24時間以上続いていた？　　0　1

   4.b) 妄想的になる，または人々に懐疑的になり，そのために人間関係がうまく行かない状態が24時間以上続いた？　　0　1

   4.c) あなたの生活を邪魔するような，気が散ることや思考障害が24時間以上続いた？　　0　1

   4.d) そこに実際には存在しないのに聴こえてきたり，臭ったり，見えたりした？　　0　1

   4.e) 興奮したり，ちょっとしたことにも驚いたり，神経質になったりして生活がうまくいかなかった？　　0　1

   4.f)（上記の32.a-e の質問でひとつでも「はい」と答えた場合）マリファナがそのような問題を引き起こしているとわかってもマリファナを続けましたか？　　0　1

5. あなたはマリファナ使用を減らしたいと思ったり，試みたことがしばしばありますか？　　0　1

		いいえ	はい

6. あなたはかつてマリファナを減らそうとして，できなかったことがありますか？　　０　　１

7. あなたはマリファナを自分で考えているよりも頻回に，または大量に使ってしまうことがしばしばありますか？　　０　　１

8. あなたは，マリファナの効果を得るのに以前よりも多くの量が必要になったり，以前の量ではもはやハイが得られなくなったと思ったことがありましたか？　　０　　１

   面接者：少なくとも50％以上増えた場合は，「はい」と記入する。

9. 使用をやめたり，量を減らしたりして，身体の調子が悪い（神経過敏や不眠，発汗，嘔気，下痢などの症状を伴う）と感じたことがありますか？　　０　　１

   （「はい」と答えた場合）
   具体的に記入する：＿＿＿＿＿＿＿＿＿＿＿＿＿＿＿＿＿＿＿＿＿＿＿＿＿＿＿

   9.a) そのような退薬症状（禁断症状）を取り去るのに，またはそれらを避けるためにマリファナをしばしば使うことがありましたか？　　０　　１

10. あなたは，怪我をする可能性が高くなるような場面，例えば，運転，ナイフや機械類，銃の使用，道路の横断，登山，水泳などの場面で，マリファナの影響下にあったことがしばしばありましたか？　　０　　１

11. 誰かにあなたのマリファナ使用を反対されたことがありますか？　　０　　１

    11.a) （「はい」と答えた場合）あなたのマリファナ使用がこの問題を引き起こしているとわかった後でも，マリファナ使用を続けましたか？　　０　　１

12. マリファナを使用している間に友人や親類との重要な活動や仕事をやめたり，非常に減らしたりしたことがしばしばありますか？　　０　　１

13. 学校や仕事に行っているときや，大事な家事をしている時に，マリファナでハイになっていたり，その後遺症に悩まされたりしたことがしばしばありましたか？　　０　　１

> 面接者：Q.3-13 のすべてに「いいえ」と答えた場合は，Q.15 へすすむ。

14. 面接者：少なくとも２つ以上（設問3-13において）の症状が，少なくとも１ヶ月以上続いたり，長期に渡って繰り返し起きたりしたことがある場合は，「はい」と記入する。　　０　　１

    （はっきりしない場合は，次のように尋ねる）あなたは（Q.3-13において当てはまった症状を述べて）このような体験があったと話しました。マリファナを使っている間に，それらのうち少なくとも２つが少なくとも１ヶ月続いたことがありましたか？

    （「いいえ」と答えた場合）これらのうちの少なくとも２つの症状が長い間繰り返し起きたことがありましたか？

    （「はい」と答えた場合）

    14.a) 継続的に起きているこれらのうちの少なくとも２つの症状が<u>はじめて</u>起きたのは，あなたが何歳の時でしたか？　　発症年齢　□□

    14.b) 継続的に起きているこれらのうちの少なくとも２つの症状が<u>最も最近</u>に起きたのは，あなたが何歳の時でしたか？　　年齢　□□

    14.c) あなたが最後にマリファナを使ったのはいつでしたか？　　□□－□□□－□□
    　　　　　　　　　　　　　　　　　　　　　　　　　　　　　　日　　月　　年

> 他の薬剤

面接者：薬物使用カードを被験者に手渡す。

15. あなたは気分を良くしたりハイになるために，またはもっと元気になったり機敏になるために，あるいはあなたのために処方されたものではないのに，以下に挙げる薬物のどれかを使用したことがありますか？またはあなたは処方された量よりも多く，または長い間，処方された薬を使ったことがありますか？

　　15.a) （「はい」と答えた場合）どれですか？

	A コカイン	B 覚醒剤	C 鎮静剤	D オピエート	E PCP	F 幻覚剤	G 有機溶剤	H その他	I 組合わせ
いいえ	0	0	0	0	0	0	0	0	0
はい	1	1	1	1	1	1	1	1	1

> すべてに「いいえ」と答えた場合は，精神病（58ページ）へすすむ。

　　15.b) 面接者：それぞれの薬物について尋ねる：今までに（薬物名）を何回使ったことがありますか？
　　　　　　（はっきりしない場合は，次のように尋ねる）10回以上ですか？

	A コカイン	B 覚醒剤	C 鎮静剤	D オピエート	E PCP	F 幻覚剤	G 有機溶剤	H その他	I 組合わせ
回数	□□	□□	□□	□□	□□	□□	□□	□□	□□

　　15.c) （コカインとPCP使用者にだけ尋ねる：）最初に（薬物名）を使ったのは何歳の時ですか？

　　　　　　　　　　　　　　　　　　　　A　　　E
　　　　　　　　　　　　　　　　　　コカイン　PCP
　　　　　　　　　　　　　　　　　　　□□　　□□

　　15.d) 注射による薬物使用をしたことがありますか？

　　　　　　　　　　　　　　　　　　いいえ　はい
　　　　　　　　　　　　　　　　　　　0　　　1

> 面接者：Q.15のすべての薬物が11回未満の使用の場合は，精神病（58ページ）へすすむ。

11回以上使用した薬物について，使用した回数の順に順位をつけて，最も頻回に使用した少なくとも2つの薬物について尋ねる。

16. ほぼ毎日（薬物名）を使用した最も長い期間は何日ですか？

	A コカイン	B 覚醒剤	C 鎮静剤	D オピエート	E 多剤併用
	□□	□□	□□	□□	□□

　　面接者：毎日使ったことがない場合は，000と記入する。

		A コカイン	B 覚醒剤	C 鎮静剤	D オピエート	E 多剤併用
17. （薬物名）を使用したり，手に入れるのに，またはその作用から回復するのに，あなたの多くの時間を費やすということが，1カ月以上続いたことがありますか？	いいえ はい	0 1	0 1	0 1	0 1	0 1
18. 今までに（薬物名）を減らしたいとか，減らそうとしたことがしばしばありますか？	いいえ はい	0 1	0 1	0 1	0 1	0 1
19. あなたはやめたり，減らすことができないと思ったことがありますか？	いいえ はい	0 1	0 1	0 1	0 1	0 1
20. あなたは，（薬物名）の効果を得るのに以前よりも多くの量が必要になったり，以前の量ではもはやハイが得られなくなったと思ったことがありましたか？	いいえ はい	0 1	0 1	0 1	0 1	0 1

面接者：少なくとも50％以上増えた場合は，「はい」と記録する。

		A	B	C	D	E
21. （薬物名）を使用するために，友人や親類との重要な付き合いや仕事の重要な活動をやめたり，大幅に減らすことがしばしばありましたか？	いいえ はい	0 1	0 1	0 1	0 1	0 1
22. あなたは自分が考えていた以上に多くの日数または多くの量の薬物を使用することがしばしばありますか？	いいえ はい	0 1	0 1	0 1	0 1	0 1

面接者：薬物使用カードの裏を参照する。

23. （薬物名）の使用を中止したり，減量，またはやめたりすることにより，次のいずれかが起きたことがありますか？

		A	B	C	D	E
23.a) 気分が沈む？	いいえ はい	0 1	0 1	0 1	0 1	0 1
23.b) 神経質になったり，緊張したり，落ち着かなかったり，いらいらする？	いいえ はい	0 1	0 1	0 1	0 1	0 1
23.c) 疲れる，眠い，気が弱くなる？	いいえ はい	0 1	0 1	0 1	0 1	0 1
23.d) 睡眠障害がある？	いいえ はい	0 1	0 1	0 1	0 1	0 1
23.e) 食欲が増える，または減る？	いいえ はい	0 1	0 1	0 1	0 1	0 1
23.f) 震えや筋肉のけいれん？	いいえ はい			0 1	0 1	0 1
23.g) 発汗や発熱？	いいえ はい			0 1	0 1	0 1
23.h) 嘔気や嘔吐？	いいえ はい			0 1	0 1	0 1
23.i) 下痢や胃の痛み？	いいえ はい			0 1	0 1	0 1
23.j) 涙や鼻水がでる？	いいえ はい				0 1	0 1
23.k) 筋肉痛がある？	いいえ はい				0 1	0 1

		A コカイン	B 覚醒剤	C 鎮静剤	D オピエート	E 多剤併用
23.l) あくび？	いいえ はい				0 1	0 1
23.m) 動悸がする？	いいえ はい			0 1		0 1
23.n) てんかん様発作（seizures）がある？	いいえ はい			0 1		0 1

（「はい」と答えた場合）何回ありましたか？　　　　　　　　回数　☐☐　　　☐☐

> 面接者：Q.23.a-n ですべてに「いいえ」と答えた場合は，Q.26へすすむ。

		A コカイン	B 覚醒剤	C 鎮静剤	D オピエート	E 多剤併用
24. （薬物名）を使わなかったためにそれらの症状が2つ以上同時に起きたことがありましたか？	いいえ はい	0 1	0 1	0 1	0 1	0 1
25. あなたは退薬症状を取り除くために，または避けるために（薬物名）をしばしば使うことがありましたか？	いいえ はい	0 1	0 1	0 1	0 1	0 1
26. （薬物名）を使用することによって，あなたの身体的健康上に問題（退薬症状以外の）が生じたことがありますか？	いいえ はい	0 1	0 1	0 1	0 1	0 1

（「はい」と答えた場合）
具体的に記入する：_____

		A	B	C	D	E
26.a) あなたはそれが（薬物名）を使うことによって生じていると知ってからも，それを使い続けましたか？	いいえ はい	0 1	0 1	0 1	0 1	0 1
27. 今までにあなたの（薬物名）使用について，家族や友人，牧師，職場や学校の上司や同僚から反対された経験がありますか？	いいえ はい	0 1	0 1	0 1	0 1	0 1
27.a) （「はい」と答えた場合）それはあなたが（薬物名）を使っているために起きている問題であるとわかってからも使い続けましたか？	いいえ はい	0 1	0 1	0 1	0 1	0 1
28. 学校や職場にいる間，または家事をしている間に（薬物名）でハイになったり，その後遺症に悩まされたりしたことがしばしばありましたか？	いいえ はい	0 1	0 1	0 1	0 1	0 1

29. （薬物名）を使用している時に精神的問題，例えば，抑うつとか，妄想，明らかな思考障害，幻聴，幻臭，幻視，神経質になるなどということが始まったり，悪くなったりしたことがありましたか？

　　（「はい」と答えた場合）問題点を明らかにし，その回答を確かめるための適切な補助質問を読み，記録する。

　　具体的に記入する：_____
　　_____

		A コカイン	B 覚醒剤	C 鎮静剤	D オピエート	E 多剤併用
29.a) 抑うつ感があるか，物事に興味が持てず，そのために生活機能のうまくいかない状態が24時間以上続いていた？	いいえ はい	0 1	0 1	0 1	0 1	0 1
29.b) 妄想的になる，または人々に懐疑的になり，そのために人間関係がうまく行かない状態が24時間以上続いた？	いいえ はい	0 1	0 1	0 1	0 1	0 1
29.c) あなたの生活を邪魔するような明らかな思考障害があった？	いいえ はい	0 1	0 1	0 1	0 1	0 1
29.d) そこに実際には存在しないのに聴こえてきたり，臭ったり，見えたりした？	いいえ はい	0 1	0 1	0 1	0 1	0 1
29.e) 興奮したり，ちょっとしたことにも驚いたり，神経質になったりして生活がうまくいかない状態が24時間以上続いた？	いいえ はい	0 1	0 1	0 1	0 1	0 1
29.f) （上記の32.a-eの質問でひとつでも「はい」と答えた場合）（薬物名）がそのような問題を引き起こしているとわかっても（薬物名）を続けましたか？	いいえ はい	0 1	0 1	0 1	0 1	0 1

面接者：設問を続けるのにQ.17-20において1種類の薬物について少なくとも2つが「はい」と記録されていなければならない。この基準にひとつの薬物も当てはまらない場合は，精神病（58ページ）へすすむ。

		A コカイン	B 覚醒剤	C 鎮静剤	D オピエート	E 多剤併用
30. あなたは，（薬物名）を使用することにより怪我をする可能性が高くなる，例えば，運転したり，ナイフや機械類，銃を使ったり，道路を横断したり，登山や水泳をするような時に，（薬物名）の影響下にあったことがしばしばありましたか？	いいえ はい	0 1	0 1	0 1	0 1	0 1

		A コカイン	B 覚醒剤	C 鎮静剤	D オピエート	E 多剤併用
31.	面接者：少なくとも2つ以上（Q.3-13において）の症状が，1ヶ月以上続いたり，長期にわたって渡って繰り返し起きたりしたことがあれば，「はい」に記入する。 いいえ はい	0 1	0 1	0 1	0 1	0 1

（はっきりしない場合は，次のように尋ねる）
あなたは（Q.17-30において当てはまった症状を述べて）このような体験があったと話しました。薬物を使っている間に，それらのうち少なくとも2つが1ヵ月続いたことがありましたか？

（「いいえ」と答えた場合）これらのうちの少なくとも2つの症状が長い間繰り返し起きたことがありましたか？

（「はい」と答えた場合）

		A	B	C	D	E
31.a)	継続的にこれらのうちの少なくとも2つの症状がはじめて起きたのは，あなたが何歳の時ですか？ 発症年齢	□□	□□	□□	□□	□□
31.b)	継続的にこれらのうちの少なくとも2つの症状が最後に起きたのは，あなたが何歳の時ですか？ 年　齢	□□	□□	□□	□□	□□

		いいえ	はい
32.	あなたは薬物問題について治療をうけたことがありましたか？	0	1

（「はい」と答えた場合）その治療は：

		いいえ	はい
32.a)	専門家との話し合い？	0	1
32.b)	ＮＡやその他の自助組織？	0	1
32.c)	薬物依存治療の外来プログラム？	0	1
32.d)	薬物依存治療の入院プログラム？	0	1
32.e)	その他？（「はい」と答えた場合） 具体的に記入する：_____	0	1

33. 次の薬物を最後に使ったのはいつでしたか？

33.a) コカイン？　　　　　　　　　　　□□－□□□－□□
　　　　　　　　　　　　　　　　　　　日　　月　　年

33.b) 覚醒剤？　　　　　　　　　　　　□□－□□□－□□
　　　　　　　　　　　　　　　　　　　日　　月　　年

33.c) 鎮静剤，睡眠薬，またはトランキライザー？　□□－□□□－□□
　　　　　　　　　　　　　　　　　　　日　　月　　年

33.d) オピエート？　　　　　　　　　　□□－□□□－□□
　　　　　　　　　　　　　　　　　　　日　　月　　年

33.e) その他の薬物？　　　　　　　　　□□－□□□－□□
　　　　　　　　　　　　　　　　　　　日　　月　　年

K. 精神病症状

今私は他の人が報告した体験のリストを読み上げます。体験したことがあるものを言ってください。

面接者：各肯定的回答に，以下の基準調査を行う。

あなたは確信しましたか？

あなたはそれをどう解釈しましたか？

あなたの行動は変わりましたか？

これはどのくらいよく起こりましたか？

どのくらい長く続きましたか？

余白に各肯定的回答の例を記入して下さい。

1. このようなことはありましたか？……

		いいえ	はい	疑い	不明
1.a)	声が聞こえたことはありましたか？　例えば実際には誰もいないのに，人々がささやいたり，話しかけたりしている声を聞いたという体験はありましたか？	0	1	2	U
1.b)	幻覚を見たことがありますか。他者には見えないものが見えたことはありましたか？	0	1	2	U
1.c)	あなたは他の人が同調できなかったり後で本当でないと気づくような確信や考えを持つことはありましたか。例えば，人々があなたと敵対しているとかあなたに危害を与えようとしているとかあなたについての話をしているとか？	0	1	2	U

あなたに特別なメッセージが送られて来ると確信したことはありましたか？（例：テレビやラジオ経由で）

あなたは罰せられるような恐ろしいことをしたと確信したことはありましたか？

あなたは自分がある点において特別に重要であるとか他人にできないことをする力があると確信したことはありましたか？

あなたはあなた自身以外のなんらかの力に操られている感じを受けたことがありましたか？

あなたには他人がみてもわからない身体または外見上の変化がありましたか？

（いずれかに「はい」と答えた場合）記述する：

面接者：　いかなる点からもいかなる精神病の証拠がなかったり，報告された体験が1日中継続的に続かなかったか3日間断続的に続かなかった場合は，分裂病型人格（双極性障害中心－81ページ）かSIS（精神分裂病中心－83ページ）へすすむ。

	いいえ	はい	不明

2. あなたは現在（精神病症状が）ありますか？　　　　　　　　0　　1　　U

　2 a)（「はい」と答えた場合）どのくらい前から始まりましたか？　　日数　　　週数
　　　　回答を記入する：＿＿＿＿＿＿＿＿＿＿＿＿＿＿＿＿　　　□　または　□□□

　　　　　　　　　　　　　　　　　　　　　　　　　　　　　　年齢
3. （「いいえ」と答えた場合）（精神病症状が）最後にあったのは何　　□□
　歳でしたか？

　　　　　　　　　　　　　　　　　　　　　　　　　　　　　　日数　　　週数
　3 a) これらの症状はどの位長く続きましたか？　　　　　　　　□　または　□□□

4. 最初に（精神病症状が）あってから最低2ヵ月間正常なあなた自身　　いいえ　はい　不明
　に戻ったことがありますか？　　　　　　　　　　　　　　　　　0　　1　　U

┌───┐
│ 面接者：Q.5-Q.55で，「以前」の欄に存在する症状があった場合は，現在 │
│ 　　　　または最近のエピソードの欄にそれらの症状の有無を記入する。 │
└───┘

┌──────┐
│ 妄想 │
└──────┘

┌───┐
│ 面接者：妄想（Q.1.C）がない場合は，幻聴（64ページ）にすすむ。 │
└───┘

面接者：あると答えたひとつひとつに対して基準調査項目を使い，例を
　　　　余白に記入する。

		以　前			現在または最近のエピソード		
		いいえ	はい	不明	いいえ	はい	不明
5. 迫害妄想							
あなたは誰かが現われてあなたを捕まえたり，	精神病のみ	0	1	U	0	1	U
故意にあなたに危害を加えようとしていると感	うつ	0	1	U	0	1	U
じたことがありますか？	躁	0	1	U	0	1	U
	アルコール	0	1	U	0	1	U
（「はい」と答えた場合）	薬物	0	1	U	0	1	U
具体的に記入する：＿＿＿＿＿＿＿＿＿	その他（治療薬）	0	1	U	0	1	U
＿＿＿＿＿＿＿＿＿＿＿＿＿＿＿＿＿							
6. 嫉妬妄想							
あなたはあなたの夫・妻・恋人があなたに不貞	精神病のみ	0	1	U	0	1	U
を働いていると確信したことがありますか？	うつ	0	1	U	0	1	U
	躁	0	1	U	0	1	U
	アルコール	0	1	U	0	1	U
	薬物	0	1	U	0	1	U
	その他（治療薬）	0	1	U	0	1	U

				以　前			現在または最近のエピソード		
				いいえ	はい	不明	いいえ	はい	不明

7. 罪業妄想

あなたは犯罪を犯したり，道徳的に重大な罪悪を犯したり，罰を受けるに値すると確信したことはありますか？

	いいえ	はい	不明	いいえ	はい	不明
精神病のみ	0	1	U	0	1	U
うつ	0	1	U	0	1	U
躁	0	1	U	0	1	U
アルコール	0	1	U	0	1	U
薬物	0	1	U	0	1	U
その他（治療薬）	0	1	U	0	1	U

8. 誇大妄想

他人よりずっと優れた特別な力・才能・能力があると感じたことはありますか？
（調査項目：特別な目的，使命，身分がありますか？）

	いいえ	はい	不明	いいえ	はい	不明
精神病のみ	0	1	U	0	1	U
うつ	0	1	U	0	1	U
躁	0	1	U	0	1	U
アルコール	0	1	U	0	1	U
薬物	0	1	U	0	1	U
その他（治療薬）	0	1	U	0	1	U

9. 宗教妄想

他の人が同調できない宗教的信仰・体験をしたことはありますか？
（「はい」と答えた場合）
それについて教えて下さい。

	いいえ	はい	不明	いいえ	はい	不明
精神病のみ	0	1	U	0	1	U
うつ	0	1	U	0	1	U
躁	0	1	U	0	1	U
アルコール	0	1	U	0	1	U
薬物	0	1	U	0	1	U
その他（治療薬）	0	1	U	0	1	U

10. 身体妄想

医者が原因を見い出せないような身体やその機能の変化がありますか？
（調査項目：治療不能の癌，腸閉塞，腹部の腐敗のようなもの）

	いいえ	はい	不明	いいえ	はい	不明
精神病のみ	0	1	U	0	1	U
うつ	0	1	U	0	1	U
躁	0	1	U	0	1	U
アルコール	0	1	U	0	1	U
薬物	0	1	U	0	1	U
その他（治療薬）	0	1	U	0	1	U

		以前			現在または最近のエピソード		
		いいえ	はい	不明	いいえ	はい	不明

11. 関係妄想

今まで雑誌やテレビにでてくるものがあなたについて何か言っていたりあなたに特別なメッセージを送ったりしたことはありますか？
人々があなたについて噂をしていたりあなたの事を笑っていたりあなたのことをじっと見ていたりしたと確信したことはありますか？

	いいえ	はい	不明	いいえ	はい	不明
精神病のみ	0	1	U	0	1	U
うつ	0	1	U	0	1	U
躁	0	1	U	0	1	U
アルコール	0	1	U	0	1	U
薬物	0	1	U	0	1	U
その他（治療薬）	0	1	U	0	1	U

12. 作為体験

自分が操られたり外部の力や他人に支配されていると感じたことがありますか？

	いいえ	はい	不明	いいえ	はい	不明
精神病のみ	0	1	U	0	1	U
うつ	0	1	U	0	1	U
躁	0	1	U	0	1	U
アルコール	0	1	U	0	1	U
薬物	0	1	U	0	1	U
その他（治療薬）	0	1	U	0	1	U

双極性障害では該当者のみ施行

13. 考想察知

人に自分の心を読まれたり何を考えているか知られてしまうと感じたことがありますか？

	いいえ	はい	不明	いいえ	はい	不明
精神病のみ	0	1	U	0	1	U
うつ	0	1	U	0	1	U
躁	0	1	U	0	1	U
アルコール	0	1	U	0	1	U
薬物	0	1	U	0	1	U
その他（治療薬）	0	1	U	0	1	U

---

14. 考想伝幡

あなたの考えが伝わっていってしまいそれで人にそれが聞こえてしまうと感じたことがありますか？

	いいえ	はい	不明	いいえ	はい	不明
精神病のみ	0	1	U	0	1	U
うつ	0	1	U	0	1	U
躁	0	1	U	0	1	U
アルコール	0	1	U	0	1	U
薬物	0	1	U	0	1	U
その他（治療薬）	0	1	U	0	1	U

15. 考想吹入

あなた自身のものではない考えが外部の力によってあなたの頭に入ってくると感じたことがありますか？

	いいえ	はい	不明	いいえ	はい	不明
精神病のみ	0	1	U	0	1	U
うつ	0	1	U	0	1	U
躁	0	1	U	0	1	U
アルコール	0	1	U	0	1	U
薬物	0	1	U	0	1	U
その他（治療薬）	0	1	U	0	1	U

		以　前			現在または最近のエピソード		
		いいえ	はい	不明	いいえ	はい	不明

16. 考想奪取

   貴方の考えが外的な力によって頭から抜き取られたように感じたことがありますか？

	いいえ	はい	不明	いいえ	はい	不明
精神病のみ	0	1	U	0	1	U
うつ	0	1	U	0	1	U
躁	0	1	U	0	1	U
アルコール	0	1	U	0	1	U
薬物	0	1	U	0	1	U
その他（治療薬）	0	1	U	0	1	U

17. 他の妄想

   他の人が同調できない考え・信念あるいは，我々が今話していたよりも奇怪な考えを持った事がありますか？

	いいえ	はい	不明	いいえ	はい	不明
精神病のみ	0	1	U	0	1	U
うつ	0	1	U	0	1	U
躁	0	1	U	0	1	U
アルコール	0	1	U	0	1	U
薬物	0	1	U	0	1	U
その他（治療薬）	0	1	U	0	1	U

   （「はい」と答えた場合）
   妄想を具体的に記入する：_____
   _____
   _____

18. （妄想）は一番長いときでどのくらい続きましたか？

　　以前　　　　　現在／最近
　　週数　　　　　週数
　　□□□　　　　□□□

面接者：現在または最も最近のエピソードをQ.19 からQ.22 で評価する。

```
                    双極性障害では該当者のみ施行

19. あなたが（妄想を）確信したとき…
    どこにいるかとかその日時とかが完全に混乱していましたか？
    記憶に問題はありましたか？

    面接者：妄想的となっている間の意識を評価する。

    0 = なし：妄想的確信がみられている間に被験者の意識に歪みはない。
    1 = 疑わしい
    2 = 明確：なんらかの身体的原因（例：薬物，身体的疾患）によって意識のくもりがみられる。
    3 = 明確：意識のくもりがみられるが，それは身体的原因によるものではない。
    U = 不明：情報なし
```

20. 面接者：妄想の断片的性質を評価する。

    0 = 全くない：全ての妄想が単一の主題に関するものである（例：迫害妄想）
    1 = やや断片的：いくつかの異なる主題であるが，おそらくは関連あるもの。
    2 = 明確に断片的：無関係な（複数の）主題
    U = 不明

21. 面接者：広範に広がった妄想を評価する。

    0 = 広がっていない。
    1 = 広がっている：妄想が患者の生活のほとんどの部分に侵入し，かつ／また
        は患者のほとんどの時間を奪ってしまう。
    U = 不明

22. 面接者：妄想の奇異な程度を評価する。

    0 = 少しもない：（例：妻が不貞をしている。）
    1 = やや奇異：（例：自分は魔女に迫害されている。）
    2 = 明らかに奇異：（例：火星から来た小さな緑色の男たちが自分の夢を記録
        し，火星に向かってそれを放送している）
    U = 不明

| 幻覚 |

面接者：幻聴（Q.1.a）がない場合は，Q.30 にすすむ。

面接者：あると答えたことひとつひとつに対して基準調査項目を用い，余白に例を記録する。

		以　前			現在または最近のエピソード		
		いいえ	はい	不明	いいえ	はい	不明
23. 幻聴－声・雑音・音楽							
他人が聞くことのできない音・声を聞いたことがありますか？	精神病のみ	0	1	U	0	1	U
	うつ	0	1	U			
	躁	0	1	U			
	アルコール	0	1	U			
	薬物	0	1	U			
	その他（治療薬）	0	1	U			
23a)（「はい」と答えた場合）彼らがあなたについて悪いことを言ったりあなたを怖がらせたりしましたか？		0	1	U	N/A		
24. 幻聴－随時の説明							
あなたがやっていたり考えたりしていた事について実況中継していたり，論評したりする声を聞いたことがありますか？	精神病のみ	0	1	U	0	1	U
	うつ	0	1	U			
	躁	0	1	U			
	アルコール	0	1	U			
	薬物	0	1	U			
	その他（治療薬）	0	1	U			
25. 幻聴－2つ以上の声							
互いに話し合う2つ以上の声が聞こえたことがありますか？	精神病のみ	0	1	U	0	1	U
	うつ	0	1	U			
	躁	0	1	U			
	アルコール	0	1	U			
	薬物	0	1	U			
	その他（治療薬）	0	1	U			
26. 思考反響							
あなたの考えが反復したり反響したりするのが聞こえたことがありますか？	精神病のみ	0	1	U	0	1	U
	うつ	0	1	U			
	躁	0	1	U			
	アルコール	0	1	U			
	薬物	0	1	U			
	その他（治療薬）	0	1	U			

		以前			現在または最近のエピソード		
		いいえ	はい	不明	いいえ	はい	不明

双極性障害では該当者のみ施行

		いいえ	はい	不明	いいえ	はい	不明
27. 考想化声 あなた自身の思考が大声で話す声として聞こえたことはありますか？	精神病のみ	0	1	U	0	1	U
	うつ	0	1	U			
	躁	0	1	U			
	アルコール	0	1	U			
	薬物	0	1	U			
	その他（治療薬）	0	1	U			
28. あなたは聞こえてくる声に対して話しかけたことがありますか？	精神病のみ	0	1	U	0	1	U
	うつ	0	1	U			
	躁	0	1	U			
	アルコール	0	1	U			
	薬物	0	1	U			
	その他（治療薬）	0	1	U			
29. あなたが声を聞いた時に他の人にはその人の姿が見えないにもかかわらず，話している人の姿が見えたことがありますか？	精神病のみ	0	1	U	0	1	U
	うつ	0	1	U			
	躁	0	1	U			
	アルコール	0	1	U			
	薬物	0	1	U			
	その他（治療薬）	0	1	U			
30. 体感幻覚または幻触 身体に普通でない感覚や他の変わった感覚のあったことがありますか？ （調査項目：電気があなたの身体を通って放電したりあなたの身体の一部が動きまわったり成長したりするようなこと）	精神病のみ	0	1	U	0	1	U
	うつ	0	1	U			
	躁	0	1	U			
	アルコール	0	1	U			
	薬物	0	1	U			
	その他（治療薬）	0	1	U			
31. 幻臭 説明できないような奇妙な臭いや他人が気づかない臭いを体験したことがありますか？	精神病のみ	0	1	U	0	1	U
	うつ	0	1	U			
	躁	0	1	U			
	アルコール	0	1	U			
	薬物	0	1	U			
	その他（治療薬）	0	1	U			

			以　前			現在または最近のエピソード		
32.	幻視		いいえ	はい	不明	いいえ	はい	不明
	他の人が見ることのできないものを見たことがありますか？ （「はい」と答えた場合）それはあなたが眠りかかっている時か，それとも目覚めた時に起きましたか？	精神病のみ	0	1	U	0	1	U
		うつ	0	1	U			
		躁	0	1	U			
		アルコール	0	1	U			
		薬物	0	1	U			
		その他（治療薬）	0	1	U			
33.	幻味							
	説明できない変な味が口の中でしたことがありますか？	精神病のみ	0	1	U	0	1	U
		うつ	0	1	U			
		躁	0	1	U			
		アルコール	0	1	U			
		薬物	0	1	U			
		その他（治療薬）	0	1	U			
34.	最長で（幻覚は）どのくらい続きましたか？		日数 □□□			日数 □□□		
35.	その時期には少なくとも数日間にわたって一日中（幻覚を）感じましたか？		いいえ	はい	不明	いいえ	はい	不明
			0	1	U	0	1	U
36.	面接者：気分に一致しない幻覚がありますか？		0	1	U	0	1	U
	36.a)（「はい」と答えた場合）それは数日間途切れることなく続きましたか，それとも一週間断続的にあったのですか？		0	1	U	0	1	U

	以　前	現在または最近のエピソード

37. （妄想もある場合）自分自身が幻覚だという妄想を信じていた時期がありましたか？
（「はい」と答えた場合）

　　　　　　　　　　　　　　　　　　　　　いいえ　はい　不明　　　いいえ　はい　不明
　　　　　　　　　　　　　　　　　　　　　　0　　　1　　U　　　　　0　　　1　　U

　37.a)面接者：それらがともに起こっていた最記長期間を入する。

　　　　　　　　　　　　　　　　　　　　　　日　数
　　　　　　　　　　　　　　　　　　　　　　□□□　　　　　　　　　N/A

　37.b)幻覚とともに起こる妄想の性質を具体的に記入する。

　　　　　　　　　　　　　　　　　　　　　_____　　　_____
　　　　　　　　　　　　　　　　　　　　　_____　　　_____
　　　　　　　　　　　　　　　　　　　　　_____　　　_____

　37.c)面接者：37.b)で迫害妄想または嫉妬妄想がある場合は「はい」を記入する。

　　　　　　　　　　　　　　　　　　　　　いいえ　はい　不明　　　いいえ　はい　不明
　　　　　　　　　　　　　　　　　　　　　　0　　　1　　U　　　　　0　　　1　　U

双極性障害では該当者のみ施行

38. あなたが（幻覚を）体験した現在または最も最近のエピソードにおいて，どこにいるかとかその日時とかが完全に混乱していましたか？
記憶に問題はありましたか？

面接者：幻覚のみられている間の意識を評価する。

0 = なし：妄想的確信がみられている間に被験者の意識に歪みはない。
1 = 疑わしい
2 = 明確：なんらかの身体的原因（例：薬物，身体的疾患）によって意識のくもりがみられる。
3 = 明確：意識のくもりがみられるが，それは身体的原因によるものでは<u>ない</u>。
U = 不明：情報なし

奇異な行動

面接者：あると答えたことひとつひとつに対して基準調査項目を用い，余白に例を記入する。

		以　前			現在または最近のエピソード		
		いいえ	はい	不明	いいえ	はい	不明
39. ゴミをあさったり，普通でない服を着たり，他人が無価値と考えるものを集めたりする等普通でない行動をとったことがありますか？	精神病のみ	0	1	U	0	1	U
	うつ	0	1	U			
	躁	0	1	U			
	アルコール	0	1	U			
	薬物	0	1	U			
	その他（治療薬）	0	1	U			

40. （奇妙な行動は）どのくらい続きましたか？

以前　週数　□□□
現在／最近　週数　□□□

思考形式障害

人からあなたの話は混乱しているとかわけがわからないなどと人に言われたことはありますか？

（「はい」と答えた場合）彼らにどんなふうに言われましたか？

面接者：被験者が過去の会話内容を述べることができない場合は，観察に基づいて記録するか，不明と記入する。

		以　前			現在または最近のエピソード		
		いいえ	はい	不明	いいえ	はい	不明
41. 解体した会話 （支離滅裂・混乱かつ／または非論理的な会話）	精神病のみ	0	1	U	0	1	U
	うつ	0	1	U			
	躁	0	1	U			
	アルコール	0	1	U			
	薬物	0	1	U			
	その他（治療薬）	0	1	U			
42. 奇妙な会話 （脇道にそれる，曖昧，複雑すぎる，細かすぎる，比喩的な；連合弛緩）	精神病のみ	0	1	U	0	1	U
	うつ	0	1	U			
	躁	0	1	U			
	アルコール	0	1	U			
	薬物	0	1	U			
	その他（治療薬）	0	1	U			

緊張病性運動行動							
		以前			現在または最近のエピソード		
		いいえ	はい	不明	いいえ	はい	不明
44. 固縮 あなたの体が一つの姿勢のまま動かなくなりそのまま動けなくなったことがありましたか？	精神病のみ	0	1	U	0	1	U
	うつ	0	1	U			
	躁	0	1	U			
	アルコール	0	1	U			
	薬物	0	1	U			
	その他（治療薬）	0	1	U			
45. 昏迷 覚醒しているにもかかわらず話すことができなかったり，動くことができなかったり，周囲で起こっていることに反応できなかったりしたことがありますか？	精神病のみ	0	1	U	0	1	U
	うつ	0	1	U			
	躁	0	1	U			
	アルコール	0	1	U			
	薬物	0	1	U			
	その他（治療薬）	0	1	U			

（「はい」と答えた場合）
他の誰かがそれに気づきましたか？

46. 興奮 余りに興奮してしまったために目的もなくウロウロと動き回ったことがありますか（躁状態は別とする）？	精神病のみ	0	1	U	0	1	U
	うつ	0	1	U			
	躁	0	1	U			
	アルコール	0	1	U			
	薬物	0	1	U			
	その他（治療薬）	0	1	U			

	以前 週数	現在／最近 週数
47. （緊張病症状は）どのくらい続きましたか？	☐☐☐	☐☐☐

欲動喪失・無感情							
		以前			現在または最近のエピソード		
		いいえ	はい	不明	いいえ	はい	不明
48. 服を着ることができなかったり，何か始めてもそれを終えることができないというような日が何日も続けてありましたか（うつ状態は別とする）？	精神病のみ	0	1	U	0	1	U
	うつ	0	1	U			
	躁	0	1	U			
	アルコール	0	1	U			
	薬物	0	1	U			
	その他（治療薬）	0	1	U			

	以前 週数	現在／最近 週数
49. どのくらい（欲動喪失／無感情は）続きましたか？	☐☐☐	☐☐☐

| 情動 |

		以前			現在または最近のエピソード		
		いいえ	はい	不明	いいえ	はい	不明
50. 感情がなくなったかのようになったことがありますか？	精神病のみ	0	1	U	0	1	U
	うつ	0	1	U			
	躁	0	1	U			
	アルコール	0	1	U			
	薬物	0	1	U			
	その他（治療薬）	0	1	U			
51. 場にそぐわない感情を示したことがありましたか？	精神病のみ	0	1	U	0	1	U
	うつ	0	1	U			
	躁	0	1	U			
	アルコール	0	1	U			
	薬物	0	1	U			
	その他（治療薬）	0	1	U			

	以前 週数	現在／最近 週数
52. （感情の平板化／不適切な感情は）どのくらい続きましたか？	□□□	□□□

双極性障害では該当者のみ施行

| 離人症状／現実感喪失 |

		以前			現在または最近のエピソード		
53. 離人症状		いいえ	はい	不明	いいえ	はい	不明
あなたがあなたの体の外側にいたり，あなたの体の一部があなたのものではないかのように感じたことはありますか？	精神病のみ	0	1	U	0	1	U
	うつ	0	1	U			
	躁	0	1	U			
	アルコール	0	1	U			
	薬物	0	1	U			
	その他（治療薬）	0	1	U			
54. 現実感喪失							
あなたの回りにあるものが非現実的に見えたことはありますか？それはあたかもあなたが夢の中にいるかのようですか？	精神病のみ	0	1	U	0	1	U
	うつ	0	1	U			
	躁	0	1	U			
	アルコール	0	1	U			
	薬物	0	1	U			
	その他（治療薬）	0	1	U			

	以前 週数	現在／最近 週数
55. （離人症状／現実感喪失は）どのくらい続きましたか？	□□□	□□□

> 面接者：被験者が精神病症状を伴う慢性精神疾患の場合は，精神病の項を飛ばさないこと。

> 面接者：精神病が大うつ病または躁病を伴わずに報告されている場合は，Q.57へすすむ。

該当者のみ施行（双極性障害中心にこの質問を行う）

　　　　　　　　　　　　　　　　　　　　　　　　　　　　　いいえ　はい

56. あなたが（抑うつ／気分の高揚または興奮状態）になって<u>いなかった</u>時，（精神病症状）のみられた時期がかつてありましたか？　　　0　　1

　　56.a)（「はい」と答えた場合）これらの症状はあなたが（抑うつ／気分の高揚）になっていない間に一週間程度続きましたか？　　0　　1

　　56.b)（Q.56 またはQ.56.a に「いいえ」と答えた場合）面接者：うつ状態の間存在すると記録された全精神病症状を再調査し，気分に一致しない精神病症状が大うつ病の間に存在した場合は「はい」と記入する。　　0　　1

同時罹病の評価（107ページ）またはSIS（83ページ）へすすむ。 ←

初発症状／初回エピソードの始まり

57. あなたが初めてそれを体験したのは何歳の時でしたか？（前もって被験者が述べた妄想，幻覚，または分裂病の診断基準に挙げられている他の症状を記述する）　　　年齢　□□

58. それらの（精神病症状）はどのくらい続きましたか
　　（1週間より短い場合は，日数を記入する）　　　日数　または　週数
　　　　　　　　　　　　　　　　　　　　　　　　　□　　　　　□□□

59. 最低2ヵ月間は正常の状態に戻ったと感じられたことがありますか？　　いいえ　はい　不明
　　　　　　　　　　　　　　　　　　　　　　　　　　0　　　1　　U

60. そのようなエピソードは何回ありましたか？　　エピソード
　　（エピソードは最低2ヵ月間正常な自分である時期によって区切られる。）　□□

面接者：（最低2ヵ月間は離れている）精神病エピソードの全体（または確認できる最小の）回数を記入する。被験者が最低2ヵ月病前の状態に戻ったことがない場合は，エピソードは1回と数える。Q.4 からQ.55まで「現在／最近のエピソード」の項目と「以前」の項目との両方に記入しているかを確認する。

61. 面接者：病歴の項または他の情報をもとに自閉症を疑いますか？　　いいえ　はい　不明
　　　　　　　　　　　　　　　　　　　　　　　　　　　　　0　　　1　　U

| 現在または最近のエピソードの輪郭 |

| | いいえ | はい | 不明 |

62. 現在または最近のエピソードで次のような事も体験しましたか？

　　62a) 落ち込んだ，つまり抑うつ的エピソード？　　　　　　　　0　　1　　U

　　62b) ハイになった，つまり躁的エピソード？　　　　　　　　　0　　1　　U

63. 現在または最近のエピソードはアルコール摂取量の増加や過量摂　　0　　1　　U
　　取後に続いて起こったものでしたか？

　　（「はい」と答えた場合）具体的に記入する：_____
　　_____

64. 現在または最近のエピソードはストリート・ドラッグの使用後に　　0　　1　　U
　　続いて起こったものですか？

　　（「はい」と答えた場合）具体的に記入する：_____
　　_____

65. 現在または最近のエピソードは重篤な内科疾患に続いて起こった　　0　　1　　U
　　ものでしたか？

　　（「はい」と答えた場合）具体的に記入する：_____
　　_____

66. 現在または最近のエピソードは処方薬の使用後に続いて起こった　　0　　1　　U
　　ものでしたか？

　　（「はい」と答えた場合）具体的に記入する：_____
　　_____

67. 現在または最近のエピソードは極度にストレスの多いライフ・イ　　0　　1　　U
　　ベント（例 えば家が焼け落ちたとか家族や友人が殺されたとか）
　　に続いて起こったものでしたか？

　　（「はい」と答えた場合）具体的に記入する：_____
　　_____

68. DSMⅢ-R　短期反応精神病

　　現在または最近のエピソードの間，予知不能な強烈な気分の変化　　0　　1　　U
　　を体験したしたり，困惑を感じたことはありましたか？

69. 現在または最近のエピソードの間，仕事をする能力や，家族や友　　0　　1　　U
　　人と一緒に過ごすにあたっての能力に変化はありましたか（すな
　　わち，仕事をすることや学校に行くことや自宅で仕事をすること
　　や自分の身の回りのことができなくなっていましたか）？家族と／
　　または友人と交流する能力は減少しましたか？

面接者：機能の低下を記録する：障害の経過中に，仕事・社会的関係・
　　　　セルフケアといった領域に関する機能が障害発症前に到達し
　　　　ていた最高レベルと比べて明らかに下回っている（発症が幼
　　　　年期または思春期の場合は，予測される社会的発達レベルに
　　　　到達しないことを指す）時期を評価する。

日本語版初版

| 前駆および残遺症状 |

面接者：まず前駆期について完成させ，それから残遺期について完成させる。被験者が活発な
精神病症状を呈している場合は，前駆期だけを完成させ，それからQ.71へすすむ。

気分の障害や精神活性物質常用障害によるものの場合は陽性とみなさない。

<u>前駆期の確立</u>   <u>残遺期の確立</u>
             （Q.70a-nを完成後に尋ねること。）

70. これから（活発な精神病症状が）出現する前の　　これから（精神病症状が）消失した後の年
　　1年についてお伺いします。その時あなたは…　　についてお伺いします。その時あなたは…

	前駆期			残遺期		
	いいえ	はい	不明	いいえ	はい	不明
70.a) 家族や友人から離れていて，社会的に孤立していましたか？	0	1	U	0	1	U
70.b) 仕事をしたり，学校へ行ったり，自宅で仕事をすることで何か問題がありましたか？	0	1	U	0	1	U
70.c) ゴミを集めたり公衆の前で自分自身に話しかけたり食べ物をため込んだりといったような，変なことをしたことがありましたか？	0	1	U	0	1	U
70.d) 身だしなみや入浴，服を清潔にすることをさぼったりしましたか？	0	1	U	0	1	U
70.e) 感情がなくなったり，起きている事に適切でない感情を示したことはありましたか（例えば，場にそぐわない時にくすくす笑ったり泣いたりする）？	0	1	U	0	1	U
70.f) 理解するのが難しい話し方をしたり，要領を得なかったりしたことがありましたか。絶句したことはありましたか（言語障害によるものではない）？	0	1	U	0	1	U
70.g) 普通でない確信，不思議な思考（例：迷信，千里眼・テレパシー・第六感の確信，「他者が自分の感覚を知覚できる」と言う感じ）をしたり，全く正しくない考えを持ったり，実際には話していないときに他の人が自分の事を話していると考えませんでしたか？	0	1	U			

	前駆期			残遺期		
	いいえ	はい	不明	いいえ	はい	不明
70.h) 視覚異常体験や聴覚異常体験（例：ささやき声，パチパチ言う音）をしたり，実際にはそこに存在しない力・人の存在を知覚したり，世界が実際のものではないと感じましたか？	0	1	U	0	1	U
70.i) やって行くことが辛かったり，興味や活力が失われたことはありましたか？	0	1	U	0	1	U
70.j) テレビ番組や新聞記事のようなあなたの周囲にあるものがあなたにとってだけ特別な意味を持っていると考えましたか？人があなたについて話していたり，あなたのことを笑っていたりしていると考えましたか？あなたが他の方法で特別なメッセージを受け取っていると考えましたか？	0	1	U	0	1	U
70.k) 他人の回りにいることや，パーティーやその他の社会的行事に行くことに神経質になったことはありましたか？ひどく批判されましたか？	0	1	U	0	1	U
70.l) 人があなたについて何か言ってることで悩みましたか？ほとんどの人があなたの敵であると感じたことがありましたか？人々があなたのことをからかっていると考えたことがありましたか？	0	1	U	0	1	U

（前駆期のみ：）

70.m)（活発な精神病症状が）出現する前にこれらの体験がどのくらい長く続きましたか？		週　数 □□□			N/A	
70.n) 今年は本来のあなた自身にとって普通の（つまり初発症状の開始前の被験者のような）年でしたか？	いいえ 0	はい 1	不明 U		N/A	

面接者：73頁に戻って残遺期を決定して残遺期の項に記入する。

（残遺期のみ：）

70.o)（活発な精神病的特徴が）終った後にこれらの体験がどのくらいの期間続きましたか？		N/A			週　数 □□□	
70.p)（初発症状の開始した年齢の前の被験者のような）普通のあなたに戻りましたか？		N/A		いいえ 0	はい 1	不明 U

| 分裂感情障害　躁病型 |

> 面接者：被験者が躁または軽躁期を迎えたことがない場合は，Q.81へすすむ。
> 　　　　精神病症状が躁状態の間に起こった場合は，続けて行う。

あなたは前に（躁的気分を）感じた期間があったとおっしゃいました。

71. とても気分の良いときや気分が高揚したときやいつもと違って神経過敏になったりしたときに（妄想や幻覚が）起こったことがありますか？
　　（「はい」と答えた場合）回答を記入する：

いいえ　はい
　0　　　1

→ Q.81へすすむ。

72. その躁のエピソードは前述の躁のエピソードのどれかに相当しますか？

　　面接者：その躁のエピソードが躁のセクションで述べられた躁の期間に相当する場合は，表示する。

いいえ　はい　不明
　0　　　1　　U

→ Q.75へすすむ。

73. とても気分の良い時期や気分が高揚した時期で，（精神病症状）もあった時，以下の事を経験したことはありますか？

　　面接者：該当する全てをチェックする。

　　　__言語促迫／多弁？
　　　__いくつもの考えの競合
　　　__誇大な自尊心／誇大？
　　　__睡眠時間減少？
　　　__注意の転導性？
　　　__活動性上昇／精神運動興奮？
　　　__判断力の低下／無謀な行動？

74. 面接者：明確な症状の数字を記入する。

　　［多幸的の場合は，診断基準は3である。］

　　［神経過敏のみの場合は，診断基準は4である。］　　　　　　　　□

75. これらのエピソードはアルコールや薬物摂取時や，離脱のあとにのみ起こったものでしたか？

いいえ　はい　不明
　0　　　1　　U

> 面接者：被験者が躁病の診断基準に合致しない場合は，Q.81へすすむ。

76. <u>気分に一致した精神病症状の存在</u>

　　いずれかの躁のエピソードの期間に起こった精神病症状が誇張した価値，力などといった主題に<u>完全</u>に一致する内容である場合は，「はい」と記入する。

　　　　　　　　　　　　　　　　　　　　　　　　　　　　0　　1　　U

77. 気分に一致しない精神病症状の存在

いずれかの躁のエピソードの期間中に起こった精神病症状が誇張した価値, 　いいえ　はい　不明
力, 知識, 身分, または神や有名人との特別な関係といった主題に矛盾す　　0　　　1　　U
る内容である場合は「はい」と記入する。

気分回復後も持続する精神病症状

78. (幻覚／妄想) があなたの気分が正常に戻った後にも持続したことが以前　0　　　1　　U
にありましたか？

　78.a) (「はい」と答えた場合) 気分が正常になった後それらが続いた最　　　　週数
　　　　長時間はどのくらいですか。　　　　　　　　　　　　　　　　　　　　□□□

79. (思考形式障害, 奇異な行動, 緊張病症状といった他の精神病症状) があ　いいえ　はい　不明
なたの気分が正常に戻った後にも持続したことが以前にありましたか？　　0　　　1　　U

　79.a) (「はい」と答えた場合) 気分が正常になった後それらが続いた最　　　　週数
　　　　長時間はどのくらいですか？　　　　　　　　　　　　　　　　　　　　□□□

80. 面接者：感情病症状群は精神病症状に関係がありましたか？　　　　　　いいえ　はい
　　　　　　　　　　　　　　　　　　　　　　　　　　　　　　　　　　　0　　　1

> 分裂情動障害，抑うつ型

面接者：被験者に最低1週間持続するうつの時期がこれまでにない場合は，
　　　　Q.91へすすむ。精神病症状が大うつの間に起こった場合は，続け
　　　　て行う。

あなたは前に最低1週間持続する（抑うつ気分）を感じた時期があったと
話されました。

81. 特にうつを感じていた時に（妄想または幻覚）の起こったことが以前に　　　いいえ　はい
　　ありましたか？

　　　　　　　　　　　　　　　　　　　　　　　　　　　　　　　　　　　　　0　　　1
　　（「はい」と答えた場合）回答記入欄：

　　Q.91へすすむ。

82. うつのエピソードは前述のうつのエピソードのどれかに相当しました　　　　いいえ　はい　不明
　　か？
　　　　　　　　　　　　　　　　　　　　　　　　　　　　　　　　　　　　　0　　　1　　U

　　Q.85へすすむ。

83. あなたに（精神病症状）があった時，特に抑うつ的な気分がした時期
　　に以下の事を経験しましたか？

　　面接者：該当する全てをチェックする。

　　　__食欲／体重変化？
　　　__睡眠障害？
　　　__活動レベルの変化（精神性活動）？
　　　__疲労／活力の喪失？
　　　__興味・楽しみの喪失？
　　　__自尊心の低下／罪責感？
　　　__集中力の減退？
　　　__希死念慮と自殺念慮？

84. 面接者：明確な症状の数字を記入する。

　　　　　（現在のみ見られた場合は，診断基準は4である。）

　　　　　（過去に見られた場合は，診断基準は3である。）

85. これらのエピソードはアルコールや薬物摂取時や，離脱後にのみ起こ　　　　いいえ　はい　不明
　　ったものでしたか？　　　　　　　　　　　　　　　　　　　　　　　　　　0　　　1　　U

　　> 面接者：被験者がうつ病の診断基準に合致しない場合は，Q.91へすすむ。

86. 気分に一致した精神病症状の存在

　　うつのエピソードのいずれかの間に起こった精神病症状が自分に対す　　　　0　　　1　　U
　　る不適切感や罪悪感等といった主題に完全に矛盾しない内容である場
　　合は，「はい」と記入する。

87. <u>気分に不一致な精神病症状の存在</u>

 いずれかのうつのエピソードの間に起こった精神病症状が自分に対する不適切感や罪悪感等といった主題に<u>矛盾する</u>内容である場合は、「はい」と記入する。

    いいえ はい 不明
    0 1 U

<u>気分回復後も持続する精神病症状</u>

88. （幻覚／妄想）があなたの気分が正常に戻った後にも持続したことが<u>以前に</u>ありましたか？

    0 1 U

 88.a)（「はい」と答えた場合）気分が正常になった後それらが続いた最長時間はどのくらいですか？

    週数
    ☐☐☐

89. （思考形式障害，奇異な行動，緊張病症状といった他の精神病症状）は気分が正常に戻っても持続したことが<u>以前に</u>ありましたか？

    いいえ はい 不明
    0 1 U

 89.a)（「はい」と答えた場合）気分が正常になった後それらが続いた最長時間はどのくらいですか？

    週数
    ☐☐☐

90. 面接者：感情病症候群は精神病症状に関係がありましたか？

    いいえ はい
    0 1

多飲症

91. あなたは長い時期にわたって大量の液体を飲んだ事があって，その結果，低ナトリウム，てんかん，昏迷，尿路障害，その他の医学的合併症といった問題が出現したことがありますか？

    いいえ はい 不明
    0 1 U

症状のパターン

この評価は精神病症状のある人だけに行うことができる。

92. 面接者：以下の記述から適切なパターンに〇をつける。

   1 = 持続的陽性症状：被験者は症状の活発な時期には陽性症状が中心である。緩解期において，被験者は軽症の陰性症状を有するか，ほぼ無症状に近い。

   2 = 陰性症状中心：被験者はある程度の妄想・幻覚を有する軽症の精神病症状を示す時期があるが，被験者の病期の大半における臨床症状は陰性症状が中心である。したがって被験者はほとんどの時期は慢性欠陥状態にあり，妄想や幻覚，社会的解体が時々見られる。

   3 = 陰性症状主体から陽性症状主体へ：被験者は陽性症状によって特徴付けられる数回のエピソードで始まる。しかしこれらのエピソードの間隔は徐々に長くなってゆき，エピソード同士の間は欠陥状態となる。最終的に被験者は長期間（2，3年）欠陥状態に留まり，その間時々軽症の陽性症状の出現が見られる。

   4 = 陰性症状から陽性症状に移行：被験者には病前の機能は乏しいという病歴があり，欠陥状態で発病する。それから被験者は活発な精神病像を呈する。それは比較的著しいものであり，持続的である。そしてその後欠陥状態が長く続くことはない。このパターンは非常に稀である。青年期に適応力が乏しいという病前歴を持つ者でエピソードとエピソードの間に機能がそのレベルに戻るものはパターン4よりも上述のパターン1に分類すべきである。

   5 = 陽性症状と陰性症状の持続的混合：活発な精神病と陰性症状が同時に持続的に存在するパターンである。

重症度の型

93. 重症度の型（適切な型に丸をつける）：　　　1　　2　　3　　4　　5

    1=挿間性推移
      疾患のエピソードは正常とほぼ正常の間を推移している。

    2=ゆるやかな悪化
      病的な期間がみられるが，就労能力が若干見られたりほぼ正常あるいは正常な社会的機能を示すような状態に戻る時期もある。

    3=中等度悪化
      被験者はときどき症状の改善を体験するが，全体に経過は下り坂で最終的に社会的・職業的機能低下は比較的重症となる。

    4=重度の悪化
      被験者の病気は慢性経過をたどり，（保護された仕事場以外では）雇用を維持することはできなくなり，社会的障害がみられるようになる。

    5=比較的安定
      被験者の病気はあまり変化しない。

L． 分裂病型人格の特徴

> 双極性障害中心のみ

1. 面接者：被験者が分裂病型人格特性を持っているという強い疑いが，いずれかの情報源（例：概略，精神病スクリーン，面接中のふるまい・外観，縁者からの情報，医療記録）から得られましたか？

	いいえ	はい	不明
	[0]	1	U

同時罹患の評価（107ページ）へすすむ。 ←

面接の次の部分はあなたの性格，一般的に言ってどのような人についてもっとよく知るために作られています。（あなたが抑うつ的あるいは躁的な状態であった時を除いて）成人してからの人生のほとんどにおいて最も典型的と思われることを答えて下さい。

面接者：（例えば，大うつ病の人がうつ状態にない時）これらの項目は他の精神疾患とは独立した被験者の普段の機能と関係がある。

一般にあなたは…

		いいえ	はい	不明
2.	家族や友人から離れていて親密な友人や親友もなく社会的に孤立していましたか？	0	1	U
3.	仕事をすること，通学すること，自宅で仕事をすることに困難はありましたか？	0	1	U
4.	ゴミを集めたり，公衆の前で独り言を言ったり，食べ物をため込んだり，普通でない注目を集めるような服を着たりといったような，普通でないことをしたことはありますか？	0	1	U
5.	清潔さや身支度に気を使いませんでしたか？	0	1	U
6.	感情を示さなかったり，適切なときに感情をもって反応しなかったり，起こっていることに適切でない感情を示したりしましたか？	0	1	U
7.	理解するのが難しいかったり，要領を得なかったり，あるいは（言語障害によるものではなく）何と言っていいかわからなくなったことがありましたか？	0	1	U
8.	普通でない確信，あるいは不思議な思考をしたことがありましたか？（例：迷信，千里眼・テレパシー・「第六感」の確信，「他者が自分の感覚を知覚できる」という感覚）	0	1	U
9.	普通でない視覚体験や聴覚体験（例：ささやき声，パチパチいう音）をしたことや，実際にはそこにない力や人の存在を感じたことや，この世界が現実のものではないと感じたことがありましたか？	0	1	U

		いいえ	はい	不明
10.	テレビ番組や新聞記事といったあなたの周囲のものがあなたにとってまさに特別な意味を持っていると思ったことがありましたか？	0	1	U
	人々があなたの事について話していたりあなたの事を笑っていたりしたと思ったことはありましたか？			
	他の方法で特別なメッセージを受け取っていたと思ったことはありましたか？			
11.	他人の回りにいることやパーティーや他の社会的イベントに行くことについて神経質になりましたか？	0	1	U
12.	人があなたについて何か言ってるので悩みましたか？	0	1	U
	大半の人があなたの敵であると感じましたか？			
	全く事実ではない考えを持ったり，実際はそうでないのに，他人があなたのことについてなにか言っていると考えたことがありましたか？			
	人があなたの事をからかっていると思ったことはありましたか？			

M． 分裂病型人格のための構造化面接（SIS）修正版

精神分裂病中心のみ

被験者ID番号： □□－□□□□□

面接の年月日： □□－□□□－□□
　　　　　　　　（日）　（月）　（年）

面接者の番号：_____　_____　_____

面接時間　　：_____
　　　　　　　　　　　　（分）

SIS面接が始まった時間：_____

*　Kenneth S. Kendler M.D.により作成された。
** NIMH遺伝研究所精神分裂病連絡部により修正された。

今まで，あなたが人生で経験してきた特異的な感覚・情動・体験について質問してきました。一般的なあなたの人間性について聞いていきます。いくつかの質問に関して，あなたの感情は数年間で変化があったかも知れません。この場合，成人したあなたに最も典型的と思われる事柄を答えて下さい。

社会的孤立／内向性

1. 何人の友人がいますか？友人とは定期的に会ったり電話したり手紙を書いたりして接触をとる人を意味します。　　　　　　　　友人　□□□

   いない場合は，Q.4へすすむ。

   1.a) （もし友人が1人だけの場合）もっと友人が欲しいと思いますか？　　いいえ　はい
   　　　　　　　　　　　　　　　　　　　　　　　　　　　　　　　　　　　6　　　0

2. どのくらいの頻度で友人と連絡をとったり，会ったり，電話で話をしたり，手紙を書いたりしますか？ 毎日，週に2〜3回，週1回，月1回，ま月1回以下たは，1度もないですか？

   1度もないの場合は，6と記入して，Q.4へすすむ。

   0=毎日
   1=週2〜3回
   2=週1回
   3=月1回
   4=月1回以下
   6=1度もない

   0，1，2と記入した場合は，Q.3へすすむ。

   2.a) 追加調査：今以上にもっと接触をとりたいですか？　　　　　　　　　いいえ　はい
   　　　　　　　　　　　　　　　　　　　　　　　　　　　　　　　　　　　6　　　0

3. あなたの友人（達）とはどのくらい親しいと感じますか？
   とても親しい，多少親しい，少し親しい，それとも少しも親しくないですか？

   0 = とても親しい
   2 = 多少親しい
   4 = 少し親しい
   6 = 少しも親しくない

4. どのくらいの頻度で親戚（同居している人は入れません）と連絡していますか？
   どのくらいの頻度で会ったり，電話で話をしたり，手紙を書いたりしていますか？
   それは毎日，週に2～3回，週1回，月1回，月1回以下，または，なしですか？

   0 ＝ 毎日
   1 ＝ 週に2～3回
   2 ＝ 週1回
   3 ＝ 月1回
   4 ＝ 月1回以下
   6 ＝ なし

5. どのくらいの頻度で，クラブや他の組織の会合に出席しますか？答えるとき，宗教的（奉仕活動）は数えないで下さい。それは，週1回以上，週1回，月2～3回，月1回，またはなしですか？

   0 ＝ 週1回以上
   1 ＝ 週1回
   2 ＝ 月2～3回
   3 ＝ 月1回
   4 ＝ 月1回以下
   6 ＝ なし

6. どのくらいの頻度で宗教的奉仕活動に参加していますか？それは，週1回以上，週1回，月2～3回，月1回，またはなしですか？

   0 ＝ 週1回以上
   1 ＝ 週1回
   2 ＝ 月2～3回
   3 ＝ 月1回
   4 ＝ 月1回以下
   6 ＝ なし

7. 肉親の他にあなたの最もプライベートな感情を話せる親しい人がいますか？　　いいえ　はい
   （結婚している場合は，夫／妻もこれに含まれます）　　　　　　　　　　　　　6　　0

   Q.8に「00」と記入する。

8. このような関係の人は何人いますか？　　　　　　　　　　　　　　　　　　　人数
                                                                           □□□

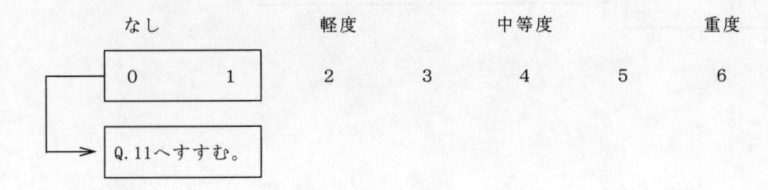

9. 面接者：社会的孤立について総括的に評価する。

   なし　　　　軽度　　　　中等度　　　　重度
   0   1   2   3   4   5   6

   Q.11へすすむ。

10. 面接者：社会的孤立の客観的理由を評価する。
　　　　　　　（たとえば，病気，身体的ハンディキャップ，ほとんどの友人の死，
　　　　　　　ほとんど輸送機関のないところに住むなど）

　　調査；あなたは健康不調のため，人々に会うことが困難になっていますか？
　　　　　住んでいる状況や輸送機関がないため，人々に会うことが困難になっ
　　　　　ていますか？

　　0 = 厳密な客観的理由…ほとんどすべて説明できる
　　3 = いくらかの客観的理由…すべては説明できない
　　6 = 客観的理由はない

11. どのくらい1人でいたいかとか，どのくらい他の人と一緒にいたいかという
　　のは人によって異なります。つまり，ある人は，より孤独を好み，他の人々
　　はより外へ出ることを好みます。全体的に見てあなたは，自分を<u>とても孤独</u>
　　<u>を好む</u>，<u>いくらか孤独を好む</u>，<u>少し孤独を好む</u>，それとも<u>全く孤独を好まな</u>
　　<u>い</u>と思いますか？

　　0 = 全く孤独を好まない
　　2 = 少し孤独を好む
　　4 = いくらか孤独を好む
　　6 = とても孤独を好む

12. 全体的にみてあなたは，自分を<u>とても外に出ることを好む</u>，<u>いくらか外に出</u>
　　<u>ることを好む</u>，<u>少し外へ出ることを好む</u>，それとも<u>全く外へ出ることを好ま</u>
　　<u>ない</u>と思いますか？

　　0 = とても外へ出ることを好む
　　2 = いくらか外へ出ることを好む
　　4 = 少し外へ出ることを好む
　　6 = 全く外へ出ることを好まない

13. あなたの人生の多くの場面でどのような人であったかについて次の質問に回
　　答して下さい。「はい」か「いいえ」で答えて下さい。

	はい	いいえ
13.a) 他の人と一緒にやらない趣味やレジャー活動を好む	6	0
13.b) ふつうただ一人で座って，考えたり空想にふけったりして満足する	6	0
13.c) 森や山の中のキャビンで一人で暮らすことは幸せである	6	0
13.d) 選択できるなら他の人といるより一人でいる方をより好む	6	0

Q.11.12.13.a～dですべて0を選択した場合は，
全体的内向性評価（Q.15）へすすむ。

14. 次にあげるのは質問リストです。あなたが一般にどのような人物か　　はい　いいえ
    答えて下さい。「はい」か「いいえ」で答えて下さい。

    14. a) あなたは，おしゃべりな方ですか？　　　　　　　　　　　　　　0　　6
    14. b) あなたは活発な方ですか？　　　　　　　　　　　　　　　　　　0　　6
    14. c) あなたは普通，率先して新しい友人を作る方ですか？　　　　　　　0　　6
    14. d) あなたは他の人に協力するのは楽しいですか？　　　　　　　　　　0　　6
    14. e) あなたは社会的行事の背景を保ち続けようとする傾向があり　　　　0　　6
           ますか？
    14. f) あなたは人と混じり合うことが好きですか？　　　　　　　　　　　0　　6
    14. g) あなたは自分の周りが騒がしかったり，興奮していることが　　　　0　　6
           好きですか？
    14. h) あなたは他の人と一緒にいるときもほとんど無口ですか？　　　　　0　　6
    14. i) あなたはパーティに参加できますか？　　　　　　　　　　　　　　0　　6
    14. j) あなたは楽しく新しい人と知り合えますか？

15. 面接者：内向性を総括的に評価する（Q.11 - 14 に基。）。

    なし　　　　　　軽度　　　　　　中等度　　　　　　重度

    0　　　1　　　2　　　3　　　4　　　5　　　6

敏感さ

16. 一般にあなたについて言われることにどのくらい敏感ですか？とて
    も敏感ですか，いくらか敏感ですか，少し敏感ですか，または全く
    敏感でないですか？

    0 = 全く敏感でない
    2 = 少し敏感
    4 = いくらか敏感
    6 = とても敏感

17. もし誰かが「あなたは価値がない」という悪意のあるコメントをし
    た場合，あなたはそれから回復するのにどのくらい時間がかかりま
    すか？1週間以上，2～3日，1日，1時間，ほんの1分ですか？

    0 = 1分
    1 = 1時間
    2 = 1日
    4 = 2～3日
    6 = 1週間以上

18. 次にあげるのは状態像のリストです。各々の項目につき，<u>絶対にあてはまる</u>，<u>大体あてはまるか</u>，<u>大体あてはまらない</u>，または<u>絶対にあてはまらない</u>で回答して下さい。（SISカードP.1）

	絶対にあてはまる	大体あてはまる	大体あてはまらない	絶対にあてはまらない
18.a) ばかげたことはしないようにと思うために，いろいろやることを避ける	6	4	2	0
18.b) 私は怒りっぽい	6	4	2	0
18.c) 感情面で私はやや敏感である	6	4	2	0
18.d) 私は他の人の前で醜態をさらしてしまうことを心配している	6	4	2	0
18.e) 批判されるといつも本当に怒ってしまう	6	4	2	0

19. 面接者：敏感さを総括的に評価する（自己報告に基づく）。

　　なし　　　軽度　　　　中等度　　　　重度

　　 0 　　1 　　2 　　3 　　4 　　5 　　6

　　　些細なことに対する怒り

20. あなたは自分に対する批判をこじつけで探したり見つけたりすることが時々あると人から言われますか？　　　　　　　　　　　いいえ　はい
　　　　　　　　　　　　　　　　　　　　　　　　　　　　　　　　　　0　　　6

21. 侮辱されたために関係が壊れたり，社会的状況から離れたりしましたか？　0　　　6

　　21.a) （「はい」と答えた場合）どのくらいの頻度でおこりましたか？

　　　　　2 = めったにない
　　　　　4 = ときどき
　　　　　6 = しばしば

22. 良い攻撃こそ最良の防御であると言われます。他人から軽視されたり，侮辱　0　　　6
　　されたと感じたとき仕返しする傾向がありますか？

　　22.a) （「はい」と答えた場合）どのくらいの頻度でそうしますか？

　　　　　2 = めったにない
　　　　　4 = ときどき
　　　　　6 = しばしば

23. すぐにかんしゃくを起こしますか？   いいえ　はい
　　　　　　　　　　　　　　　　　　　　　　　　　　　0　　　6

　　23.a) （「はい」と答えた場合）どのくらいの頻度でそうしますか？

　　　　　2 ＝ めったにない
　　　　　4 ＝ ときどき
　　　　　6 ＝ しばしば

24. 面接者：些細なことに反応した怒りを総括的に評価する。

　　　　なし　　　　軽度　　　　　中等度　　　　　重度

　　　　0　　1　　2　　3　　4　　5　　6

| 社会的不安 |

25. 次に読み上げるのは社会状況に対する感じ方についての質問のリストです。これらの質問に対する答えはいつも，しばしば，ときどき，または，なしです。（SISカードP.2）あなたの成人以後の人生で最も典型的と思われることを書いて下さい。

	いつも	しばしば	ときどき	なし
25.a) 社会的状況の中で，どのくらいの頻度で不快感を感じますか？いつも，しばしば，ときどき，なしですか？	6	4	2	0
25.b) 社会的行事に参加する前に，どの位の頻度で不安を感じますか？	6	4	2	0
25.c) 社会的状況の中で，どの位の頻度で他の人があなたについてどう考えているかをとても心配してしまいますか？	6	4	2	0
25.d) どの位の頻度で他の人といるべき社会的状況を避けましたか？	6	4	2	0
25.e) ある社会状況の中で，どの位間違ったことを言ったり醜態を見せてしまったりすることを心配していますか？	6	4	2	0

26. 面接者：社会的不安を総括的に評価する。

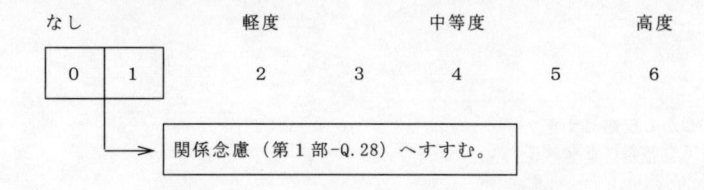

　　　　なし　　　　軽度　　　　　中等度　　　　　高度

　　　　0　　1　　2　　3　　4　　5　　6

　　　　　　　→ 関係念慮（第1部-Q.28）へすすむ。

27. ある社会的状況の中で簡単に不快感や不安を感じることを言及してきました。あなたの不快さはその人のことがわかってきた後，減少する傾向にありますか？

　　　　　　　　　　　　　　　　　　　　　　　　　　　　　いいえ　はい
　　　　　　　　　　　　　　　　　　　　　　　　　　　　　　6　　　0

```
┌─────────────────────────────────┐
│ 関係念慮（第1部） －　見られていること │
└─────────────────────────────────┘
```

28. 人混みの中にいる時に多くの人は時には見られていると感じることがあります。どのくらいの頻度でそのような感じがありますか？
    <u>しばしば，ときどき，まれに，なし</u>ですか？

    ```
    ┌─────────┐
    │ 0 = なし │ ─→ Q.35へすすむ。
    └─────────┘
    ```

    2 = まれに
    4 = ときどき
    6 = しばしば

29. そのような時には，たくさんの人，少しの人，それともたった1人の人に見られていると感じますか？

    2 = 1人
    4 = 少しの人
    6 = たくさんの人

30. それ（見られていると感じること）が起こったとき，特別に注目をひいて選ばれたと感じますか？

    2 = いいえ
    4 = 多分
    6 = 絶対

31. 他の人に見られていると感じたときの覚えている例をあげて下さい。

    逐語的に回答を記入する：_____
    _____
    _____

32. なぜ見られていると考えたのですか？

    面接者：対象者が見られていた現実的理由（例えば性的妨害，身体的不具，貧しい衣服，言葉のなまりなど）を記録し，等級評価を行う。

    ```
    ┌───┐
    │ 0 │ = 普通の反応と思われる強い現実的理由
    └─┬─┘
      └─→ Q.35へすすむ。
    ```

    2 = いくらかの現実的理由－しかし反応しすぎ
    4 = わずかな現実的理由，とてもおおげさな反応
    6 = 明らかな現実的理由はない

33. 見られていると感じたとき，あなたはどこにいましたか？
    調査：それはあなたが住んでいる所の近くだけですか？
          あなたが別の町へ旅行した時はどうですか？

    0 = あてはまらない，家から遠くへ旅行したことはない
    2 = 家の近くだけ
    4 = 家から遠く離れた所だけ
    6 = 家の近くも遠くも両方

34. あなたを見ていたと思われる人々は，あなたが知っている人，知らない人，それとも両方ですか？

    2 = 知っている人だけ
    4 = 知らない人だけ
    6 = 知っている人も知らない人も両方

35. 明日あなたが公衆の場所へ行く場合は，見られていると思いますか？絶対に，多分，多分そうではない，絶対にそうではない，で答えて下さい。

    | 0 | = 絶対にそうではない

    | 2 | = 多分そうではない

    Q.32を飛ばしていたり，0を選んだ場合は，分裂病型社会不安評価(Q.36)へすすむ。

    4 = 多分
    6 = 絶対

    35.a) （Q.26で2かそれ以上を選んだ場合）少し前に戻ります。以前に，あまたはある社会的状況ですぐに不快感や不安感を感じると話しました。あなたの不快感はあなたが見られていると感じたり，あなたが特別な注意を払われていると感じたりしていることと関係があると言えますか？

    　　　　　　　　　　　　　　　　　　いいえ　はい
    　　　　　　　　　　　　　　　　　　　0　　　6

    分裂病型社会不安の評価(Q.36)へすすむ。

    35.b) （「はい」と答えた場合）あなたが見られているという不快感は知っている人々のいる状況よりも知らない人々がいる公衆の場にいるときの方がより強いですか？

    　　　　　　　　　　　　　　　　　　　0　　　6

    分裂病型社会不安の評価(Q.36)へすすむ。

    35.c) （「はい」と答えた場合）あなたの不快感はどのくらいの強さですか？（よく知らない人々と一緒にいると）

    　　　逐語的に回答を記入する：＿＿＿＿＿＿＿＿＿＿＿＿
    　　　＿＿＿＿＿＿＿＿＿＿＿＿＿＿＿＿＿＿＿＿＿＿＿＿

36. 面接者：分裂病型社会不安の評価を行う。妄想的恐怖と結びつける傾向があったり，馴れ馴れしさが減らないような普通でない人々を含めて，社会的不安の程度を評価する。

なし		軽度		中等度		重度
0	1	2	3	4	5	6

関係念慮（第2部） － 気づくこと

37. 公衆の場にいる時，人々はときどき周りの人が自分のことについて話しているような感じをもつことがあります。あなたはそのような感じをもったことがありますか？

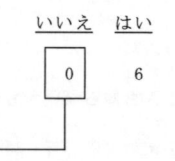

いいえ　はい
　0　　　6

Q.38へすすむ。

37.a) （「はい」と答えた場合）どのくらいの頻度でこの感じがみられますか？しばしばですか？ときどきですか？まれにですか？

2 = まれに
4 = ときどき
6 = しばしば

38. 公衆の場での笑われている感じについてはどうですか？それは，しばしば，ときどき，まれに，または全くなしですか？

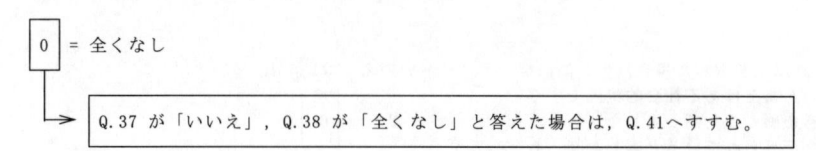

0 = 全くなし

Q.37 が「いいえ」，Q.38 が「全くなし」と答えた場合は，Q.41へすすむ。

2 = まれに
4 = ときどき
6 = しばしば

39. 彼らは他の人についてよりもあなたのことについて話したり，笑ったりしていますか？

2 = いいえ
4 = 多分
6 = 絶対に

40. なぜあなたのことを噂したり，笑ったりしていると思うのですか？
面接者：反応の客観的理由を評価する。

0 = 正常な反応を示す確固とした現実的理由がある
2 = ある現実的理由はあるが過剰反応である
4 = 少しの現実的理由はあるが，とてもおおげさな反応である
6 = 明確な現実的理由はない

41. あなたが公衆の場にいるとき，どのくらいの頻度で他の人々が，あなたに何かほのめかしていると感じますか？（調査；どのくらいの頻度で人々があなたに直接言うこともなく何かを伝えようとしていますか？）それは<u>しばしば</u>，<u>ときどき</u>，<u>まれに</u>，または<u>全くなし</u>ですか？

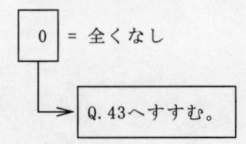

    0 = 全くなし
    → Q.43へすすむ。

    2 = まれに
    4 = ときどき
    6 = しばしば

42. それ（人々があなたに何かほのめかしている時）の１つか２つの例を言って下さい。

    0 = 絶対に正常
    2 = 多分正常
    4 = 多分病的
    6 = 絶対に病的

43. 人々が，あなたのことで２枚舌を使っていると思われることがありましたか。つまり，彼らは普通に話しているように見えて，実はあなたに意地悪を言っているようなこと？

    いいえ　はい
    　0　　　6

    「はい」と答えた場合は，詳しく聞き，病的なときは「はい」とだけ記入する。

    総括的評価（Q.44）へすすむ。

43.a）（「はい」と答えた場合）どのくらいの頻度で人々があなたのことで２枚舌を使っていると思いますか？<u>しばしば</u>ですか，<u>ときどき</u>ですか，<u>まれに</u>ですか？

    2 = まれに
    4 = ときどき
    6 = しばしば

44. 面接者：関係念慮の総括的評価をする。

    なし　　　　軽度　　　　中等度　　　　重度
    0　　1　　2　　3　　4　　5　　6

疑惑

この部分の面接で,あなたが一般的にどんな人かについて質問するということを覚えていて下さい。あなたの成人以後の人生で最も典型的と思われることを答えて下さい。

45. 生まれながらに人を信用する傾向のある人々がいる,一方,あまり人を信用しない人もいますが,全般的にあなたは自分をとても人を信用する人,大体信用する人,少し信用する人,全く信用しない人,と考えていますか?

    0 = とても信用する
    2 = 大体信用する
    4 = 少し信用する
    6 = 全く信用しない

46. 人は,人間観やその人がどの程度信用されうる人かということに関して,違った意見を持っています。ここに人間に関する,2つの違った意見があります。1つは「ほとんどの人は信じるに値しない。機会があれば,あなたを利用するだろう」というもの。もう1つは,「ほとんどの人は基本的に信じるに値する。機会があれば仲間を助けるために全力を尽くすだろう」というものです。どちらの意見を大体信じますか?

    0 = 後者の意見
    3 = 中間
    6 = 最初の意見

47. ある人々がもつ感覚についてのリストをあげます。あなたはどのくらいの頻度で,そのような感覚をもっていますか?
    しばしば,ときどき,まれに,全くなしですか?(SISカード,3ページ)

	しばしば	ときどき	まれに	全くなし
47.a) 私は知っている人々を真に信用することはできないと感じる。それは,しばしば,ときどき,まれ,全くなしですか?	6	4	2	0
47.b) 私は人々が実際よりもひどく私のことを批判していると感じる。	6	4	2	0
47.c) 私は他の人を警戒する必要があると感じる。	6	4	2	0
47.d) 人々は私の責任でないことに対しても私を非難すると感じる。	6	4	2	0

48. 次に述べることに対して，あなたは絶対賛成，多分賛成，多分反対，絶対反対しますか？（SISカード，4ページ）

	絶対賛成	多分賛成	多分反対	絶対反対
48.a) 全てにおいて他人を信用しない方がより安全だろう	6	4	2	0
48.b) もし私が人を信用しすぎるならば彼らは遅かれ早かれ私を裏切るだろう	6	4	2	0
48.c) もし私が注意しないならば他人は私を利用していくだろう	6	4	2	0
48.d) 人々は私にたくさん嘘をついているようである	6	4	2	0
48.e) もしあなたが人々を信用するなら遅かれ早かれ彼らはあなたが教えた情報を使って，あなたを傷つけるだろう	6	4	2	0
48.f) 私はずっと長い間ねたみをかかえてきた	6	4	2	0
48.g) 私は今まで陰謀の犠牲者であったと感じる	6	4	2	0

49. 故意にあなたの出世を阻害したり，物事をあなたにとって難しくしたりする人がいますか？

いいえ　はい
　0　　　6

Q.50へすすむ。

49.a) （「はい」と答えた場合）どうしてそう考えるのですか？
　　　どのようにあなたを押さえるのですか？

　　0 = 絶対正常
　　2 = 多分正常
　　4 = 多分病的
　　6 = 絶対病的

50. 他人からあなた自身を守るために，わざわざ予防措置をとらなくては
    ならないと感じていますか？

    　　　　　　　　　　　　　　　　　　　　　　　　　　いいえ　はい
    　　　　　　　　　　　　　　　　　　　　　　　　　　　0　　　6

    Q.51へすすむ。

    50.a) （「はい」と答えた場合）どんな予防措置をとっていますか？

        0 = 絶対正常
        2 = 多分正常
        4 = 多分異常
        6 = 絶対異常

51. 隣人達とどの程度うまくやっていますか？
    調査：彼らと論議したことがありますか？そのうちの誰かがわざとあ
    　　　なたとトラブルを起こしたことがありますか？なぜ彼らはその
    　　　ように行動したのですか？

    0 = 隣人とトラブルがない
    2 = 隣人とトラブルあるが，それは正当なものと思える
    4 = 正当とは思えない，隣人とのトラブルがある
    6 = 正当とは思えない隣人との大きなトラブルである

52. 面接者：疑惑の総括的評価をする（自己報告だけに基づく）。

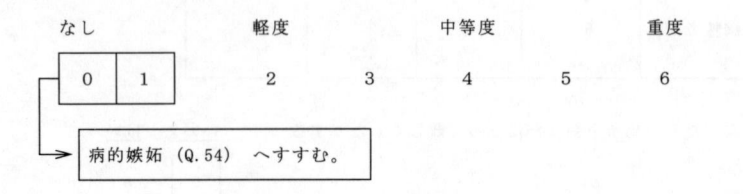

    　　　なし　　　　軽度　　　　　中等度　　　　　重度
    　　　0 　1　　　2　　　3　　　4　　　5　　　6

    病的嫉妬（Q.54）へすすむ。

53. 面接者：疑惑の客観的理由を評価する。
    　　　調査：あなたは「…」と言いました。あなたの人生で，その
    　　　　　　ようにあなたに感じさせる事がおこりましたか？

    調査や，Q.49.a，Q.50.a，Q.51 の反応に基づいて評価する。

        0 = たくさん
        2 = いくらか
        4 = 少し
        6 = なし

> 病的嫉妬

54. あなたはすぐに嫉妬を感じますか？　　　　　　　　　　　　　　　　　　　いいえ　はい

　　　　　　　　　　　　　　　　　　　　　　　　　　　　　　　　　　　　　　　0　　　6

　　Q.55へすすむ。　←

（「はい」と答えた場合）

　54.a) どのようなことであなたは嫉妬を感じますか？

　　　　逐語的に反応を記入する：＿＿＿＿＿＿＿＿＿＿＿＿
　　　　＿＿＿＿＿＿＿＿＿＿＿＿＿＿＿＿＿＿＿＿＿＿＿＿
　　　　＿＿＿＿＿＿＿＿＿＿＿＿＿＿＿＿＿＿＿＿＿＿＿＿

　54.b) どのくらいの頻度で嫉妬を感じますか？

　　　　2 = まれ
　　　　4 = ときどき
　　　　6 = しばしば

　54.c) それによってどのような問題が生じますか？

　　　　逐語的に反応を記入する：＿＿＿＿＿＿＿＿＿＿＿＿
　　　　＿＿＿＿＿＿＿＿＿＿＿＿＿＿＿＿＿＿＿＿＿＿＿＿
　　　　＿＿＿＿＿＿＿＿＿＿＿＿＿＿＿＿＿＿＿＿＿＿＿＿

　54.d) 面接者：Q.54.a－c に基づいて評価する。

　　　　0 = 絶対正常
　　　　2 = 多分正常
　　　　4 = 多分病的
　　　　6 = 絶対病的

55. あなたの配偶者やパートナーがあなたに対して不誠　　　　　　　　　　　いいえ　はい
　　実だと気づいたことがありますか？
　　　　　　　　　　　　　　　　　　　　　　　　　　　　　　　　　　　　　　0　　　6

　　総括的評価(Q.56)へすすむ。　←

　55.a)（「はい」と答えた場合）どのようにしてそ
　　　　れに気づいたのですか？

　　　　逐語的に反応を記入する：＿＿＿＿＿＿＿＿＿＿＿＿
　　　　＿＿＿＿＿＿＿＿＿＿＿＿＿＿＿＿＿＿＿＿＿＿＿＿
　　　　＿＿＿＿＿＿＿＿＿＿＿＿＿＿＿＿＿＿＿＿＿＿＿＿

55.b) (「はい」と答えた場合）その状況に対してどのようにあなたは
反応しましたか？

逐語的に反応を記入する：_____
_____
_____

55.c) 面接者：Q55a-bに基づいて評価する。

0 ＝ 絶対正常
2 ＝ 多分正常
4 ＝ 多分病的
6 ＝ 絶対病的

56. 面接者：病的嫉妬を総括的に評価する。

なし		軽度		中等度		重度
0	1	2	3	4	5	6

抑制された情動

57. 以下は短文のリストです。あなたにとってあてはまる場合は，<u>しばしば</u>，
<u>ときどき</u>，<u>まれに</u>，<u>全くなし</u>なのかを述べて下さい。（SISカード3ページ）

	しばしば	ときどき	まれに	全くなし
57.a) 私は自分に親しい人々を抱きしめたいと思う。	0	2	4	6
57.b) 私はとても幸せだと感じる。	0	2	4	6
57.c) 私はとても悲しいと感じる。	0	2	4	6
57.d) 私は自分の真の感情を表す。	0	2	4	6
57.e) 私は社会的，政治的問題について強く感じる。	0	2	4	6
57.f) 私は音楽や自然の美しさによって情動的に心が動かされるのを感じる。	0	2	4	6
57.g) 私は涙もろい（感傷的）と感じる。	0	2	4	6
57.h) 私は関心のある人々に対して愛情を示す。	0	2	4	6

58. 面接者：抑制された情動を総括的に評価する。

なし		軽度		中等度		重度
0	1	2	3	4	5	6

魔術的な思考

59. ここで文章のリストをあげます。絶対にあてはまる，多分あてはまる，多分あてはまらない，絶対にあてはまらないで答えて下さい。（SISカード1ページ）

	絶対にあてはまる	多分あてはまる	多分あてはまらない	絶対にあてはまらない
59.a) やろうと思えば他人の心を読み取ることができるようになれると思っている。	6	4	2	0
59.b) 星占いが当たりすぎて，偶然の一致とは思えない。	6	4	2	0
59.c) 13や7のような数は特別な力をもっている。	6	4	2	0
59.d) 私はときどき未来を予言できる。	6	4	2	0
59.e) グッドラックの呪文は不運を遠ざける。	6	4	2	0
59.f) 念力によって何かを起こせると感じたことがある。	6	4	2	0
59.g) 死者の精神が生きているものに影響すると感じる。	6	4	2	0
59.h) 私は黒魔術を信じている。	6	4	2	0
59.i) 不思議な力によって事件が起こることがある。	6	4	2	0

60. 今度は，もう1つの文章のリストをあげます。どのくらいの頻度でそのような経験があるかを教えて下さい。しばしば，ときどき，まれに，全くなしから答えを選んで下さい。
（SISカード3ページ）

	しばしば	ときどき	まれに	全くなし
60.a) 私は精神力だけを使って他の人と会話できる。それはしばしば，ときどきまれに，全くない，ですか？	6	4	2	0
60.b) 私は親しい人にいつ何か悪いことが起こるかを感じる	6	4	2	0
60.c) 私は周りの悪霊の存在を感じる。	6	4	2	0
60.d) 私のもっている夢が現実になる。	6	4	2	0
60.e) 他人に自分の心が読まれていると感じる。	6	4	2	0

61. 面接者：魔術的思考の亜文化的基準からの逸脱を評価する。

    0 = あてはまらない。魔術的思考はない
    1 = 逸脱はない
    2 = 軽度逸脱している
    4 = 中等度逸脱している
    6 = 高度に逸脱している

62. 黒猫を見たり，はしごの下を歩いたり，鏡を壊したり，13日金曜日のように多くの人は，不幸をもたらす事柄があると考えています。あなたは，そのようなことを信じていますか？

    いいえ　はい
    　0　　　6

    Q.63へすすむ。

    62.a) （「はい」と答えた場合）その種のどのようなことを信じていますか？他にありますか？

        逐語的に反応を記入する：_____
        _____
        _____
        _____
        _____
        _____

63. うさぎの足や幸運の馬蹄をとっておいたり，木をたたいたり（触ったり），肩に塩をふりまいたりして，多くの人は不幸を追い払ったり，幸運を呼び寄せようとします。あなたは，不幸を追い払ったり，幸運を呼び寄せるためにそのようなことを何かしていますか？
    面接者：迷信的反応を「はい」として評価する。

    いいえ　はい
    　0　　　6

    Q.62とQ.63に「いいえ」と答えた場合は，総括的評価（Q.68）へすすむ。

    Q.63だけ「いいえ」と答えた場合は，Q.64へすすむ。

    63.a) （「はい」と答えた場合）不運を追い払うためにどのようなことをしているか教えて下さい。他にありますか？

        逐語的に反応を記入する：_____
        _____
        _____
        _____
        _____
        _____

64. 面接者：被験者が記録した迷信リストを被験者に読み，（かつ／あるいは）（彼／彼女）が不幸を追い払うためにすることを読む。

   （このような考えは本当に正しい）かつ／あるいは（不幸を追い払うためにこうする必要がある）と，あなたはどのくらい確信していますか？

   調査：それは丁度「古い妻の作り話」になり得るものですか？

   0 = 迷信の真実性についてとても疑わしい
   2 = 迷信の真実性についてある程度疑わしい
   4 = 迷信の真実性について少し疑わしい
   6 = 迷信の真実性について疑わしくない

65. 面接者：迷信的思考の数を評価する。

   2 = ほとんどない
   4 = いくらかある
   6 = 多くある

66. 面接者：迷信的思考の亜文化的基準からの逸脱を評価する。

   0 = 逸脱は全くない
   2 = 軽度逸脱している
   4 = 中等度逸脱している
   6 = 高度逸脱している

67. これの思考を（リストにあげた迷信）は，あなたの人生に実際に影響がありますか？

   いいえ　はい
   0　　　6

   総括的評価（Q.68）へすすむ。

   67.a) （「はい」と答えた場合）それらのことは，どのようにあなたに影響しますか？

      調査；あなたが信じていることのために何か変わったことをしますか？

      2 = 行動に最小限の影響がある
      4 = 行動に中等度の影響がある
      6 = 行動に大きな影響がある

68. 面接者：魔術的思考を総括的に評価する。

   なし　　　　軽度　　　　中等度　　　重度
   0　　1　　2　　3　　4　　5　　6

錯 覚

69. 人は時に物を人や動物に間違えることを経験します。たとえば，夕暮れにドライブをしていて，電柱や門柱を見落としたり，道に人が立っているように思ったりするようなことがあります。どのくらいの頻度でそのようなことを経験していますか？<u>しばしば</u>，<u>ときどき</u>，<u>まれに</u>，<u>全くなし</u>ですか？

   0 = 全くなし
   2 = まれに
   4 = ときどき
   6 = しばしば

70. 人はまた時に，多分本当の音でないパチパチ鳴る音やノックの音やベルが鳴る音を聞くことがあります。どのくらいの頻度でそういう音を聞きますか？<u>しばしば</u>，<u>ときどき</u>，<u>まれに</u>，<u>全くなし</u>ですか？

   0 = 全くなし
   2 = まれに
   4 = ときどき
   6 = しばしば

71. 自分の想像に違いないと分かっているけれど，名前を呼ばれたのが聞こえた経験がどのくらいの頻度でありますか？<u>しばしば</u>，<u>ときどき</u>，<u>まれに</u>，<u>全くなし</u>ですか？

   0 = 全くなし
   2 = まれに
   4 = ときどき
   6 = しばしば

72. 静かで実際には誰もいない時，誰かのささやく声や話しかけてくる声が聞こえることを経験する人がいます。あなたは，そのような経験がありますか？

   <u>いいえ</u>　<u>はい</u>
   　0　　　6

   Q.73へすすむ。

   72.a) （「はい」と答えた場合）どのくらいの頻度で，その経験（ささやく声が聞こえること）がありますか？<u>しばしば</u>，<u>ときどき</u>，<u>まれに</u>ですか？

      2 = まれに
      4 = ときどき
      6 = しばしば

73. 姿が見えないのに，あなたの周りに誰かまたは，ある力が存在したという経験はありますか？
    調査：それはいつおこりましたか？　それはどんな人，あるいは力でしたか？

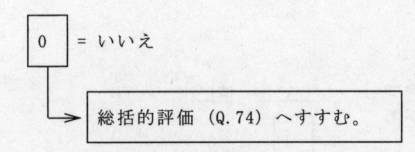

    ┌───┐
    │ 0 │ ＝ いいえ
    └─┬─┘
      └→ ┌─────────────────────────┐
         │ 総括的評価（Q.74）へすすむ。│
         └─────────────────────────┘

    2 ＝ はい，他人です
    4 ＝ はい，宗教的体験です
    6 ＝ はい，死んだ親戚や親しい友人です

    73.a)（「はい」と答えた場合）どのくらいの頻度でその体験（自分の周りに誰かまたはある力を感じる）がありますか？しばしば，ときどき，まれにですか？

        2 ＝ まれに
        4 ＝ ときどき
        6 ＝ しばしば

74. 面接者：錯覚を総括的に評価する。

    なし　　　軽度　　　中等度　　　　重度

    0　　1　　2　　3　　4　　5　　6

┌──────────────┐
│ 精神病様現象 │
└──────────────┘

75. どのくらいの頻度であなたの考えが泥沼に入ったり，混乱したりしますか？
    しばしば，ときどき，まれに，全くなしですか？

    0 ＝ 全くなし
    2 ＝ まれに
    4 ＝ ときどき
    6 ＝ しばしば

76. どのくらいの頻度であなたの考えが突然止まって，考えの流れを完全に失うことがありますか？しばしば，ときどき，まれに，全くなしですか？

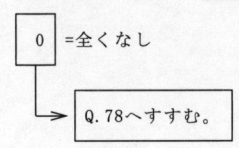

    ┌───┐
    │ 0 │ ＝全くなし
    └─┬─┘
      └→ ┌──────────────┐
         │ Q.78へすすむ。│
         └──────────────┘

    2 ＝ まれに
    4 ＝ ときどき
    6 ＝ しばしば

77. 何か外部の組織や力があなたの考えを阻止したり，あなたの頭から考えを抜いたりするように感じることがありますか？

    0 = いいえ
    3 = はい，止まることだけ
    6 = はい，頭から抜かれる

78. 時に人々は本当に他の人が自分の考えを，すでに聞いていて，それが大声で話されているようだと感じることがあります。あなたはこのような経験がありますか？

    いいえ　はい
    　0　　　6

    Q.79へすすむ。

    78. a) （「はい」と答えた場合）どのくらいの頻度でその体験（あなたの考えが大声で話されているように感じる）がありますか？しばしば，ときどき，まれにですか？

        2 = まれに
        4 = ときどき
        6 = しばしば

79. どのくらいの頻度で自分に所属していないと感じる考えや感情が心の中に入ってきますか？しばしば，ときどき，まれに，全くなしですか？

    0 = 全くなし
    2 = まれに
    4 = ときどき
    6 = しばしば

80. どのくらいの頻度で自分のものではないと感じる考えや感情が心の中に入ってきますか？しばしば，ときどき，まれに，全くなしですか？

    0 = 全くなし
    2 = まれに
    4 = ときどき
    6 = しばしば

81. どのくらいの頻度であなた以外の組織や力によって，起こったと感じる考えや感情が心の中に入ってきますか？しばしば，ときどき，まれに，全くなしですか？

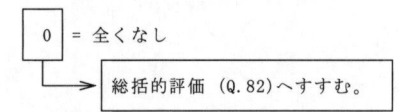

    0 = 全くなし

    総括的評価（Q.82）へすすむ。

    2 = まれに
    4 = ときどき
    6 = しばしば

81. a) どんな組織や力が，あなたの心に考えや感情を起こすように感じますか？
    面接者：あてはまるもの全てを丸で囲む。

    1 = 近い親戚か友人
    2 = 悪魔
    3 = 神
    4 = 他のもの；具体的に記入する：_____

81. b) それ（組織や力）は，どのようにあなたの心に考えや感情を起こすのですか？

    0 = 少しも逸脱していない
    2 = 少し逸脱している
    4 = 中等度逸脱している
    6 = 高度に逸脱している

82. 面接者：精神病様症状を総括的に評価する。

    なし　　　　軽度　　　　中等度　　　　重度
    0　　1　　2　　3　　4　　5　　6

性的無快感

最後に，あなたの性的体験についてのいくつかの質問をいたします。

83. あなたの成人以降の人生で，誰かと性的交渉をもったことが1度以上ありますか？　　いいえ　はい
    　　　　　　　　　　　　　　　　　　　　　　　　　　　　　　　　　　　　　　6　　0

    Q.88へすすむ。

    83. a) （「いいえ」と答えた場合）もちたいと思いますか？　　　　　　　　　6　　0

84. あなたの成人以降の人生で，性的関係への衝動はどうですか？

    0 = とても強い
    2 = いくらか強い
    4 = あまり強くない
    6 = ほとんど存在しない

85. 面接者：性的無快感について総括的に評価する。

    なし　　　　軽度　　　　中等度　　　　重度
    0　　1　　2　　3　　4　　5　　6

面接のこのパートにおける質問はこれで終ります。

SISが終了した時間：＿＿＿：＿＿＿

面接者：面接の終わりに以下に示した総括的評価のセットを見直す。
　　　　もし，以下のいずれかで3以上と評価されたものがあれば，
　　　　58ページに戻り，精神病のセクションの各項目を行う。

86. SISまとめ

	SIS項目	SIS項目説明	評　価
86.a)	Q.44	総括的関係念慮	＿＿＿
86.b)	Q.52	総括的疑惑	＿＿＿
86.c)	Q.68	総括的魔術的思考	＿＿＿
86.d)	Q.74	総括的錯覚	＿＿＿
86.e)	Q.82	総括的精神病様症状	＿＿＿

> N． 同時罹患の評価

> 面接者：アルコール，マリファナ，その他の薬物の乱用の明白な病歴に加え，
> うつ，躁，軽躁，気分変調症，あるいは精神病が明らかである対象者
> に対して，このセクションの質問を行う。
>
> このセクションが被験者にあてはまらない場合は，ここをチェックする。　□

1. 先程，あなたは（気分変動／精神病症状）が有り，加えて（アルコール／薬物）を大量に使用していると言いましたね。そういった問題が<u>最初にいつ</u>起こったのか考えてください。
   （気分変動／精神病症状）と（アルコール／薬物）のどちらが先でしたか？

   面接者：どちらが先かを記入する。

   1 = 気分変動／精神病症状が先。
   2 = アルコール／薬物乱用が先。
   3 = 気分変動／精神病症状と，アルコール／薬物乱用が同時におこった。
   4 = 不明

   1.a) （気分変動／精神病症状が先の場合）（気分変動／精神病症状）から　　　日　または　週
        どのくらい経ってから（アルコール／薬物）を大量に使用するように
        なりましたか？　　　　　　　　　　　　　　　　　　　　　　　　　　　□　　　　□□□

   1.b) （もしアルコール／薬物が先ならば：）（アルコール／薬物）を大量　　　日　または　週
        に使用するようなってどれくらい経ってから（気分変動／精神病症状）
        が起こりましたか？　　　　　　　　　　　　　　　　　　　　　　　　　□　　　　□□□

   > 面接者：気分変動／精神病症状が一度しかなかった場合は，自殺行為（109ペ
   > ージ）へすすむ。

   面接者：同時罹病カードを被験者に手渡す。

2. （気分変動／精神病症状）のエピソードについて，どのカードに書かれていることが一番その特徴を示しているか教えてください。

   1 = いつも最初に，感情／思考が困難な状況になった。
       （この場合，あとはQ.4のみ行うこと）
   2 = いつも最初に，アルコール／薬物乱用が起こった。
       （Q.3のみ行うこと）
   3 = 感情／思考の困難な状況と，アルコール／薬物乱用はいつも同時に起こった。
       （Q.3.4ともに行うこと）
   4 = 決まったパターンはない。（ある時は感情／思考の困難な状況が先だが，別の時はアルコール／薬物が先。）
       （Q.3.4ともに行うこと）
   5 = 感情／思考の困難な状況と，アルコール／薬物の乱用はいつも別々に起こった。
       → 自殺行為の項目（109ページ）へすすむ。

3. （アルコール／薬物）の大量使用を中断した後に，（気分変動／精神病の）　　いいえ　はい　不明
エピソードがこれまでに続いたことがありますか？

　　　　　　　　　　　　　　　　　　　　　　　　　　　　　　　　　　　　　　0　　　1　　U

3.a) （「はい」と答えた場合）（アルコール／薬物）の使用中断した後に，　　　日　または　週数
　　　続いた（気分変動／精神病の）エピソードで最も長かったのはどれく
　　　らいですか。（一週間以内の場合は，何日か記入する。）　　　　　　　　□　　　　　□□□

4. （気分変動／精神病の）エピソードが終わった後に，（アルコール／薬物）　いいえ　はい　不明
を大量に使用したことが今までにありましたか？

　　　　　　　　　　　　　　　　　　　　　　　　　　　　　　　　　　　　　　0　　　1　　U

4.a) （「はい」と答えた場合）（気分変動／精神病の）エピソードが終わ　　　　日　または　週数
　　　った後に，大量に（アルコール／薬物）を最も長く使用したのはどれ
　　　くらいですか？（一週間以内の場合は，日数を記入する。）　　　　　　　□　　　　　□□□

○. 自殺行為

さて，（更に）自殺行為についてのいくつかの質問をさせてください。

1. 自殺しようとした事がありますか。

   いいえ　はい　不明
   　0　　　1　　U

   → 不安障害の項目（111ページ）へすすむ。

   1a) （「はい」と答えた場合）何回ありましたか。

   回数
   □□

   面接者：これから先の質問に対しては，もっとも重篤だった自殺企図について尋ねる。

2. どういう方法でしたか？
   答えを記入する：＿＿＿＿＿＿＿＿＿＿＿＿＿＿＿＿＿＿＿
   ＿＿＿＿＿＿＿＿＿＿＿＿＿＿＿＿＿＿＿＿＿＿＿＿＿＿＿
   ＿＿＿＿＿＿＿＿＿＿＿＿＿＿＿＿＿＿＿＿＿＿＿＿＿＿＿

3. その時何歳でしたか？

   発症年齢
   □□

4. その自殺企図の後，医療処置が必要になりましたか？

   いいえ　はい　不明
   　0　　　1　　U

5. その自殺企図の後，入院しましたか？

   いいえ　以前にあり　現在入院中　不明
   　0　　　　1　　　　　　2　　　　U

6. 死にたいと思いましたか？

   いいえ　はい　不明
   　0　　　1　　U

7. あなたがしたことで，死ぬと思いましたか？

   　0　　　1　　U

8. 面接者：最も重篤な自殺企図の時の，希死念慮の強さについて評価する。

   1 = 操作的，見せかけであって，希死念慮は無かったか，非常に弱かった。
   2 = 希死念慮はあったが，迷いがあった。
   3 = 強い意志があって，死を期待していた。
   4 = 情報がなく，明らかでない。

9. 面接者：最も重篤な自殺企図の時の，致死性について評価する。

   1 = 危険はない（実効性がない。たとえば薬を持ったままの場合）。
   2 = 低い（手首の擦過傷）。
   3 = 軽度（アスピリン１０錠，軽度の胃炎を起こす程度）。
   4 = 中程度（セコナール１０錠，短時間の意識消失）。
   5 = 重篤（喉頭の切傷）
   6 = 極度（呼吸停止，遷延性の昏睡）
   U = 情報がなく，明らかでない。

10. ここで述べられた自殺行為は次の期間中におきましたか？　　　　　　　　　いいえ　はい　不明

    10. a）うつ　　　　　　　　　　　　　　　　　　　　　　　　　　　　　　　　0　　　1　　U

    10. b）躁　　　　　　　　　　　　　　　　　　　　　　　　　　　　　　　　　0　　　1　　U

    10. c）アルコール乱用　　　　　　　　　　　　　　　　　　　　　　　　　　　0　　　1　　U

    10. d）薬物乱用　　　　　　　　　　　　　　　　　　　　　　　　　　　　　　0　　　1　　U

    10. e）精神病　　　　　　　　　　　　　　　　　　　　　　　　　　　　　　　0　　　1　　U

    10. f）それ以外？（「はい」と答えた場合）具体的に記入する：＿＿＿＿＿＿　0　　　1　　U
    ＿＿＿＿＿＿＿＿＿＿＿＿＿＿＿＿＿＿＿＿＿＿＿＿＿＿＿＿＿＿＿＿

P． 不安障害

あなたが経験したかもしれないある種の状況と反応についていくつか質問したいと思います。

強迫観念

1. ばかばかしいと思うような考えで，考えないようにしてもまた浮かんできてしまうような考えに悩まされたことがありますか？

   　　　いいえ　はい　不明
   　　　　0　　　1　　U

   Q.2へすすむ。

   1.a) それはどういったことでしたか？＿＿＿＿＿＿＿＿＿＿＿＿＿＿
   ＿＿＿＿＿＿＿＿＿＿＿＿＿＿＿＿＿＿＿＿＿＿＿＿＿＿＿＿＿＿＿＿

   1.b) それにどう対応しましたか？＿＿＿＿＿＿＿＿＿＿＿＿＿＿
   ＿＿＿＿＿＿＿＿＿＿＿＿＿＿＿＿＿＿＿＿＿＿＿＿＿＿＿＿＿＿＿＿

   1.c) 面接者：被験者はそういう考えを無視または抑圧しようとしたり，他の考えや行動で打ち消そうとする事がある場合は「はい」と記入する。　　　　　　　　　　　　　　　　0　　1　　U

   （わからない場合）どんなにそういう考えを取り除こうとしたり無視しようと試みても，あなたを悩まし続けましたか？

   1.d) 面接者：被験者は強迫観念を中から起こるものとして（思考吹入のように外部からではなくて）認識していますか？　　0　　1　　U

   1.e) 面接者：その考えが明らかに他のAXIS Iの障害（例えば大うつ病，躁病，節食障害，物質乱用障害など）と無関係の場合は「はい」と記入する。　　　　　　　　　　　　　　　　　0　　1　　U

強迫行為

2. 不安を軽減するために，手を洗う，数を数える，確認するなどの行為を何度も繰り返さないといけなくて，それに抵抗できなかったことがありますか。（調査：あるやり方で物事を行って，もしそのやり方がうまく行かないと，もう一度初めからしないといけないという例もありうる。）　　　　　　　　　　　　　　　　　　　　　0　　1　　U

   強迫観念がなくて（Q.1で「いいえ」）しかも強迫行為もない場合は，Q.11へすすむ。

   強迫行為がない場合のみ　Q.4へすすむ。

   2.a) 繰り返し行ったのはどういう事でしたか？＿＿＿＿＿＿＿＿＿＿
   ＿＿＿＿＿＿＿＿＿＿＿＿＿＿＿＿＿＿＿＿＿＿＿＿＿＿＿＿＿＿＿＿

   2.b) その行為をしなかったらどういう事が起こるかもしれないと恐れたのですか？
   ＿＿＿＿＿＿＿＿＿＿＿＿＿＿＿＿＿＿＿＿＿＿＿＿＿＿＿＿＿＿＿＿
   ＿＿＿＿＿＿＿＿＿＿＿＿＿＿＿＿＿＿＿＿＿＿＿＿＿＿＿＿＿＿＿＿

	いいえ　はい　不明	

2.c) 面接者：その行為によりある種の望まぬ事態を打ち消したり避けたり　　　　0　　1　　U
　　　しようとしているが，その行為と打ち消したり避ける事との
　　　関連が非現実的である場合は「はい」と記入する。

3. これまでにそのような行為が行き過ぎとか理屈に合わないと感じたことが　　0　　1　　U
　 ありましたか？

4. １日あたり，（強迫観念）（強迫行為）にどれくらい時間を費やしました　　　　　分
　　か？　　　　　　　　　　　　　　　　　　　　　　　　　　　　　　　　　　□□□

　　　　　　　　　　　　　　　　　　　　　　　　　　　　　　　　　　いいえ　はい　不明

5. 医者や他の専門家など，他の人に助けを求めたことがありますか？　　　　　0　　1　　U

6. 治療薬をのんだ事がありますか？　　　　　　　　　　　　　　　　　　　　0　　1　　U

　　（「はい」と答えた場合）具体的に記入する：＿＿＿＿＿＿＿＿＿＿＿＿＿
　　＿＿＿＿＿＿＿＿＿＿＿＿＿＿＿＿＿＿＿＿＿＿＿＿＿＿＿＿＿＿＿＿＿

7. （強迫観念および／あるいは強迫行為）が生活にどう影響しましたか？
　　＿＿＿＿＿＿＿＿＿＿＿＿＿＿＿＿＿＿＿＿＿＿＿＿＿＿＿＿＿＿＿＿＿
　　＿＿＿＿＿＿＿＿＿＿＿＿＿＿＿＿＿＿＿＿＿＿＿＿＿＿＿＿＿＿＿＿＿

　　　　　　　　　　　　　　　　　　　　　　　　　　　　　　　　　　いいえ　はい　不明

7.a) （強迫観念および／あるいは強迫行為）にひどく悩まされましたか？　　0　　1　　U

7.b) それは仕事，学校，家事，対外関係をやって行く上で，明らかに邪魔　　0　　1　　U
　　になりましたか？

8. （強迫観念および／あるいは強迫行為）に最初に悩まされたとき，何歳で　　　　発症年齢
　 したか？　　　　　　　　　　　　　　　　　　　　　　　　　　　　　　　　　　□□

9. （強迫観念および／あるいは強迫行為）に最後に悩まされたとき，何歳で　　　　年齢
　 したか？　　　　　　　　　　　　　　　　　　　　　　　　　　　　　　　　　　□□

　　　　　　　　　　　　　　　　　　　　　　　　　　　　　　　　　　いいえ　はい　不明

10. （うつ病／精神病）から２カ月以上離れた時期に（強迫観念および／あ　　0　　1　　U
　　いは強迫行為）を経験したことがありますか？

> 恐慌性障害

11. 普通は危険と見なされないような状況で突然強い恐怖を感じると言った，恐慌発作ないし不安発作を経験したことがありますか？　　　　　　　　　いいえ　はい　不明
　　　0　　　1　　U

　11a) （「いいえ」と答えた場合）速くて強い心臓の鼓動，失神や目まい，発汗，震えなどの，突然の予期しなかった身体症状のエピソードを経験したことがありますか？　　　　　　　　　　　　　　　　　　　　　　　　0　　　1　　U

　　　　胸内苦悶感や窒息感などの突然の予期しないエピソードについてはどうですか？

　　　　→ Q.26 恐怖性障害へすすむ。

12. （上記の症状）が起こった発作型と状況を述べなさい。（予測可能でしたか？）
　　_____

　12.a) 面接者：発作がいつも予測可能である場合は，「いいえ」と記入する。後に特定の刺激で誘発されるようになったとしても少なくと，も最初は予期されず，憂鬱な気分から起こっていた様な場合は，「はい」と記入する。　　0　　1　　U

　12.b) 面接者：身体を無理に使った時や，生命が危険な状況下でのみ発作が現れる場合は，「いいえ」と記入する。　　　　　　　　0　　1　　U

13. 発作の最中に，次のような症状を経験しましたか？

	1回以上			ほとんどいつも		
	いいえ	はい	不明	いいえ	はい	不明
13.a) 突然の速く強い心臓の鼓動	0	1	U	0	1	U
13.b) 窒息感	0	1	U	0	1	U
13.c) 突然の発汗	0	1	U	0	1	U
13.d) 突然の震え	0	1	U	0	1	U
13.e) 火照りあるいは冷感	0	1	U	0	1	U
13.f) 胸内苦悶感あるいは胸痛	0	1	U	0	1	U
13.g) 息切れ，息苦しい感じ，頭がふわっとする感じ	0	1	U	0	1	U
13.h) めまい，ふらつく感じ	0	1	U	0	1	U
13.i) しびれ，うずき	0	1	U	0	1	U
13.j) 発作中の死の恐怖	0	1	U	0	1	U
13.k) 吐き気，腹部不快感	0	1	U	0	1	U

	1回以上			ほとんどいつも		
	いいえ	はい	不明	いいえ	はい	不明
13.l) あなた自身やあなたの周囲が奇妙で，現実感に乏しいと感じる	0	1	U	0	1	U
13.m) 発狂したりコントロールできないことをする不安	0	1	U	0	1	U

> 面接者：症状が2つ以下の場合は，Q.26恐怖性障害へすすむ。

> 面接者：Q.13において2つ以上の症状に「はい」と回答し，被験者がすでにQ.4の身体化障害を済ませているのであれば，身体化障害の対応する項目（Q.3.e, 7.b, 10.e, 16.a, 16.e, 16.f）を見直して，それらが恐慌発作の時にだけ起こったのではない事を確かめなさい。もしそうであったなら，身体化障害のそれらの項目に「いいえ」と記入する。

14. ほとんどの発作において起こったのはどの症状ですか？（Q.13の右側の回答欄に記入する。）

    14.a) それらの症状の数をかぞえ，記入する。　　　　　　　　　　　　　　□□

	いいえ	はい	不明
15. それらの症状のうちで4つが同時に起こったことがありましたか？	0	1	U

> Q.14.aが2つ以下で，Q.15が「いいえ」の場合は，Q.26恐怖性障害へすすむ。

（「はい」と答えた場合）

	いいえ	はい	不明
15.a) ほとんどの発作において，少なくとも3つ以上の症状がありましたか？	0	1	U
15.b) 症状は起こってから10分以内に最も強くなりましたか？	0	1	U
15.c) （「はい」と答えた場合）1回以上おこりましたか？	0	1	U
16. 今まで6週間に6回の恐慌発作を経験したことがありますか？	0	1	U
16.a) （「はい」と答えた場合）発作と発作の間に神経過敏になりましたか？	0	1	U
17. 今まで4週間に4回以上の恐慌発作を経験したことがありますか？	0	1	U
17.a) （「いいえ」と答えた場合）発作の後に，また発作があることを不安に思ったことがありますか？	0	1	U

17.b) （17.aで「はい」と答えた場合）その不安はどれくらい（何週）続きましたか？　　　　　　週数
　　□□

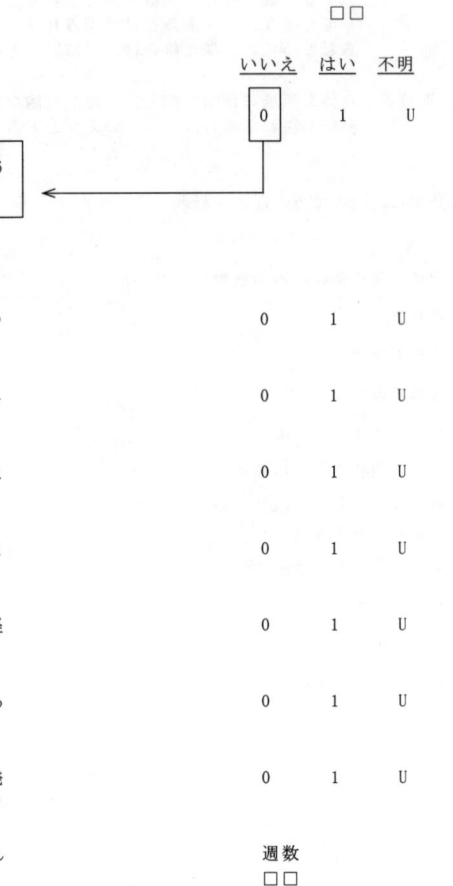

	いいえ	はい	不明

18. 医者や他の専門家に助けを求めたことがありますか？　　0　　1　　U

19. その発作に対して，治療薬を服用したことがありますか？　　0　　1　　U

（「はい」と答えた場合）具体的に記入する：_____
_____

20. 大量のカフェイン，アルコールを摂取した時やアンフェタミンなどの薬物を服用した時に<u>限って</u>，その発作はおきましたか？　　0　　1　　U

（「はい」と答えた場合）具体的に記入する：_____
_____

21. 医者にその発作の原因となりうる様な医学的な所見（例えば甲状腺機能亢進）があると言われたことがありますか？　　0　　1　　U

22. 発作は仕事，学校，家事，社会関係をやって行くのに邪魔になったことがありますか？　　0　　1　　U

（「はい」と答えた場合）具体的に記入する：_____
_____

23. 恐慌発作を<u>初めて</u>経験したのは何歳の時でしたか？　　発症年齢　□□

24. 恐慌発作を<u>最後</u>に経験したのは何歳の時でしたか？　　年齢　□□

	いいえ	はい	不明

25. （うつ病／精神病）の前後2カ月以外に恐慌発作がありましたか？　　0　　1　　U

恐怖性障害

26. 次のような事を過度に恐れたことがありますか？　　いいえ　はい　不明

　　26.a）単独外出，人混みや商店に1人で居ること，逃げたり助けを得たりできない場所に居ること（広場恐怖）　　0　　1　　U

　　26.b）人前でのある種の行為，話したり食べたり書いたりすること等（社会恐怖）　　0　　1　　U

　　26.c）ある種の動物，高い場所，閉じ込められること（単一恐怖）　　0　　1　　U

摂食障害（118ページ）へすすむ。

27. 次の事を避ける為，回避行動をとる事がありましたか？　　　　　　　いいえ　はい　不明

    27. a) 広場恐怖　　　　　　　　　　　　　　　　　　　　　　　　　　0　　　1　　U

    27. b) 社会恐怖　　　　　　　　　　　　　　　　　　　　　　　　　　0　　　1　　U

    27. c) 単一恐怖　　　　　　　　　　　　　　　　　　　　　　　　　　0　　　1　　U

    摂食障害（118ページ）へすすむ。 ←

28. 恐怖を類別して記入する。回避が生じた場合は，何がその状況を避けるよう動機づけたのかを記入する。（例えば，症状が突然現れる事への恐怖，困惑，恥辱というように）。広場恐怖では症状限定性発作あるいは恐慌発作が過去に出現したのか，発作が出現することに対する不安だけなのかを記入する。

    28. a) 広場恐怖：＿＿＿＿＿＿＿＿＿＿＿＿＿＿＿＿＿＿＿＿＿＿
    ＿＿＿＿＿＿＿＿＿＿＿＿＿＿＿＿＿＿＿＿＿＿＿＿＿＿＿＿＿＿
    ＿＿＿＿＿＿＿＿＿＿＿＿＿＿＿＿＿＿＿＿＿＿＿＿＿＿＿＿＿＿
    ＿＿＿＿＿＿＿＿＿＿＿＿＿＿＿＿＿＿＿＿＿＿＿＿＿＿＿＿＿＿

　　　　　　　　　　　　　　　　　　　　　　　　　　　　　　　　　いいえ　はい　不明

    28. b) 面接者：広場恐怖に関しての回避行動は恐慌発作の途中に生じたものですか？　　　　　　　　　　　　0　　　1　　U

    28. c) 社会恐怖：＿＿＿＿＿＿＿＿＿＿＿＿＿＿＿＿＿＿＿＿＿＿
    ＿＿＿＿＿＿＿＿＿＿＿＿＿＿＿＿＿＿＿＿＿＿＿＿＿＿＿＿＿＿
    ＿＿＿＿＿＿＿＿＿＿＿＿＿＿＿＿＿＿＿＿＿＿＿＿＿＿＿＿＿＿
    ＿＿＿＿＿＿＿＿＿＿＿＿＿＿＿＿＿＿＿＿＿＿＿＿＿＿＿＿＿＿

    28. d) 面接者：社会恐怖に関しての回避行動は恐慌発作の途中に生じたものですか？　　　　　　　　　　　　0　　　1　　U

    28. e) 単一恐怖：＿＿＿＿＿＿＿＿＿＿＿＿＿＿＿＿＿＿＿＿＿＿
    ＿＿＿＿＿＿＿＿＿＿＿＿＿＿＿＿＿＿＿＿＿＿＿＿＿＿＿＿＿＿
    ＿＿＿＿＿＿＿＿＿＿＿＿＿＿＿＿＿＿＿＿＿＿＿＿＿＿＿＿＿＿
    ＿＿＿＿＿＿＿＿＿＿＿＿＿＿＿＿＿＿＿＿＿＿＿＿＿＿＿＿＿＿

    28. f) 面接者：単一恐怖に関しての回避行動は恐慌発作の途中に生じたものですか？　　　　　　　　　　　　0　　　1　　U

面接者：それぞれの恐怖について Q.29−Q.38を行う。

	広場			社会			単一		
	いいえ	はい	不明	いいえ	はい	不明	いいえ	はい	不明
29. ほとんどいつも（恐怖の対象／状況）を経験すると不安になりましたか？	N/A			0	1	U	0	1	U
30. そんなに不安になるような事と思いますか？	0	1	U	0	1	U	0	1	U
31. 面接者：被験者が避けようとしたり，強い不安を伴いながら耐えるような対象，活動，状況に対する持続的不安がある場合は，「はい」と記入する。	0	1	U	0	1	U	0	1	U

	広場			社会			単一		
	いいえ	はい	不明	いいえ	はい	不明	いいえ	はい	不明
32. （恐怖の対象，状況）のために，社会生活や仕事，学校，家事等をやって行く上で何か変化がありましたか？（「はい」と答えた場合）具体的に記入する：	0	1	U	0	1	U	0	1	U
33. 面接者：社会恐怖の場合：以前から有していたAXIS I, AXIS IIIの障害（例えば吃音，振戦（パーキンソン），異常な摂食行動を示す場合（神経性食思不振症，過食症））と恐怖が関係のない場合は「はい」と記入する。 単一恐怖の場合：恐怖が強迫性障害，心的外傷後ストレス障害と関係のない場合は「はい」と記入する。	N/A			0	1	U	0	1	U
34. 医者や他の専門家に対し助けを求めた事がありましたか？	0	1	U	0	1	U	0	1	U
35. 治療薬を服用したことがありましたか？ （「はい」と答えた場合）具体的に記入する：	0	1	U	0	1	U	0	1	U
36. （うつ病／精神病）の前後2カ月以外にこの問題が生じたことがありましたか？	0	1	U	0	1	U	0	1	U
37. この問題が最初に起こったのは何歳の時でしたか？	発症年齢 ☐☐			発症年齢 ☐☐			発症年齢 ☐☐		
38. この問題が最後に起こったのは何歳の時でしたか？	年齢 ☐☐			年齢 ☐☐			年齢 ☐☐		

Q. 摂食障害

今から，あなたの食習慣や，体重についていくつか質問させていただきます。

神経性無食欲症

1. あなたの体重が適正だと考えられる数値より，かなり軽かったことが1度でもありましたか？

   いいえ　はい　不明
   　0　　　1　　　U

   → Q.14へすすむ。

2. そのとき，あなたは意図的に体重をかなり減らしていましたか？あるいはそれは成長期であるのにもかかわらず意図的に体重を減らし続けている時でしたか？

   　0　　　1　　　U

   → Q.14へすすむ。

3. その頃のあなたの一番軽かった体重を教えてください。　体重 □□□

4. そのとき，身長はどのくらいでしたか？　身長 □□

   （被験者の）反応を記入する：＿＿＿＿＿＿＿＿＿＿＿＿

5. そのとき，何歳でしたか？　年齢 □□

6. 面接者：（被験者の）骨格を記入する。

   小さい　普通　大きい
   　1　　　2　　　3

無食欲症の体重の診断基準（期待される体重の15%減）

男性	小さい	普通	大きい	*女性	小さい	普通	大きい
5'2"	99	105	113	4'10"	80	86	95
5'3"	101	108	116	4'11"	83	88	97
5'4"	104	111	119	5'0"	85	91	100
5'5"	107	113	122	5'1"	87	94	102
5'6"	109	116	125	5'2"	91	96	104
5'7"	112	119	129	5'3"	93	99	108
5'8"	116	124	133	5'4"	95	102	110
5'9"	119	127	136	5'5"	97	104	113
5'10"	124	130	139	5'6"	101	109	117
5'11"	127	134	144	5'7"	104	112	120
6'0"	130	138	148	5'8"	108	116	124
6'1"	134	142	152	5'9"	111	119	127
6'2"	137	145	156	5'10"	114	122	131
6'3"	141	150	160	5'11"	118	126	135
6'4"	144	154	164	6'0"	121	129	138

*本表は18－25歳の女性の場合であり，25歳未満の場合には上表より1ポンド引くこと。

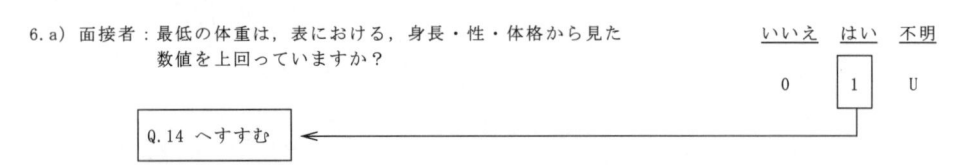

6.a) 面接者：最低の体重は，表における，身長・性・体格から見た数値を上回っていますか？

   いいえ　はい　不明
   　0　　　1　　　U

   → Q.14 へすすむ

	いいえ	はい	不明

7. そのとき，あなたは，まだ自分が太っていると感じていましたか？　　0　　1　　U
   あるいは，なんらかの形で太り過ぎに見えましたか？

　　　　　　　　　　　　　　　　　　　　　　　　　　　　　　いいえ　はい　不明
8. 太ることを大変恐れていましたか？　　　　　　　　　　　　　　　0　　1　　U

9. （女性のみ：）妊娠もしていないのに生理が止まったことはありま　　0　　1　　U
   したか？
   9.a) （「はい」と答えた場合）連続して3周期以上，止まりまし　　0　　1　　U
   　　 たか？

10. 体重減少の原因となる身体的疾患を伴っていましたか？　　　　　　0　　1　　U

   （「はい」と答えた場合）具体的に記入する：＿＿＿＿＿＿＿＿＿

11. やせ薬や，アンフェタミン，コカイン，その他の薬物を使ってや　　0　　1　　U
   せましたか？
   （「はい」と答えた場合）具体的に記入する：＿＿＿＿＿＿＿＿＿

12. 初めて〇〇kgを切ったのは何歳のときでしたか？　　　　　　　　発症年齢
                                                                   □□
   （Q.6 の表の診断基準を使用する）

13. 最後に〇〇kgを切っていたのは何歳のときでしたか？　　　　　　　年齢
                                                                   □□
   （Q.6 の表の診断基準を使用する）

神経性大食症

　　　　　　　　　　　　　　　　　　　　　　　　　　　　　　いいえ　はい　不明
14. 今までの人生の中で「大食」に陥ったことはありますか？
   （大量の食物の，通常2時間以内に限られた時間内 における急速
   な消費）　　　　　　　　　　　　　　　　　　　　　　　　　　0　　1　　U

   病的賭博（120ページ）へすすむ。　←――――――――――┘

15. "大食"行動時には，食べるのを止められないこと，あるいは摂　　0　　1　　U
   食がコントロールできなくなることを恐れていましたか？

16. 3カ月以上に渡り，週2回以上"大食"がありましたか？　　　　　　0　　1　　U

17. 沢山食べたことのうめあわせとして下記のようなことをしました
   か？
   17.a) 自分で嘔吐を誘発する？　　　　　　　　　　　　　　　　　0　　1　　U
   17.b) 下剤や利尿剤を服用する？　　　　　　　　　　　　　　　　0　　1　　U
   17.c) 厳格なダイエットをする？　　　　　　　　　　　　　　　　0　　1　　U
   17.d) 断食をする？　　　　　　　　　　　　　　　　　　　　　　0　　1　　U
   17.e) 運動を沢山する？　　　　　　　　　　　　　　　　　　　　0　　1　　U
   17.f) その他？（「はい」と答えた場合）具体的に記入する：＿＿＿　0　　1　　U

18. そのとき，あなたは，同年齢の多くの人々より，体重や体型にか　　0　　1　　U
   なり関心がありましたか？

19. （Q.16 で「はい」と答えた場合）初めて定期的に「大食」をする　　発症年齢
   ようになったのは何歳のときでしたか？　　　　　　　　　　　　　□□

20. （Q.16 で「はい」と答えた場合）最後に定期的な「大食」をした　　年齢
   のは何歳のときでしたか？　　　　　　　　　　　　　　　　　　　□□

R． 病 的 賭 博 （該当者のみ施行）

該当者のみ施行

                            いいえ　はい　不明

1. 賭博や賭け事をやり過ぎたことはありますか？　　　　　　　　　　　0　　1　　U

　　反社会性人格（121ページ）へすすむ　←─────────┘

2. 思ったより長時間あるいは大金を賭けて賭博をすることがしばしばありますか？　0　　1　　U
3. 興奮を得るために賭け事の回数や規模を大きくする必要性を感じますか？　0　　1　　U
4. 賭博が出来ないと落ち着かなくなったりイライラしますか？　　　　　　0　　1　　U
5. 負けた分を取り返そうとして，さらに，負け続けることがありますか？　0　　1　　U
6. 頻回に，賭博に夢中になりますか？　　　　　　　　　　　　　　　　　0　　1　　U
7. 賭博を止めたり減らしたりする試みを何度もしましたか？　　　　　　　0　　1　　U
8. 賭博をするとき，家族や社会や仕事上の責任をおろそかにして
　　しまうことがしばしばありますか？　　　　　　　　　　　　　　　　　0　　1　　U
9. 賭博によって社会性，職業的，あるいは娯楽上の活動性が失われたことはありますか？　0　　1　　U
10. 借金やその他の（悪い）結果となっているにもかかわらず，賭博を続けてましたか？　0　　1　　U

　　面接者：「はい」が4つ未満の場合は，反社会性人格（121ページ）へすすむ。

11. <u>初めて</u>賭博に深入りしたのは何歳のときでしたか？　　　　　　　発症年齢
　　　　　　　　　　　　　　　　　　　　　　　　　　　　　　　　　　□□

12. <u>最後に</u>賭博にのめりこんだのは何歳のときでしたか？　　　　　　年齢
　　　　　　　　　　　　　　　　　　　　　　　　　　　　　　　　　　□□

                            いいえ　はい　不明
13. 賭博の問題で助けを求めたことがありますか？　　　　　　　　　　　0　　1　　U

S. 反社会性人格

今から，あなたが今よりも若かった頃のことについて質問させていただきます。

　　　　　　　　　　　　　　　　　　　　　　　　　　　　　　　いいえ　はい

1. 15歳より前に…

    1.a) 学校をしばしば欠席することがありましたか？　　　　　　　0　　1

    1.b) 1度ならず無断外泊をしましたか？あるいは家出をしたきり帰らなかったことはありますか？　　　　　　　　　　　　　　　　　0　　1

    1.c) よくケンカをしましたか？　　　　　　　　　　　　　　　　0　　1

    1.d) ケンカの際，こん棒や銃やナイフのような武器を使用したことが，1度以上ありますか？　　　　　　　　　　　　　　　　　　0　　1

    1.e) 盗みをはたらいたり他人の小切手やクレジットカードのサインを偽造したりしたことが1度以上ありますか？　　　　　　　　　　0　　1

    1.f) しばしば，ペットを含む動物をいじめたり，あるいは一度でも，わざと動物を傷つけたりしたことはありますか？　　　　　　　　　0　　1

    1.g) 他人の体をわざと傷つけたりしたことはありますか？（ケンカ以外に）　0　　1

    1.h) すべきでないのに放火をしたことがありますか？　　　　　　0　　1

    1.i) 他人の所有物を破壊したことがありますか？（放火以外に）　0　　1

    1.j) しばしば嘘をつきましたか？　　　　　　　　　　　　　　　0　　1
    （「はい」と答えた場合）なぜ多くの嘘をついたのですか？ ＿＿＿＿＿＿＿＿＿

面接者：被験者が，身体的あるいは性的虐待を逃れるために嘘をついた場合は，「いいえ」と記入する。

> ここまでの質問の答えがすべて「いいえ」の場合は，Q.2 の欄に00と記載し，GAS（124ページ）へすすむ。

    1.k) 力ずくで性交渉を持とうとしたことがありましたか？　　　　0　　1

    1.l) スリや強盗など，他人の金銭や所有物を脅迫や暴力で奪ったことはありましたか？　　　　　　　　　　　　　　　　　　　　　　0　　1

2. 面接者：Q.1での「はい」の数を記入する。　　　　　　　　　　　数
　　　　　　　　　　　　　　　　　　　　　　　　　　　　　　　　□□

> 「はい」の数が3つ未満の場合は，GAS（124ページ）へすすむ。

3. （Q.1で「はい」と答えた事柄を）<u>初めて</u>おこなったときの年齢は何歳でしたか？　　　　　　　　　　　　　　　　　　　　　　　　発症年齢
　　　　　　　　　　　　　　　　　　　　　　　　　　　　　　　　□□

面接者：Q.4 ～Q.15 に関して，アルコールや薬物の乱用によるものの場合は，あるという回答として扱わない。アルコールや薬物の乱用の経歴を持つ被験者には次のような調査を使用する。「そのような行動は<u>いつも</u>，アルコールや薬物乱用の結果とられたものなのですか？」

今から，15歳以降のことについてお尋ねします。

<u>いいえ</u>　<u>はい</u>

4. 学校に通っていた時期，病気，ストライキ，一時解雇，主婦であった時期，引退後の時期，牢獄にいた時期，を除いて過去5年間で半年以上無職だったことはありましたか？　　0　　1

5. 病気でもないのにしばしば仕事を休みましたか？あるいは行きたくなかったので何度も仕事を休んでしまったことがありましたか？　　0　　1

　　面接者：家族の病気が原因で休んだのなら「いいえ」と記入する。　　0　　1

6. 次の仕事が決っていないのに仕事を辞めてしまったことが15歳以降で3回以上ありますか？　　0　　1

7. 15歳以降に，盗みをはたらいたりドラッグや盗品の売人のような不法な職業についたり，器物破壊，他人への暴力といった逮捕されるようなことを繰り返し行ったことがありますか？　　0　　1

8. 15歳以降に，ものを投げたり，殴ったり，身体的攻撃をしたりといったことを誰か（妻・夫・パートナー・子供を含む）に対ししばしば行ったことがありますか？　　0　　1

9. 15歳以降に，クレジットカードやローンなどによる借金の返済が出来なかったことがしばしばありますか？あるいは子供や，他の扶養義務を負う者に対して経済的責任を果たせなかったことがありますか？　　0　　1

10. 15歳以降に，泊まるあても仕事のあてもなく各地を渡り歩いたり，あるいは1ヵ月以上住む特定の場所がなかったりしたことがありましたか？　　0　　1

11. 15歳以降に，頻回に嘘をついたり偽名を使ったり利益や楽しみのために他人をだましたりしたことはありますか？　　0　　1

12. 15歳以降に，3回以上，交通違反切符を切られたことがありますか？また，ドラッグを使用したうえで運転することがしばしばありますか？　　0　　1

面接者：被験者に，子供に対する（扶養）責任が存在しない場合は，Q.14へすすむ。

13. 15歳以降において，以下のようなことで，誰かからあなたは，自分のあるいは扶養義務を負う子供の面倒を見ることができていないといわれたことがありますか？

　　　　　　　　　　　　　　　　　　　　　　　　　　　　　　　　いいえ　はい

　13.a) 充分な食べ物を与えない。　　　　　　　　　　　　　　　　　0　　　1

　13.b) 清潔を保てないため子供が病気になってしまう。　　　　　　　0　　　1

　13.c) 重い病気でも医者にかからせない。　　　　　　　　　　　　　0　　　1

　13.d) 家で面倒が見られず，近隣の者にあずけてしまう　　　　　　　0　　　1
　　　　（ベビーシッター的な場合を除く）

　13.e) 自分が出かける際，子供の面倒を見ることを誰にも頼まない。　0　　　1

　13.f) 自分のためにお金を遣ってしまい，子供を扶養するための　　　0　　　1
　　　　お金が尽きてしまったことが1度ならずある。

14. 15歳以降に，誰か一人の人と一年以上恋愛関係にあったことがありますか？　0　　　1
　　いかなる浮気も一夜限りの遊びもせずに貞操を守りましたか？

　　　面接者：被験者が，一年以上，一夫一婦の関係を保ったことがない場合
　　　　　　　は，「はい」（症状あり）と記入する。

15. 盗みをはたらいたり，（人を）傷つけたり，殴ったり，（器物を）破壊したり（その他Q.7－Q.12の反社会行動を列挙する）することはかまわないことだと思いましたか？　　　　　　　　　　　　　　　　　　　　　　　0　　　1

16. （Q.4～Q.15 の中の症状ありのものを指摘し）<u>最後に</u>そのようなことをしたのは何歳のときでしたか？

　　　　　　　　　　　　　　　　　　　　　　　　　　　　　　　　発症年齢
　　　　　　　　　　　　　　　　　　　　　　　　　　　　　　　　□□

T. 総合評価尺度（GAS）

過去（入院したことのある場合は入院中）の被験者の機能最低レベルを評価する。治療あるいは予後にかかわらず現在の機能を評価する。

1. 被験者は入院していますか？　　　　　　　　　　　　　　　　　いいえ　はい
　　　　　　　　　　　　　　　　　　　　　　　　　　　　　　　　0　　　1

2. GAS：今回のエピソードで最も悪い得点のGASの評点　　　　　今回のエピソードのGAS
　　　　　　　　　　　　　　　　　　　　　　　　　　　　　　　□□□

3. GAS：過去数カ月間のGASの評点　　　　　　　　　　　　　　過去数カ月間のGAS
　　　　　　　　　　　　　　　　　　　　　　　　　　　　　　　□□□

91-100　処理困難な生活上の問題があるようには見えず，優しさ誠実さなどの理由で広範囲の活動において高い水準で機能している。無症状。

81-90　あらゆる領域でうまく機能している。多くの関心事を持ち，社会的にもうまくいっており，全般的に生活に満足している。場合により処理困難な一過性の症状あるいは「日常」の心配事があるかもしれない。

71-80　ほんの僅かな機能低下が認められる。時折処理困難な「日常」の心配事や問題が，さまざまな程度で見られる。わずかな症状があるかもしれない。

61-70　いくつかの軽い症状（例えば，抑うつ気分とか軽い不眠）が見られ，いくつかの領域である程度機能不全がある。しかし全般的に見て，かなりよく機能しており，有意義な人間関係があり，専門家でなければ「病気」であるとは考えない。

51-60　中等度の症状があり，全般的にみて機能困難が見られる。
　　　　（例えば：少ない友達，感情の平板化，抑うつ気分と病的な自己疑惑，多幸気分と多弁）中等度に深刻な反社会的行動が見られる。

41-50　大部分の臨床家が治療ないしは留意が明らかに必要だと考えるような深刻な症候または機能低下が見られる。（例えば，自殺へのとらわれや，そぶり，重篤な強造儀式，頻回の不安発作，深刻な反社会的行動，強迫的飲酒，軽度だが確実なそう状態）。

31-40　仕事，家族内関係，判断，思考，気分といったいくつかの領域での機能に大きな低下がある（例えば，抑うつの女性が友達を避け家族を無視し，家事ができない）。現実検討，コミュニケーションにおいていくらかの低下がある（例えば，時々話がはっきりしない，非論理的，つながりがない）あるいは深刻な自殺企図。

21-30　ほとんどあらゆる領域で機能することができない（例えば1日中ベッド臥床）。あるいは行動が妄想か幻聴のいずれかにひどく影響をうけている，あるいはコミュニケーションに深刻な低下がある（例えば時折，支離滅裂または反応がない）。あるいは判断に深刻な低下がある（例えば粗雑で不適当な行為）。

11-20　自傷他害を予防し，最低限の身辺の清潔を維持するために，ある程度の監督助力を必要とする（例えば繰返される自殺企図，頻回の暴力，躁的興奮，弄糞）。あるいはコミュニケーションにおける全般的な障害（例えばひどい支離滅裂または緘黙）。

1-10　自傷他害の予防のため数日の間，絶えず監督保護を必要とする。また最低限の身辺の清潔も維持できない。あるいははっきりとした希死念慮を伴う自殺行為がある。

Ⅱ. 陰性症状評価尺度（SANS）

詳細な評価のしかたについてはSANSマニュアル（N. Andreason, 1984）を参照のこと。

情動の平板化・情動鈍麻

                        なし ———— 最重度

1. 表情変化欠如　　　　　　　　　　　　　　　　　　　　　　0　1　2　3　4　5
  患者の顔はぎこちない。話の情動的な内容が変わっても表情は変わらない。

2. 自発的動きの減少　　　　　　　　　　　　　　　　　　　　0　1　2　3　4　5
  面接中じっと座っており，自発的な運動はほとんど，あるいは全く見られない。
  座っている位置を変えない。手足を動かさない，など。

3. 身振りによる表現の減少　　　　　　　　　　　　　　　　　0　1　2　3　4　5
  自分の考えを表現するのに手のジェスチャーや体を使わない。

4. 視線による表現の減少　　　　　　　　　　　　　　　　　　0　1　2　3　4　5
  患者は視線を合わせることを避け，話をしている時でも面接者を見ず，どこかを
  見据えている。

5. 情動反応欠如　　　　　　　　　　　　　　　　　　　　　　0　1　2　3　4　5
  しかるべききっかけがあっても微笑んだり笑ったりしない。

6. 場にそぐわない情動　　　　　　　　　　　　　　　　　　　0　1　2　3　4　5
  表出される情動が場にそぐわず，適当でない。たんなる平板化とか鈍麻ではない。

7. 声の抑揚の欠如　　　　　　　　　　　　　　　　　　　　　0　1　2　3　4　5
  通常認められるはずの声の抑揚が見られず，話し方はしばしば単調である。

8. 情動の平板化・情動鈍麻の総合評価　　　　　　　　　　　　0　1　2　3　4　5
  特に，無反応，視線によるコミュニ
  ケーション，表情，声の抑揚などの症状群について総合的に評価する。

思考の貧困

9. 会話量の貧困　　　　　　　　　　　　　　　　　　　　　　0　1　2　3　4　5
  自発語の量が減少し，質問に対する返答は量的に限定されており，短く具体的で，
  簡単になりがちである。

10. 会話内容の貧困　　　　　　　　　　　　　　　　　　　　　0　1　2　3　4　5
  返答は十分な長さであるが，中味が乏しく具体的すぎたり一般化しすぎたりして，
  何の情報も伝達しない。

SANS 重症度		
0 = なし	3 = 中等度	U = 不明／評価できない
1 = 疑わしい	4 = 重度	／評価していない
2 = 軽度	5 = 最重度	

	なし					最重度

11. 途絶　　　　　　　　　　　　　　　　　　　　　　　　　0　1　2　3　4　5
　　患者は，自然にであれ故意にであれ自分の一連の考えがさえぎられると訴える。

12. 応答潜時の延長　　　　　　　　　　　　　　　　　　　　0　1　2　3　4　5
　　促してみれば患者は質問を聞いてはいるが，質問に対して返事をするのに普通よりも長い時間がかかる。

13. 思考の貧困の総合評価　　　　　　　　　　　　　　　　　0　1　2　3　4　5
　　思考の貧困の中核症状は会話と内容の貧困である。

意欲・発動性欠如

14. 身だしなみと清潔度　　　　　　　　　　　　　　　　　　0　1　2　3　4　5
　　患者の衣類はだらしなく古臭くて汚れている。髪は脂ぎって，体臭のあることがある，など。

15. 職業・学業持続性欠如　　　　　　　　　　　　　　　　　0　1　2　3　4　5
　　仕事を捜したり続けたり，学業や家業をする上で支障がある。入院患者の場合は，作業療法やカード遊びのような病棟活動を続けることができない。

16. 身体的不活発　　　　　　　　　　　　　　　　　　　　　0　1　2　3　4　5
　　身体的な活気に乏しくなりがちである。椅子に何時間も続けて座り，自分からは全然動こうとしない。

17. 意欲・発動性欠如の総合評価　　　　　　　　　　　　　　0　1　2　3　4　5
　　ある症状が特に顕著であれば，それに大きな重みをつけて総合評価をくだしてよい。

快感消失・非社交性

18. 娯楽への関心と余暇活動　　　　　　　　　　　　　　　　0　1　2　3　4　5
　　患者はほとんどまたは全く関心をもたない。興味の質と量の両方を合わせて考慮する必要がある。

```
           SANS 重症度
  0 = なし      3 = 中等度    U = 不明／評価できない
  1 = 疑わしい  4 = 重度        ／評価していない
  2 = 軽度      5 = 最重度
```

	なし					最重度

19. 性的関心と性行為　　　　　　　　　　　　　　　　0　1　2　3　4　5
    性的関心や性行為が減少していたり，性行為の時に喜びを感じないことがある。

20. 親密さや親近間を感じる能力　　　　　　　　　　　　0　1　2　3　4　5
    特に異性や家族との間で，親しい親密な人間関係を作れない。

21. 友人関係　　　　　　　　　　　　　　　　　　　　0　1　2　3　4　5
    友人はほとんどいないか全くいない。大部分の時間を1人で過ごす。

22. 快感消失・非社交性の総合評価　　　　　　　　　　　0　1　2　3　4　5
    患者の年齢，家族状況などを考慮に入れて全般的な重症度を評価する。

注意の障害

23. 社会状況での注意の障害　　　　　　　　　　　　　　0　1　2　3　4　5
    患者は係わりを持たず，部外者のように見受けられる。

24. 精神作業検査中の注意の障害　　　　　　　　　　　　0　1　2　3　4　5
    「7の連続引き算」のテスト（少なくとも5回の引き算）と「world」を後ろか
    らつづるテストを参照する。

25. 注意の障害の総合評価　　　　　　　　　　　　　　　0　1　2　3　4　5
    臨床的あるいは検査上の全般的集中力を評価する。

SANS 重症度		
0 = なし	3 = 中等度	U = 不明／評価できない
1 = 疑わしい	4 = 重度	／評価していない
2 = 軽度	5 = 最重度	

Ⅴ. 陽性症状評価尺度（SAPS）

詳細な評価のしかたについてはSAPSマニュアル（N. Andreason, 1984）を参照のこと。

幻覚

		なし ———— 最重度
1.	幻聴 患者は他の誰も聞こえない声，雑音，音などが聞こえると訴える。	0　1　2　3　4　5
2.	注釈幻声 今までにあなたが考えているようなことや，していることにコメントするような声が聞こえたことがあると訴える。	0　1　2　3　4　5
3.	会話性幻声 2人以上の人が話し合っている声が聞こえると訴える。	0　1　2　3　4　5
4.	身体幻覚・幻触 患者は身体に特殊な物理的感覚を体験すると訴える。	0　1　2　3　4　5
5.	幻嗅 患者は他の誰も気付かない異常な臭いを体験すると訴える。	0　1　2　3　4　5
6.	幻視 患者は実在しない物体や人物を見る。	0　1　2　3　4　5
7.	幻覚の総合評価 この評価は，幻覚の持続期間と重症度，及び生活への影響度に基づいて行う。	0　1　2　3　4　5

妄想

8.	被害妄想 患者は何か陰謀を企まれ虐げられていると思っている。	0　1　2　3　4　5
9.	嫉妬妄想 ご主人（奥さん）が浮気をしていると思ったことがある。	0　1　2　3　4　5
10.	罪業・罪責妄想 何らかの重大な罪に関与してしまった，あるいは何か許されない事をしてしまったと思っている。	0　1　2　3　4　5
11.	誇大妄想 患者は特別な力や能力があると思っている。	0　1　2　3　4　5

```
           SAPS 重症度
    0 ＝ なし      3 ＝ 中等度
    1 ＝ 疑わしい   4 ＝ 重度
    2 ＝ 軽度      5 ＝ 最重度
```

	なし ——————— 最重度

12. 宗教妄想　　　　　　　　　　　　　　　　　　　　0　1　2　3　4　5
    患者は間違った宗教的信念にとらわれている。

13. 身体妄想　　　　　　　　　　　　　　　　　　　　0　1　2　3　4　5
    患者はどういうわけか身体が不自由で異常で変化していると信じている。

14. 関係妄想　　　　　　　　　　　　　　　　　　　　0　1　2　3　4　5
    患者は，意味のないことばや出来事が自分に関係していたり，
    自分にとって何か特別の意味があると思っている。

15. 影響妄想　　　　　　　　　　　　　　　　　　　　0　1　2　3　4　5
    患者は自分の感情や行動が何らかの外部の力によってコントロールされて
    いると感じている。

16. 考想察知　　　　　　　　　　　　　　　　　　　　0　1　2　3　4　5
    他人が自分の心を読んだり考えを知ることができると感じている。

17. 考想伝播　　　　　　　　　　　　　　　　　　　　0　1　2　3　4　5
    自分の考えが伝播されているので，自分や他人がそれを聞くことができる
    と確信している。

18. 思考吹入　　　　　　　　　　　　　　　　　　　　0　1　2　3　4　5
    患者は自分のものではない考えが頭に挿入されると確信している。

19. 思考奪取　　　　　　　　　　　　　　　　　　　　0　1　2　3　4　5
    患者は自分の考えが頭から奪われたと確信している。

20. 妄想の総合評価　　　　　　　　　　　　　　　　　0　1　2　3　4　5
    こと評価は妄想の持続期間，妄想の頑強度，および妄想の生活への影響度
    に基づいて行う。

奇異な行動

21. 衣服と外観　　　　　　　　　　　　　　　　　　　0　1　2　3　4　5
    患者の服装は尋常ではないし，外見を変えるために他にも奇妙なことをし
    ている。

22. 社会的・性的行動　　　　　　　　　　　　　　　　0　1　2　3　4　5
    患者は通常の社会的規範では不適切と思われる行動をする。

SAPS 重症度	
0 = なし	3 = 中等度
1 = 疑わしい	4 = 重度
2 = 軽度	5 = 最重度

	なし ——— 最重度

23. 攻撃的・焦燥的行動　　　　　　　　　　　　　　　　　　　0　1　2　3　4　5
    患者は攻撃的・焦燥的行動をとり，その行動はしばしば予知できないことがある。

24. 反復的または常同的行動　　　　　　　　　　　　　　　　　0　1　2　3　4　5
    患者は繰り返し繰り返し行なう一連の反復動作や儀式的行為を呈することがある。

25. 奇妙な行動の総合評価　　　　　　　　　　　　　　　　　　0　1　2　3　4　5
    この評価は，行動の種類，社会的規範からの逸脱の程度を反映して行う。

陽性の思考形式障害

26. 話題の脱線（連合弛緩）　　　　　　　　　　　　　　　　　0　1　2　3　4　5
    話をしているとひとりでに思考が脱線して，関係はあるけれども間接的な関連しかない話題やまったく関連のない話題になってしまう話し方。

27. 的外れ応答　　　　　　　　　　　　　　　　　　　　　　　0　1　2　3　4　5
    質問に対して間接的，的外れ，または筋違いの返事をする。

28. 支離滅裂　　　　　　　　　　　　　　　　　　　　　　　　0　1　2　3　4　5
    時々まったく理解不能となる話し方。

29. 非論理性　　　　　　　　　　　　　　　　　　　　　　　　0　1　2　3　4　5
    論理性に従わずに結論を導くような話し方。

30. 迂遠　　　　　　　　　　　　　　　　　　　　　　　　　　0　1　2　3　4　5
    最終的な考えに到達するのに非常に間接的で遅延した話し方。

31. 会話の促迫　　　　　　　　　　　　　　　　　　　　　　　0　1　2　3　4　5
    会話が速く，口をはさめない。会話量が普通と思われている量より非常に多くなっている。

32. 注意転導性会話　　　　　　　　　　　　　　　　　　　　　0　1　2　3　4　5
    患者は身近な刺激に気をとられ，話を続けられなくなる。

33. 音韻固執　　　　　　　　　　　　　　　　　　　　　　　　0　1　2　3　4　5
    単語の選択が，意味関連性よりもその語のもつ音に支配される話し方。

34. 陽性の思考形式障害の総合評価　　　　　　　　　　　　　　0　1　2　3　4　5
    この評価は，患者の会話能力への影響の程度，異常な会話の頻度を反映して行う。

SAPS 重症度	
0 = なし	3 = 中等度
1 = 疑わしい	4 = 重度
2 = 軽度	5 = 最重度

W．SIS修正版の評価

面接者：以下の項目は，面接後に評価されるべきである。面接の間，観察によってQ.1～Q.27を評価する。

疎通性

1. 面接者：視線合わせを評価する。面接の間，患者がどれくらい面接者の
   ことを見たか。視線合わせはどれくらい良好か。「正常」の人
   との平均的な面接と比較してどうか。

   0 = 平均的である。
   1 = 平均より少しよい
   2 = 平均よりやや劣る
   3 = 平均よりかなり劣る
   4 = 欠如している。

2. 面接者：身体表現（ボディーランゲージ）を評価する。被験者は十分な
   程度うなずいたり，笑ったりしたか。患者は，握手や他の適切
   な身振りによって出会いと別れの挨拶を適切に行ったか。患者
   の身体言語は，面接に情緒的意味付けをしていたか，あるいは
   面接とは解離していたか。

   0 = 良好：身体表現は適切。面接に情緒的肉付けをしている。
   1 = ほぼ良好：身体表現はほんの少ししか面接状況からの隔た
       りや解離を示さない。
   2 = 普通：身体表現は，時々面接状況からの隔たりや解離を示
       す。
   3 = 不十分：身体表現は，しばしば面接状況からの隔たりや解
       離を示す。
   4 = 非常に不十分：身体表現は，面接状況にほとんど関わりを
       示さない。

3. 面接者：感情的な疎通性を評価する。被験者が面接中に面接者に対して
   どれほどうまく感情をそれとなく伝えることができたか。面接
   はどれくらいあたたかな気持ちや，打ち解けた気持ちで行えた
   と感じたか。

   0 = 良好：感情的疎通性は接近しており，ある種の状況にふさ
       わしい遠慮がある。
   1 = ほぼ良好：感情的疎通性は普通はあるが，時おり患者は疎
       遠すぎることがある。
   2 = 普通：感情的疎通性は時々あるが，時々疎遠すぎると感じ
       られる。
   3 = 不十分：感情的疎通性は，まれに示されるのみである。
   4 = 非常に不十分：事実上面接の間情緒的疎通性があったとい
       う感じはない。

4. 面接者：全般的な疎通性を評価する。

良好	ほぼ良好	普通	不十分	非常に不十分
0	1	2	3	4

| 感情 |

5. 面接者：感情の豊かさを評価する。被験者は面接の間，予想範囲の情動を示したか。（例えば，悲しさ，喜び，怒り，そしてユーモアについて）。被験者に面接事項を話して，ふつうであればどう感情が表現されるかということを考えて評価する。すなわち，実際に悲しい内容が話題にされなかった場合は，患者が悲しみを示さなかったからといって不十分な感情であると評価してはいけない。

    0 = 良好：豊かな情動を示す。
    1 = ほぼ良好：情動はほんのわずか減弱している。
    2 = 普通：ある程度の感情の幅があるが，しばしばよそよそしい。
    3 = 不十分：感情はいつもよそよそしい，時々鈍麻する。
    4 = 非常に不十分：感情は平板である。

6. 面接者：感情の適切さを評価する。面接の内容から考えれば，患者がこちらが期待していない感情を表現しましたか。不適当な感情の存在のみを評価する。（平板な感情そのものは不適切ではない）。

    0 = 良好：感情は決して不適切ではない。
    1 = ほぼ良好：感情はまれにしか不適切でない。
    2 = 普通：感情は時に適切だが，時々不適切である。
    3 = 不十分：感情はしばしば不適切である。
    4 = 非常に不十分：感情はほとんど常に不適切で，会話状況に合致していない。

7. 面接者：感情の不安定さ／安定さを評価する。面接の間，患者の感情がどれくらいすばやく変化しましたか。面接の間の感情的な変化の適切さを評価する。

    0 = 良好：感情は非常に安定していて，よく調節されている。
    1 = ほぼ良好：感情は普通は安定していて，よく調節されている。まれにしか不安定にならない。
    2 = 普通：いくらか感情の不安定さがある。
    3 = 不十分：感情はしばしば不安定。
    4 = 非常に不十分：感情は面接の間頻繁に劇的に変化する。

8. 面接者：患者の感情の一般的な暖かさと冷たさを評価する。面接が家庭訪問時に行われた場合は，どれくらいもてなされていると感じましたか。

    0 = 非常に暖かい
    1 = 暖かい
    2 = 普通
    3 = 冷たい
    4 = 非常に冷たい

9. 面接者：全般的な感情を評価する。

良好	ほぼ良好	普通	不十分	非常に不十分
0	1	2	3	4

> 話／思考の体系性

面接者：この項目では，患者と面接者との面接の中で構造化されていない部分での患者の話に基づいて評価すべきである。

10. 面接者：話と思考の一貫性を評価する。被験者が質問の項目に執着したか，そしてそれに直接的な論理的なやりかたで答えたか。あるいは，被験者は対話のときに話題から脇道にそれたか。その場合は，被験者はどれほどの頻度，どれくらいの程度その話題からそれたか。ここでは「状況性」，すなわち最後には話し合っている話題に戻るような逸脱を含み，また「漠然性」，すなわち，被験者の思考の仕方に追いついていけないようなことも含む。

    0 = 良好：話は首尾一貫している。
    1 = ほぼ良好：話は普通は首尾一貫しているが，ときどき脇道にそれる。
    2 = 普通：一般に話は首尾一貫しているが，しばしば脇道にそれる。
    3 = 不十分：しばしば質問の内容から脇道にそれる。
    4 = 非常に不十分：患者はかなりいつも脇道にそれ，質問の項目に固執することはまれである。

11. 面接者：観念連合の体系性を評価する。面接のあいだ被験者の連合は意味をなしたか。あなたは被験者の推測の道筋を追うことが出来たか。たいていの個人の場合，たとえ彼らが脇道にそれやすいとしても，逸脱の道筋を追うことは容易である。他方，逸脱の道筋を追うことが難しい一群がある。それは教育水準，アクセント，発音の困難さ，その他を考慮しなければならない時である。

    0 = 良好：患者の連合はいつも適切で，後を追うのも容易である。
    1 = ほぼ良好：患者の連合はだいたいいつも適切で，時々話題との関連が薄くなる。
    2 = 普通：患者の連合は普通は適切であるが，確かに関連が薄いことがある。
    3 = 不十分：患者はほとんどいつも関連が薄いが，脱線や支離滅裂なことはまれである。
    4 = 非常に不十分：患者はしばしば明確に脱線し，首尾一貫しない，いわゆる「分裂病的」な話のパターンを示す。

12. 面接者：患者の話の速度を評価する。被験者の話の速度の平均はどれくらいでしたか？話しているとき被験者の話を中断することは難しかったですか？

    0 = 平均的
    1 = 少し切迫した話の速度
    2 = 明確に切迫した話の速度
    3 = 普通よりもゆっくりした話の速度
    4 = 被験者の話は非常にゆっくりしていて，長い休止がある。

13. 面接者：被験者の話の量を評価する。患者は質問に対してどれくらい応答をしたか。
　　　　　情報を得るために面接者がどれほど頻繁に患者を刺激したり，探りを入れ
　　　　　たりしたか。

　　　　　　　0 = 話の量は平均的
　　　　　　　1 = 話の量は平均よりやや多い
　　　　　　　2 = 平均よりもかなり多い
　　　　　　　3 = 話の量の貧困さの可能性
　　　　　　　4 = 明白な話の量の貧困さ

14. 面接者：被験者の話の内容の貧困さを評価する。患者の話は，量は十分であるかも
　　　　　しれないがほとんど情報を伝えてはいない。特に，反復性，紋きり型，内
　　　　　容のない話を評価する。

　　　　　　　0 = なし
　　　　　　　1 = 少し
　　　　　　　2 = やや
　　　　　　　3 = 中くらい
　　　　　　　4 = 著しい

15. 面接者：総括的な話と思考の体系性を評価する。

　　　良好　　　ほぼ良好　　　普通　　　不十分　　　非常に不十分

　　　　0　　　　　1　　　　　2　　　　　3　　　　　4

　　┌─────────────┐
　　│ 奇妙で風変りな行為 │
　　└─────────────┘

16. 面接者：運動性の行為，例えば姿勢，歩行，身体の動きを評価する。被験者の非言
　　　　　的語行為は奇妙で，風変りか。被験者は普通でない姿勢をとり続けたか。
　　　　　被験者が，なにか奇妙なチックや他の運動性の動きをしたか。

　　　　　　　0 = 奇妙な運動性の行為の証拠がない。
　　　　　　　1 = 運動性の行為はほんの少し奇妙
　　　　　　　2 = 運動性の行為は軽度に奇妙
　　　　　　　3 = 運動性の行為は中等度に奇妙
　　　　　　　4 = 運動性の行為は確実に奇妙

17. 面接者：被験者の社会的行為の適切さを評価する。患者の行為はなんらかの仕方で
　　　　　社会的に不適切だったか。例えば，あまりにも親密すぎる，例えば面接者
　　　　　の身体空間を侵犯していたか，じろじろ見ていたか，不適当な程誘惑的で
　　　　　あったか，浮わついていたか，あるいは敵意はあったか。面接者は患者の
　　　　　社会的合図を読み取れたか，あるいは「何か足りないもの」があったか。
　　　　　ここでは「自分自身に話をすること」と，状況に合わないユーモアを試み
　　　　　ようとすることを含む。

　　　　　　　0 = 社会的な奇妙さの証拠はない
　　　　　　　1 = 社会的行為はほんの少し奇妙
　　　　　　　2 = 社会的行為は軽度に奇妙
　　　　　　　3 = 社会的行為は中等度に奇妙
　　　　　　　4 = 社会的行為は確実に奇妙

18. 面接者：服装，身支度，清潔さの状況適合性を評価すること。この評価において，面接者は社会的環境や仕事を考慮しなければならない。（例えば，農民は事務員とは異なる基準で評価すること。）

    0 ＝ 良好：服装，身支度，全体的に適切。
    1 ＝ ほぼ良好：服装，身支度，一般的に適切。
    2 ＝ 普通：服装，身支度，いくらか不適切。
    3 ＝ 不十分：服装，身支度，著しく不適切。
    4 ＝ 非常に不十分＝服装，身支度，明白に不適切。

19. 面接者：全般的な奇妙さを評価する。運動面，社会面，着服行為を考慮すること。

    なし   ほんのわずか   軽度   中等度   著しい
    0   1   2   3   4

疑い深さと慎重さ

20. 面接者：疑い深さと慎重さの非言語的側面を評価する。被験者の用心深さの程度はどうですか。被験者は横目で疑い深い表情を示したり，危険に対して絶え間なく周囲を見回したりしますか。もし，面接が家庭訪問時に行われたならあなたを家にいれるのをいやがりましたか。これらの行為の多くが面接者を結果としてイライラさせていることに留意しなければならない。

    0 ＝ なし：非言語的な疑い深さや慎重さは全くない
    1 ＝ 少し：疑い深い行為がある可能性はあるが，まれにあるのみである
    2 ＝ 軽度：疑い深い行為が明確にあるが，時々あるのみである。
    3 ＝ 中等度：疑い深い行為は，明白にあり，普通にしばしば見られる。
    4 ＝ 著しい：ほとんどいつも疑い深い行為がある。

21. 面接者：疑い深さと慎重さの言語的側面を評価する。被験者は研究の目的について繰り返し質問をしたり，質問に対する回答の正当性を質問したり，あるいは質問の裏にある隠された意味をさぐったりしたか。

    0 ＝ なし：全く言語的疑い深さや慎重さの証拠はない。
    1 ＝ 少し：疑い深い言明のある可能性はあるが，まれにあるのみである。
    2 ＝ 軽度：疑い深い言明が明確にあるが，ときどきである。
    3 ＝ 中等度：疑い深い言明が明確にあり，普通にしばしばある。
    4 ＝ 著しい：疑い深い言明がほとんどいつも見られる。

22. 面接者：全体的な疑い深さを評価すること。

    なし   ほんのわずか   軽度   中等度   著しい
    0   1   2   3   4

易刺激性

23. 面接者：易刺激的な行為を評価する。被験者は怒りっぽいか，理屈っぽいか。これは，面接者に対する行為と，観察可能であれば，ある場所での他人に対する態度のいずれをも含む。

    0 = なし：全く易刺激性の証拠がない。
    1 = ほんのわずか：易刺激性がある可能性があるが，まれである。
    2 = 軽度：易刺激性は明白にあるが，時々あるのみである。
    3 = 中等度：易刺激性は明確にあり，普通によくおこる。
    4 = 著しい：易刺激性は常にある。

24. 面接者：社会的，人間関係の機能を評価する。被験者の生い立ち，性，年齢を考慮に入れて，患者は社会性や対人関係についてどれほどうまくやっているか。知人，友人や長期間続いている親しい人間関係の両方ともを考慮すべきである。患者は社会性を身につけてきたか，例えば社会生活を楽しめるか，有意義な友人関係を築いているか，異性との親密な関係をもっているか。

    0 = すばらしい：すぐれた人間関係や社会的機能
    1 = 良好：良好な人間関係や社会的機能
    2 = 普通：人間関係や社会的機能がほんのわずか低下
    3 = 不十分：明らかな人間関係，社会的機能の低下
    4 = 非常に不十分：人間関係，社会機能の非常な不十分

25. 面接者：患者は面接の長さに対してどんな反応をしましたか？

1	2	3	4	5	U
長すぎる，疲れて退屈で，時間を気にする		ほぼ正常		短すぎる，もっと長く話をしたい	不明

26. 面接者：質問に答えたとき，患者はどれほど心を開いて，気さくだったか。

0	1	2	3	4	5	6
非常に開放的		平均的			全く閉鎖的	

27. 面接者：患者の質問に対する理解力はどの程度でしたか？

    0 = すばらしい
    1 = 良好
    2 = 普通
    3 = 不十分

28. 面接者：この面接の全体的な質を評価すること。

　　　　　　　0 = 上質
　　　　　　　1 = だいたい信頼できる
　　　　　　　2 = 疑問が残る
　　　　　　　3 = 不満足

面接者：必ず面接を再考してみること。

X. 面接者による信頼性評価

面接者：患者から得られた情報がどれほど信頼できるか，以下の項目で示すこと。

		良好	中間	信頼できない
1.	身体化	1	2	3
2.	大うつ病	1	2	3
3.	躁病	1	2	3
4.	アルコール乱用	1	2	3
5.	薬物乱用	1	2	3
6.	精神病	1	2	3
7.	不安障害	1	2	3
8.	摂食障害	1	2	3
9.	反社会的人格	1	2	3
10.	全体的な信頼性	1	2	3

Ⅴ. 叙述的な要約

Z． 医療記録情報

患者ID：□□－□□□□□　　患者の氏名：＿＿＿＿＿＿＿＿＿＿　＿＿＿＿＿　＿＿＿＿＿＿＿＿＿＿

生年月日：□□－□□□－□□

医師名	病院／診療所	市	県	診察日	状　態

AA. OPCRIT情報

面接者：面接の間に得られた情報に基づいて<u>すべての被験者</u>についてそれぞれの項目を評価すること。

1. 病気の期間

    病気の全期間は，病気の活動期だけでなく前駆症状や残遺障害の期間も含む。精神病性障害において，前駆症状や残遺相の症状は，活動性の挿話の前か後で以下の項目のどれかの2つをとって評価する。

    週数
    □□

    社会的孤立／役割面における著しい障害

    著しい独特の行為

    身の回りの衛生面の著しい障害

    鈍感で，平板であるいは不適切な感情

    脇道にそれやすく，漠然としたあるいは作話的な話

    奇妙で異様な想念

    普通でない知覚経験

2. 増強した社交性

なし	普通	著しい
0	1	2

    なし ＝ 社交性の増強はみられない

    普通 ＝ 親しみやすすぎる

    著しい ＝ 社会的抑制を失っているので，状況に対し不適切で行状が一致しないような行為をする。

3. 他の非感情的幻聴の存在

いいえ	はい	不明
0	1	2

    他のいかなる種類の幻聴をも評価すること。これらは，気持ちのよいあるいは中立的な声や非言語的な幻覚を含む。この分類は，思考反響や，第3者による幻聴，自分の行動に注釈をする幻聴，罵ったり，非難したり，迫害したりする幻聴は含まない。

4. 他の妄想（62ページのQ.17を参照）

    他のいかなる種類の妄想をも評価すること。これらは，以下のものを含む。

    4.a) 一次的な妄想知覚　　　　　　　　　　　　　　0　　1　　U

    4.b) 妄想気分　　　　　　　　　　　　　　　　　　0　　1　　U

    4.c) 虚無的な妄想　　　　　　　　　　　　　　　　0　　1　　U

    4.d) 貧困妄想　　　　　　　　　　　　　　　　　　0　　1　　U

    4.e) 政治的妄想　　　　　　　　　　　　　　　　　0　　1　　U

    4.f) 本当はその人ではなく偽者だというような妄想　　0　　1　　U

5. 被験者の病識

    被験者自身の経験が異常であったり，それらが異常な精神過程の産物であるということを被験者が認識できなかったり，あるいは患者が自分自身の経験が異常であると認識しているが妄想的な説明をする場合には，被験者は病識に欠けているということになる。

あり	なし
0	1

6. 疎通性の難しさ

   面接者は，よそよそしく，孤立している様子の被験者と疎通性を確立することは難しいことだということがわかる。敵意や怒りっぽいという理由で面接することが困難な患者は含まない。

   <u>いいえ</u>　<u>はい</u>
   　0　　　1

7. 発病前の機能水準

   被験者は疾病の急性期のエピソードの後，発病前の機能を回復しない。

   <u>いいえ</u>　<u>はい</u>　<u>不明</u>

   7.a)　社会的機能　　　　　　　　　　　　　　0　　　1　　　U

   7.b)　職業的機能　　　　　　　　　　　　　　0　　　1　　　U

   7.c)　感情的機能　　　　　　　　　　　　　　0　　　1　　　U

8. 精神病症状が神経遮断薬に反応する。

   全期間を全般的に評価する。病状がなんらかの種類の神経遮断薬（デポ剤あるいは経口薬）に反応したようだったり，あるいは薬物治療を中止したらなんらかの再発があったりした場合は，反応ありとして記録する。

9. 障害の経過

   階層的な方法でこの項目を評価する。例えば，被験者の過去の経過が2と評価されたが，現在は4と評価できるということになれば，正しい評価は4となる。

   1 = 単一性エピソードで回復

   2 = 複数のエピソードでエピソード間は回復

   3 = 複数のエピソードでエピソード間は部分的回復

   4 = 連続性，悪化のない慢性の病状

   5 = 連続性，悪化を伴う慢性の病状

   6 = 以上のいずれにも当てはまらない，または障害がない

トレーニングマニュアル目次

		頁
	DIGSトレーニングマニュアルを始めるにあたって	144
A.	人口統計学	148
B.	既往歴	149
C.	修正MMS試験（必要に応じて施行）	150
D.	身体化障害	151
E.	精神障害の概略	153
F.	大うつ病	154
G.	躁病／軽躁状態	157
H.	気分変調症／抑うつ／気分高揚性格	159
I.	アルコール乱用と依存	161
J.	薬物乱用と依存	163
K.	精神病	164
L.	分裂病型人格の特徴（双極性障害中心）	171
M.	分裂病型人格のための構造化面接（SIS）修正版（精神分裂病中心）	172
N.	同時罹患の評価	185
O.	自殺行為	186
P.	不安障害	187
Q.	摂食障害	190
R.	病的賭博（該当者のみ施行）	191
S.	反社会性人格	192
T.	総合評価尺度（GAS）	193
U.	陰性症状評価尺度（SANS）	194
V.	陽性症状評価尺度（SAPS）	202
W.	SIS修正版の評価（精神分裂病中心）	213
X.	面接者の信頼性評価	214
Y.	叙述的な要約	215
Z.	医療記録情報	217
AA.	OPCRIT情報	218

DIGSトレーニングマニュアルを始めるにあたって

「感情障害および精神分裂病用面接基準の使用方法，一般版と生涯版（SADSとSADS-L）
J. Endicottら，1977年6月」より

目的

　この遺伝研究のための診断面接（DIGS）は，被験者の機能と精神病理に関する情報，なかでも感情障害と精神分裂病の研究に関連した情報に重点をおいて記録することを目的としている。さらにこの面接はアルコーリズム，薬物乱用，人格障害などのような多くの状態に伴うさまざまな症状も記録するようにできている。この面接の構成と質問項目の範囲は，多因子診断基準に基づいて診断を下すのに必要な情報を引き出すように設計されている。この面接は発端者とその近親者の研究に使用するのに適しており，疾患の現在と過去のエピソードを評価することができる。しかし，知的状態については一部の検査（ミニメンタルテスト変法）しか含んでいない。

面接者とトレーニング

　実際に精神症状について面接し判断を下した経験のある者が，このDIGSを施行する者として最も適している。すべての面接者が一定の診断基準で確実に施行できるようにほとんどの項目を定めているが，この面接で必要とされるような判断を下す際には，より一般的に使われている観察的評価尺度を実施するときよりも，より詳しい精神医学的概念に関する知識を必要とする。
　DIGSと関連する診断基準（DSM-Ⅲ-R, DSM-Ⅲ, RDC, GershonのRDC修正版, Feighner, OPCRIT 3.0 プログラムのための症状リスト，ICD-10診断基準，DSM-Ⅳ）を使用前に詳しく勉強しておくべきである。それにより面接者はDIGSを使用するための正しい手順と，症状項目を判定するための診断基準を理解することができ，高度な鑑別診断を行うのに必要な情報を知ることができる。それがなされていないと，面接者はどの時点で質問項目やセクションを省いてよいのかわからず，充分な情報をすでに得ていてもどの時点で被験者の話を遮って良いのかわからないし，要求されている判断を下すのに無関係な情報を被験者が提供しているかどうかも判断がつかず，被験者との最初の面接はひどくぎこちなく不必要に長いものになってしまうであろう。
　経験上，数回の面接を行うことが何よりも価値のあるトレーニングである。最初は面接者同士が互いに被験者の役割を演じて試して見るとよいであろう。次に実際の被験者で，できれば調査の対象となる集団を代表するような被験者を試す事が必要である。可能であれば，面接は複数で一緒に行い個々人がそれぞれ独立して評価し，面接手技や評価不一致の原因をもれなく討論すべきである。
　DIGSのほとんどの項目は生涯にわたる症状の出現に基づいて評価される。しかし（現在のエピソードの評価などの）いくつかの項目は特定の時期に限定して評価されるものである。

データの情報源

　被験者の障害が当初余りにも重篤な場合は，観察を行い，後に障害が軽くなったときにこの面接を終えるべきである。質問項目の評価は被験者と直接会って判断が下されたものでなければならない。

判定

　質問項目が被験者からほかの人に知らせなければわからないという主観的症状（抑うつ気分，記憶障害の訴えなど）であるのか，ほかの人に観察可能な行為（うつ的な外見）であるのかについて，特に注意を払う必要がある。各項目それぞれ別々に評価されるべきである。例えば引き込もりと興奮した行動が疾患のある時期に同時に存在していることもあり得る。面接者はある項目（興味の欠如や他の抑うつ症候群でみられる症状の項目）が存在するからといって，別の項目（抑うつ気分のような）の存在を推測してはいけない。しかしある症状について最初は否定していたがそれが間違いであると思われたときには，さらに調べることが必要である。利用可能な情報がある限り，面接者は症状の存在について最善の判断を下すべきである。
　質問に対してどのように記録したらいいのか迷う場合は，面接終了後に判断を下すことができるように左の余白に十分な情報を記しておくようにする。

面接

　何度も繰り返して，プロトコールを暗記してしまった面接者でもなお，判定が必要とされる領域を確実に網羅するための手引きとしてこの面接マニュアルを使うべきである。そのようにこの面接マニュアルを使うことにより，同一被験者に対する再評価や，違う被験者に対する評価，違う面接者によって行われた評価との比較においてその比較の精度は上がるのである。この面接マニュアルは自由陳述的に返答するような質問を多く含み，被験者に質問に対してただ単に「はい」「いいえ」ではなく，症状について詳しく説明してもらうようになっている。

　評価を行うにあたり充分な情報が得られる場合は，提示された質問の全てを尋ねる必要はない。そのような事は面接を不必要に長引かせるだけである。また面接者は面接マニュアルに固執すべきではなく，質問を変えたり省いたり補ったり，詳細を厳密に調べ，必要なら話題の順序を変えたりしてもよい。面接者はどの時点で前のセクションへ戻らないといけないのか（「大うつ病ではない」という最初の判断が後の質問の結果，間違っていると考えられる場合には，もう一度そのセクションに戻ってみる）知っておかなければならず，最も適切な評価をするために2つ以上のセクションを同時に考えないといけないため，鍵となる診断的鑑別点について十分に精通しておく必要がある。

　この面接マニュアルを使っても面接者には被験者の回答の信頼性に責任がある。被験者が「はい」と答えるからというだけの理由で，ある症状が存在すると評価してはいけない。被験者が評価されている症状を理解して話していることを確認するために，被験者自身の言葉でさらに症状についての記述がなされる必要がある。同様に，被験者が「いいえ」と答えたときにも面接者はその症状や行動が実際に存在しないことを確かめなければならない。症状が存在するという有力な証拠がある場合には（たとえば現在のアルコール使用を被験者が否認した後に，呼気からアルコールが検出された様な場合），被験者が否認したとしてもその症状は存在すると記録すべきである。

　ありそうもない症状が多くあるような場合には「…や…はどうですか。」というふうにして質問を組み合わせたり省略したりして，面接時間を短縮してもよい。

　面接者は「最初に具合が悪くなったとき，あなたは…？」「その時どんな風に悪くなりましたか？」「どのくらい長く続きましたか？」と言った質問をすることにより，被験者にいつの時点だったのかを頻繁に思い起こさせるようにすべきである。

評価の見直し

　面接終了後に，面接者は評価の見直しを必要に応じて行うべきである。必要に応じて，被験者にさらに質問をすべきである。

評価のつけ方

1. 評価をつける際には空白を残さないで「0」を入れる（たとえば7歳は「07」，4回は「04」）。

2. 「わからない」「思い出せない」場合は「UU」に○をつける。

3. 00＝ 一度もない
   99＝ 数えられないほど頻回
   RF＝ 回答拒否

　「一度もない」（00）あるいは「数えられないほど頻回」（99）と回答する場合には回答欄をすべて埋める。すなわち，3桁の項目では000あるいは999と，また4桁の項目では0000あるいは9999を記入する。

4. 指示に従ってとばした質問のみ空白にする。

5. 現在のエピソードとは過去30日以内の出来事と定義される。

6. しばしば：3回以上

7. かつて：1度でも

8. 頻回：3回以上

9. 繰り返し：3回以上

10. 日数や週数を尋ねる質問項目では，どちらか一つだけ記入する。7日以上の場合は週数を記入する。例えば2週間と3日と記入する必要はない。

11. 発症や最近の出来事を尋ねる質問では，あるエピソードについてすべての症状について尋ねるかどうかは面接者が判断する。たとえば「一番最後に躁／軽躁になった時，何歳でしたか。」（何かの症状について尋ねてみる。）

12. 思春期は12～18歳の期間と定義する。

13. 被験者が現在疾病を患っている場合は，そのセクションを優先して評価する。たとえば精神病症状がある場合には，まず精神病のセクションへすすむ。

14. 初発年齢：最初に症状が出現した年齢
　　再発年齢：最後に症状がみられたときの年齢

15. どう記入していいか判らないときは常に，編集者が判断できるように左の余白に充分な情報を記入しておく。

16. 一貫性が欠ける場合は，できる限り調査して思い出すようにし，正しい判断が下せるようにする。提示された質問のしかたについてはある程度柔軟に対応してよいが，記入方式には厳密に従うこと。質問がもっと多く必要な場合や，時には少ない質問でも足りる場合がある。

17. 「該当者のみ施行」の質問箇所については，各々の面接者がどの質問項目を使うのかを決める。

18. 平均値は面接者の判断で簡単に書いてよい。たとえば一晩にビール7～10本なら10と記入し，24～26歳なら25と記入する。

19. 「具体的に記入する」と質問の下に書かれている場合は，評価の根拠となっている症状や現象を聞き出し，記述的に記録する。この取り決めにより，面接者は，被験者が誤解をしてしまっているかもしれない質問に対して，ただ単に「はい」という回答を得るのではなく，具体的な症状の描写について尋ねることになる。（SCID）

20. 症状に先だって器質性の因子が存在していたことが明らかになった場合は：1) その器質性の因子は症状を引き起こしやすい事が知られているものであるのか。2) 症状はその器質性の因子が存在するときにのみ持続していたのか。の2点について注意する。例えば抗ヒスタミン薬による治療に引き続いて大うつ病のエピソードが起こる事はあっても，抗ヒスタミン薬がうつ症状を起こし得るという証拠はないため，そのような器質性の要因がうつの病因であると考えるのは妥当とは言えない。一方，マリファナは恐慌発作と病因的に関係があると言われており，マリファナの吸引後に恐慌発作を起こして吸引を止めた後に何週間も発作が続いている者に対しては恐慌発作の診断を下すことができる。（すなわち器質性による除外基準には当てはまらない。）（SCID）

21. 被験者が仮に薬物治療を受けていなかった場合は，どのような症状があったのかというような推論は行わずに，実際の症状の有無について記載する。たとえば，被験者がクロルプロマジン1000mgを毎日服用していて現在幻聴が消失しているような場合は，たとえ面接者が「薬がなかったら，恐らく再び幻聴が起こるだろう」と推測しても，幻聴は現在存在しないと記入しなければならない。同様に，被験者が毎晩睡眠薬を服用しており，入眠障害，中途覚醒，早朝覚醒などの不眠症状が軽快しているような場合は，不眠は現在存在しないと記入する。（SCID）

22. 前のセクションからの情報で回答が得られる場合は，質問せずに回答を記入する。

23. 記入し直すときは，元の回答の上に二重線を引いて，右端に正しい情報を記入する。

DIGSで行うことと行わないこと

1. 始める前に被験者に面接の目的について簡単に説明を行う。これは研究においてインフォームドコンセントの一部にもなる。（SCID）

2. 構造化面接を行うことについての弁解をしてはならない。たとえば（「この質問を読まないといけないことになっていますが，ほとんどの質問はあなたにはあてはまらないでしょう。我慢してください。標準化された面接をしないといけないのです。」など）。DIGSが適切に行われる場合は，臨床的な面接であるので，弁解する必要はない。（SCID）

3. DIGSの後のセクションで取り上げられている特異的な症状について，背景調査のところで詳しく質問しないようにする。（SCID）

4. 被験者が既に話していることを説明するため，もしくは，詳しく尋ねたり明らかにしたりするために若干変更する場合を除き，元の質問を厳守する。（SCID）

5. 同じ情報を得るためにより良い方法だと思って，元の質問を作り替えたりしてはいけない。それぞれの質問を正確に行うようにする。（SCID）

6. 明確にするために「その事について話してくれますか。」「…ということですか。」といった質問を付け加えてもよい。（SCID）

7. 利用可能なすべての情報を考慮して症状について判断を下し，他の情報と矛盾する回答が被験者から得られた場合には被験者に穏やかに聞き直すようにする。（SCID）

8. 他の情報と矛盾している場合や，無意味と思われる理由がある場合には，被験者の回答を受け入れなくてもよい。（SCID）

9. 被験者が質問を理解していることを確認する。質問を繰り返したり，被験者に解ったかどうかを聞くことも必要なことがある。質問している症状の全貌について（たとえば躁病エピソードとは何かについて）説明する。（SCID）

10. 被験者がわからないような言葉を使ってはいけない。（SCID）

11. 質問の時，面接者と被験者が同じ（適切な）時期について話しているのかどうかを確かめる。

12. 時期を確かめずに，被験者が述べている症状が同時にあったと推測してはいけない。例えば，2週間の抑うつエピソードの期間中に同時に起こった症状について尋ねているときに，被験者は1年前に起こったある症状と1週間前に起こった別の症状について語っている可能性もある。（SCID）

13. 考察している診断基準の項目の全てを判定するのに必要な情報を得ることに焦点を当てる。前述したように追加質問が必要になることがある。（SCID）

14. 存在するとされた症状は診断学的にみても明らかであることを確認する。たとえば被験者が常日頃から睡眠障害があるという場合には（評価されている期間に増悪しているのではない限り），大うつ病エピソードの診断に関わるDIGSの部分では「睡眠障害は存在する」と記載すべきではない。（気分変調症のような）慢性的な状況に（大うつ病エピソードのような）エピソード的な状態が重なるような場合，特に重要である。（SCID）

15. 特に薬品名を記載する時などには，判読できるように記入する。

16. 少数や分数は使用しない。

セクション A

人口統計学

このセクションは基礎的な人口統計学に関する情報を得るために設けられている。

Q3 被験者が結婚して戸籍上家族の一員になるか，養子として迎えられた場合は続ける。被験者が家族の一員であって，養子縁組が家族内のものであった場合も続ける。被験者が家族の一員であっても，他の家族からの養子縁組であった場合は，FIGSへすすむ。

Q5 人口統計学的定義のために115ページの付録A（日本の実情にあわないので日本語版では省略）を参照する。被験者に対して，リストの全てを読んで聞かせる必要はない。

Q5a-h 父親，母親の双方に対して，4種類記入することができる。

Q6 プロテスタントには次の宗派が含まれる。
バプティスト，長老派，メソジスト，監督派，ルター派，再臨派，エホバの証人

Q7 このセクションでは法的に認められた結婚のみを扱う。内縁関係はこの質問には該当しない。

Q8 ここで求められている情報は養子も含めた，生存している子供に関することである。死亡した子供については，女性の被験者は妊娠のセクションで，男性の被験者家族歴のセクションで取り上げる。

Q9 この面接では，非直系を親子以外の血縁者と定義する。被験者が法律上結婚しておらず，同居者と一緒に暮らしている期間が11ヶ月以下の場合は，「その他」に○をつけて，具体的な内容を記載する。

Q10 ボランティアの仕事は考慮しない。

Q10a 最高水準の職業とは，被験者が従事したなかで最も責任の重い職業を指す。職業の種別については，116～119ページの付録B（日本語版では省略）を参照する。

Q10b 世帯主について記入する場合，職歴の多くの部分に基づいて行う。世帯主とはDIGS質問票の3ページの職業図およびDIGSマニュアルの付録Bに従い，最も高い水準の仕事についた人と定義する。世帯主として適格な者の職業分類が両方とも同じである場合は最も高収入である人の職業を記入し，世帯主として考えられる人を欄外に記入する。

Q11 年数を記入する。
小学校，中学校，高等学校 = 1-12
大学1年間または（何年間でも）専門学校= 13
大学2年間 = 14
大学3年間 = 15
大学4年間 = 16
修士課程　　= 18
博士課程　　= 20+

公的な教育または技術訓練だけを記入する。この情報は回答記入欄に記入する。被験者が博士を取得している場合は，取得までの学校滞在年数および博士（学問分野）を余白に記入する。

Q12 この質問の意図するところは，なぜ被験者が兵役を拒否されたのかを明らかにすることにある。たった1人の生き残った息子である，良心的な戦争反対者である，牧師である，あるいは非常に重要な職業についている等の，いくつかの理由が考えられる。

セクション B

既往歴

このセクションは被験者がなんらかの身体疾患あるいは傷害をもっているかどうかを評価する。

Q1　精神科的問題を含まない。必要に応じて詳細な情報を得るために医療記録情報シート（140ページ）を用いてもよい。

Q2　この質問は医療記録を得るために用いてもよい。それゆえ非精神科的あるいは薬物乱用に関係のない入院歴の記録は出来る限り完全にすることが不可欠である。被験者に頻回の入院歴がある場合は，その情報を余白に記録する。扁桃腺切除術のような小さな外科手術の場合は「回数」欄に記入すべきであるがこのような入院の詳細を記録する必要はない。

Q3　被験者が医師によって診断されたのかどうかを注釈欄に記載する。

Q3a　生理中のホルモンバランス不全は含まない。

Q3b　頭痛の詳細について厳密に調べる。偏頭痛は普通，急性で挿話性でドキドキと激しく脈をうつようで片側に起こり，吐気や視力障害を伴う。

Q3d　鉄欠乏症はここには含めない。精神医学的症候学は鉄欠乏症が原因で起きるわけではない。被験者の主治医によって確かめられたビタミン不足があれば「はい」に○をつけ，どのビタミンが不足しているのかを記載する。

Q3g　家族性振戦，チック，遅発性ジスキネジア，それにTourette's症候群を含める。

Q4　なぜ被験者がその検査を受け，結果かどうであったのか，どこで検査を受けたのか，わかっている場合には医師の名前を注釈欄に記載する。

Q5　被験者が治験薬を服用中である場合は，注釈をつける。

Q6　出産時の異常について質問する。出産後の入院が伸びた場合は特に厳密に調査する。運動発達の遅れのような早期発達異常についても厳密に調査する。早期発達の時期とは出生時から6歳までをいう。出生時に鉗子を使用した場合には「はい」に○をつける。

Q7a　喫煙者だけに質問する。
　　　#PPD = 1日に吸う煙草の箱数
　　　#YRS = 喫煙年数×（平均）箱数

Q8b　流産，死産，人工流産を含める。被験者の反応を記録する。双子やそれ以上の複数出産は1回の妊娠として数える。

Q9　（月経）落ち込むのか，高揚するのか，それともイライラするのか，気分変調について質問する。気分変調の方向性（落ち込む方か調子が高くなる方か），期間，重症度を具体的に記入する。

Q10　（閉経）被験者が現在閉経中である場合は，「はい」に○をつける。閉経は自然に起こることもあり，また外科手術で引き起こされることもある。ホルモン置換療法についてはここで質問する。

セクション C

修正MMS試験（必要に応じて施行）

この検査は被験者に見当識がなく，混乱し，適切な回答ができない場合や実際に記憶欠損がある場合に用いられる。

Q1 見当識
1) 日付を尋ねる。それから特に欠如している箇所を尋ねる。正答1つにつき各1点。　0～5点
2) 順番に以下の（括弧内の）質問をする。「この病院（この町，郡等）の名前を言って下さい。」正答1つにつき1点。0～5点

Q2 記銘力
記憶力をテストしても良いかと被験者に尋ね，3つの無関係な物の名前をはっきりゆっくり，各々約1秒ずつかけて言う。面接者が3つの単語を言った後に被験者に繰り返すように言う。この最初の反復で点（0点～3点）をつける。3つの全てを繰り返せるまで繰り返す（ただし反復は6回まで）。被験者が結局3つの全てを覚えられない場合は，Q4の想起テストはできない。

Q3 注意と計算
被験者に100から7ずつ引いていくように言う。5回引いたところで（93, 86, 79, 72, 65 ）中止する。正しく行えた引き算の総回数を得点とする。被験者が全く足し算も引き算もできない場合は印をつけて「world」という単語を逆に綴るように言う。正しい位置にある文字の数を得点とする（例：dlrowは5点，dlorwは3点）。0～5点

Q4 想起
前に覚えておくように言った3つの単語を被験者に想起できるかどうか尋ねる。0～3点

Q5 言語
名前　被験者に腕時計を見せそれが何であるかを尋ねる。鉛筆についても同様の質問を行う。0～2点
反復　被験者にあなたの後で「No ifs, ands, or buts」を繰り返すように言う。試行は1回のみ。0～1点
3段階命令　被験者に1枚の白紙を渡し，命令通りにさせる。正しく実行する毎にそれぞれ1点を与える。0～3点

Q6 認知状態
読解　1枚の白紙にはっきり見える程大きな文字で「目を閉じなさい」と書き，被験者にそれを読んでその通りにするように言う。被験者が実際に目を閉じた場合のみ1点を与える。0～1点
書き　被験者に質問票10ページの下の余白に，面接者に文を書くように言う。書き取りであってはならず，自発的になされなければならない。主語と述語があり，意味のある文でなければならない。正確な文法や句読点は不要である。0～1点
筆写　白紙に各辺2.5cmの交差した2つの五角形を描き，被験者にそれを正確に写すように言う。1点を与えるためには例えば10個の角は全て存在し，4本の線が交差していなければならない。震えや回転は無視する。0～1点

Q8 被験者の意識レベルを推定し，適切な評価に○をつける。
　　　1=清明(Alert)
　　　2=傾眠(Drowsy)
　　　3=昏迷(Stupor)

セクション D

身体化障害

このセクションは，DSM-Ⅲ-RとDSM-Ⅳを使用した身体化障害のための診断基準である[注]。身体化障害の診断には，多くの質問を要するため，質問事項を適当にとばして分岐させていく手順が含まれる。

〔監訳者注〕DIGSが作成された1991年当時はDSM-Ⅳは作成段階にあったため，ガイドライン案の"DSM-Ⅳ Options Book:Work in Progress (9/1/91)"の中の「身体化障害」のセクションの使用許可が，一定の条件下でアメリカ精神医学会から承諾されていた旨が原著ではこの部分に注釈としてつけられている。

Q1 DSM-Ⅲ-Rの身体化障害の診断基準を以下に示す。
(1)30歳以前に発症し，多数の身体的訴えまたは「病弱である」という確信の既往がある。
(2)身体の疼痛，胃腸症状，神経症状，非特異的全身症状のセクションにあげられた，少なくとも13症状が存在するか，器質的病変ないし病態生理学的機序（例えば，身体疾患，外傷，治療・薬物・アルコールの結果と関係ない）によるものではないこと。
(3)恐慌発作中にだけ生じるものではないこと。また処方箋（店頭で買えない）薬物を使用したり，医師（または健康に関する専門家）に相談したり，生活習慣を変えるということによるものではないこと。
このセクションは，DSM-Ⅳのガイドラインに沿って構成されており，被験者が4項目以上の身体の疼痛を訴えていない場合は，このセクションをとばす。

質問は適切で必要な質問に「とぶ」ことにより，さらに効果的となる。しかしながら，疑いがある場合は次の質問にすすむべきである。

Q2 この質問は，患者にこの疼痛がかつてあったかどうかを尋ねているのではなく，特定の身体の疼痛に悩まされたことがあるかどうかを尋ねている。この質問には書面を使用する。

Q3-13f 重症度コード（0.1.2.3.4）の程度は，それぞれの症状の重症度と病因の両者を測定するものである。

ここでいう専門家とは医師，脊柱指圧師，看護婦，ソーシャルワーカー，心理士，カウンセラーである。重症度コード「2」は，アルコールや路上で不法に購入する薬物（ストリートドラック）に関連したものである。処方薬による二次的な症状は，「3」に〇をつける。
このコード構造は，身体化障害全体のセクションに適用される。身体化障害のある人は，このセクションを完成させるには長い時間がかかる。この疾患を持つ人は一般的にそれぞれの症状に関連した詳細を論じる傾向がある。助けを求める行動や，得られた情報の適切な詳細を記録することが重要である。しかし，細部の症状の記録をする努力はすべきである。ときに本当の痛みと想像上の痛みの区別が難しいことがある。リストにある疼痛／問題のほとんどは解説的であり，したがって自己解釈的である。「泣きたいと感じる時以外に，喉にかたまりができる。」というように，いくつかの問題はある条件設定のもとでのみ，みられることがある。
ときどき，関節の疼痛についての質問をした後に，被験者が脚や腕に疼痛があると答えることがある。そのような症例には「それについては後で質問します」と話すようにする。症状は記録しておき，「腕や脚の他には痛みがありますか？」と腕や脚以外を強調して，再び質問する。「額につらく燃えるような感じがある。」というように，被験者がリストにない疼痛を掲げることがある。リストにない疼痛は全て「その他の痛み」のところに記録する。特定の症状に属する全ての情報は，記録すべきである。これには，いくつかの方法がある。はじめに面接者がその症状について，被験者に尋ねる。

面接者：「あなたは背中の痛みに悩んでいるとおっしゃいましたが，その背中の痛みについて，医師または他の（健康に関する）専門家に相談しましたか。」

次に面接者は重症度の決定を試みる。

面接者：背中の痛みはあなたの生活活動に支障のでることが多くありますか。

この場合，面接者は，その疼痛が専門家を捜したり，助けを求めたりする程，重篤なものであるのかどうかを決定できるように努める。
被験者が専門家の助けを求めていると言う場合がある：
　　被験者：「私はすぐに主治医（内科医）のところへ行きました。主治医は，私の背骨を検査する必要はないと考えられると言い，整骨医を紹介してくれました。」

面接者は「誰が診たのか」という欄にこの情報を記録し，その際次のように質問する。
　　面接者：「整骨医は何て言いましたか。」

被験者は以下のように答える場合がある：
　　被験者：「私の背骨には側弯というひどい弯曲があり，このために私が仕事でコンピューターの前に座ると，背骨にとてもストレスがかかると言われ，背もたれをつけることを勧められました。」

この情報によって，面接者は被験者の身体的問題をはじめて記録でき，この痛みがいつも側弯（または，他の身体疾患や外傷）からくる場合は，「3」に○をつける。
また被験者は以下のように答える場合がある：
　　被験者：「整骨医は，私の背骨に異常はないと言いました。けれども私はまだ背中に問題があると思っています。」

このような場合，面接者は「何と言われましたか。」という文の下の「診断なし（問題なし）」に○をつける。面接者はそのとき，次のように尋ねる。
　　面接者：「あなたの背中についての悩みは処方薬の投与，その他の薬物の投与，または飲酒による結果として起きたものですか？」
　　被験者：「いいえ，私はそうは思いません。」
　　面接者：「あなたの背中についての悩みは，身体疾患や外傷の結果として起きたものですか？」
　　被験者：「そうではありません。」

ここで，面接者は背中の痛みがまさに精神的な原因によるものと指摘し，「4」に○をつける。

Q2f　女性の場合に限って（性交時の疼痛）は出産直後の期間は含まない。

Q3L　重症度4が4項目以上の場合はQ5へすすむ。重症度3または4が4項目以上の場合は，特に重症度3と記入した質問についてより多くの情報を収集する。標準的な情報収集のほか，必要に応じて他の方法も考慮する。

Q4　不確実な場合はセクションを続ける。

注意：面接者は，DIGSにおけるQ7の後で，Q7a-7eのみは重症度コードに言及する。

Q7e　「3種類以上の食べ物（の組合せ）で病気になった。」これは，3種類以上の違ったタイプの食物を意味し，同じタイプのものは考えない。（たとえば，アイスクリーム，チーズ，ホイップクリームは全て牛乳からできており，同じタイプの食物とする。）

Q16e　「あなたの心臓があまりに強く打つため，胸がどきどき鳴るように感じたことがありますか？」被験者が「はい」と答えた場合は，これが激しい運動のときや，恐ろしい映画を観ているときだけに起きるのではないということを確かめる。その症状は自然に起きたものでなければならない。

　面接者はQ2. Q3. Q4. Q7. Q10. Q13b2. Q13f. Q16g　の後に質問項目を飛ばす場合，次のセクションに移ることになるので，特別な注意を払う必要がある。

セクション E

精神障害の概略

　概略とは被験者が認める感情問題の明らかな病歴である。いくつかの異なる問題がある場合には明らかに研究に関連していると思われる順に調査を行う。被験者が簡潔に，あるいははっきりと話の説明ができる場合は，面接を早くすすめることができる。被験者が何の問題も認めない場合は，項目を追加して質問し，肯定的な回答が広範囲に得られるように尋ねるようにする。被験者の中には病気の詳細を，綿々と説明をする人がいるかもしれないが，その場合は疎通性の確立のためおよそ5分間をそれに当て，その後は質疑応答形式に穏やかに方向を変える必要がある。概略は，また被験者の病前の機能レベルについての情報を得るには重要である。このセクションに要する時間は様々であるが，病理を持つ被験者のほとんどは完成させるのに10〜20分はかけるべきである。

Q2a 発症年齢：精神科的理由のため，専門家のアドバイスを求めた最も早い年齢または，主観的苦痛や機能低下などの症状が起き始めた年齢。

Q2b 失業：被験者が上記に定義した疾患の発症時に雇われていなかった場合。女性が家庭で家事だけをしていたり，学生が基本的にすべて授業に出席している場合は，雇用については「はい」に○をつける。（OPCRIT）

Q4 被験者に長い病歴がある場合は，質問票の17ページ，Q4の後の投薬リストを読むと役に立つ。より完全なリストは，120〜121ページの付録C（日本語版では省略）を参照する。

　一般に面接初心者は適切な情報を記録するのに，精神障害の概略を使って始めることを望むが，経験を積んだ面接者は表の前にある白紙のページを使うようになる。叙述的な説明の中で症状，治療等について記録する。
　DIGSの140ページの形式を使用することにより，全ての精神科入院患者と外来患者について医療記録の必要があることに気づくようにする。

Q5a 被験者が入院していて，その後，他の病院へ転院した場合は，1つの入院として数える。

セクション F

大うつ病

　このセクションでは，DSM-Ⅲ-R, DSM-Ⅲ, RDC, RDC修正版（Gershon）, ICD-10, OPCRIT3.0プログラムの症状記録を使用して，大うつ病の診断基準に該当するかどうかを確認する。

　面接者は最も重篤なときのエピソードと現在のエピソードの両者を評価する。現在のエピソードとは過去30日以内に起きたものと定義される。被験者に元気がない，悲しい，憂うつまたは怒りやすいと感じたり，普段の行動で楽しめない期間が少なくとも1週間ある場合は，全てのセクションを行う。DSM-Ⅲ-Rでは，現在のエピソードが基準を完全に満たしていなくても，他のエピソード（最も重篤なエピソード）が基準を満たしていなければ，診断は生涯のものとなる。

　　ボックスコード：うつの可能性のある症状の全域を網羅するために多くの質問が含まれている。症状を主要な系に分類するために，回答は，カテゴリー別の回答欄に入れられる。従って，睡眠障害があれば，多様な出現様式があるがそれには関わらず、「あり」と評価する。いくつかの回答では，時間や体重等の量的な測定と同様，カテゴリー別回答欄は用意されていない。しかし，回答をコンピューター解析する際には，症状カテゴリーにウエイトを置くことがあるので，データは正確に記録すべきである。

　被験者が現在最も重篤なエピソードであると述べている場合には，症状についての質問事項Q6-16は，最も重篤な症状のコラムに○をつける。

Q1-2　包含する診断基準を調べる。セクションを完成させるには，被験者はQ1かQ2のいずれかに「はい」と答えなければならない。1週間という最短期間が，このスクリーニングの質問の両方に含まれる。被験者に症状があるもののその持続期間が1週間以内である場合には，「いいえ」に○をつける。Q1とQ2の両方に「いいえ」と答えた場合は，このセクションの残りはとばす。被験者がQ1に「はい」と答え，その症状が易刺激性のみと答えた場合には，欄外の注釈に記載する。

Q4b　この期間は少なくとも1週間続くことが必要である。

Q6a　1回のエピソード期間に体重増加と体重減少が混合して見られる場合は，体重変化の最も大きいときの変化を記入する。

Q6d　1ヶ月に5％以上の体重の増加または減少，もしくはほとんど毎日の食欲の増加または減少が，この症状に対するDSM-Ⅲ-Rのガイドラインである。

Q7-7f　睡眠パターンの変化の症状をチェックする。これは，睡眠が少なすぎるのか，多すぎるのかのいずれかである。被験者がQ7に「はい」と答えた場合は，Q7a-Q7fが，睡眠パターンの変化を示すために用いられる。

Q8　この症状は，被験者自身では認めたり説明することはできないが，他人には被験者の行動がいつもとは違うと気がつく可能性のあるものである。

Q10　特定のエピソード期間に，いつも通りの行動を楽しむことができなくなっているかどうかが評価される。

Q17　1つのボックスにつき症状1つありと数えることで，症状の数を数えるたとえば，Q12とQ13の両方とも「はい」に○がつけられても，同じボックスの中にあるから，数えるときは有する症状は1つと数える。

　Q6からQ16で現在のエピソードとして認められる症状が3つ以下の場合は，Q6に戻り最も重篤なエピソードを記入する。

Q18　5つの症状が（Q1とQ6-16を含む）2週間中ほとんど毎日ある場合にだけ「はい」に○をつける。

Q20-21　幻覚や妄想についての内容を具体的に記入する。Q22はここで得られる情報に基づいて記入する。より多くの必要な情報を収集し，例を挙げてもらうようにする。

Q20b　うつ病相の期間に，精神病症状の期間は数えてはいけない。

Q22　精神症状が気分に一致して出現しているのかどうかを決定する。この区別は，重要である。精神症状が気分に一致していないのか（分裂感情障害），あるいは気分に一致しているのか（大うつ病）ということを基に，診断が下されるようにする（RDC）。気分に一致していない項目を評価するためには1例を挙げるだけでよい（余白には全ての例を書いておく）。DSM-Ⅲ-Rによると，気分に一致した精神病症状の特徴は「内容が抑うつ気分に完全に一致した幻覚や妄想」である。気分の沈むテーマに関連したパラノイアの妄想は気分に一致していると考えられる。気分が落ち込んでいる場合には，幻覚や妄想の内容は個人の不適応，罪責感，病気，死，ニヒリズム，罰を受けるというようなテーマになる。気分に一致しない精神病症状の特徴は「内容が抑うつ気分に一致しない幻覚や妄想であり，そのような症状の例としては，上記のテーマのいずれとも明らかな関連が見られない内容に支配されている思考吹入，考想伝播および妄想」として記載する。

Q24　被験者も抗精神病薬の処方を受けている場合には，「はい」に○をつける。

Q23-26a　これらの質問は，被験者がうつ病エピソードの期間にどのような種類の援助を受けたかについて尋ねる。これはエピソード期間中の障害の程度を決定する目的でも用いられる。被験者がECT（ショック療法）を受けたり，2日間以上の入院をしていた場合は，無能力と考え，Q29にすすみ，#2＝無能力に○をつける。

Q27-28b　これらの質問もまた，被験者の障害の程度を決定する試みとなる。被験者が自分の主要な役割に対して，少なくとも2日間，機能することが完全にできない場合は，無能力であると考える。一方，主要な役割は続けられるものの，仕事の質が落ち込んでいると他人が認めた場合は，被験者は「無能力」というよりはむしろ「能力低下」と考えられる。主要な役割とは，被験者がフルタイムでしていることと定義する。たとえば，終日学校に行き，部分的に働いているケースでは，主要な役割は学生である。被験者が外で仕事をし，家事や育児の責任を負っている場合も，主要な役割は仕事と考えられる。
Q27では，ホームレスの場合は4＝その他に○をつける。Q28の「具体的に記入する」には，被験者の機能がどう影響して，どのくらい長続きしたのかを記載する。

Q29　面接者が評価した理由を欄外に記入する。

Q30　「ECT」や2日間以上の入院のために無能力や能力低下となった場合，あるいは主要な役割としての働きができなくなった場合に，重大でない役割における障害のレベルについてこの質問をする。

Q31-35　これらの質問は，器質的な要因があるのかどうかを決定するために行われる。質問では被験者の最初の答えに基づいて「はい」に○をつけるべきではない。要因と考えるには，（新薬の投与，または薬物やアルコール使用の明らかな増加等の）変化が，エピソードの始まる1ヶ月前に起きていることが必要である。また，考えられる要因がなくなった後も（例えば2週間），症状が持続するような場合は，非器質的な原因と考えられる。より多くの情報を得た後に，被験者の話したことが確かに器質的な要因であると考えられるかどうかの判断を行い，記入する。質問したときに，忘れずに具体的な情報を記入しておくようにする。ここに書かれたコメントは，最終診断を下す際に利用できる。器質的要因のあることが疑われる場合には，少なくとも1回以上の「明らかな」器質的要因のないエピソードの存在の有無を確認するようにする。

注意：うつ病の他のエピソードが全くないか，あるいは他のエピソードもはっきりしない場合は，大うつ病のセクションは，評価しないで残しておく。31～36の項目からそれが明らかなエピソードではないことが明白になる場合もある。

Q32　出産後 6 週間以内に始まるエピソードが，産褥期うつ病である。

Q36　親類，配偶者，またはまれに友達の死から 3 ヶ月以内に始まるエピソードは，死別または悲嘆反応である。

Q37　特定のエピソードを評価している間や，別の明らかなエピソードを確立するために行われた構造化されていない面接を通して得られた情報に基づいて，この質問に答える。

Q38　この質問と，その小項目は再発を決定するために用いる。少なくとも 2 回のうつ病のエピソードが，大うつ病再発の診断を確定するために必要である。2 つのエピソード，例えば現在のエピソードと最も重篤なエピソードがすでに確立している場合は，この質問はとばすことができる。再発のエピソードは重篤または無能力であることがある。

注意: 31ページのチェックリスト（項目38b）や他の調査から，うつ病の明らかなエピソードが見出された場合は，欄外にその明らかなエピソードの情報について記載する。うつ病のセクションに戻って，評価をやり直してはいけない。

Q42　双極性感情障害の患者では，時々，うつの治療に三環系抗うつ薬やECTを行い，躁または軽躁エピソードをきたすことがあることから，この質問が尋ねられる。この情報は双極性感情障害の診断を行う際に役立つ。

注意: 病気の経過を確定するために，このセクションでは時間経過が役に立つことがある。

　付録D（日本語版では省略）に，うつ症状を引き起こす一般的な原因のリストがあるので参照する。

セクション G

躁病／軽躁状態

このセクションでは，DSM-Ⅲ，DSM-Ⅲ-R，RDC，RDC修正版（Gershon），ICD，OPCRIT3.0プログラムの症状記録を使用して躁病／軽躁状態の診断基準に該当するかどうかを確認する。

次のセクションでは，被験者に次のようなエピソードがあるのかどうかを決定する。すなわち，機能低下またはその前後の機能とは明らかに区別される精神病理（それは以下に示す躁病または軽躁状態の診断基準に合致している）が比較的不規則に続いているかどうかということ。躁病または軽躁状態の全ての診断基準を満たしてはいないが，何らかの感情障害の証拠がある場合には，障害を詳述する。

SADS-Lと違ってDIGSは躁病と軽躁エピソードを引き出すのに，たった１つのセクションしかないことに注意する。躁病と軽躁エピソードとの主要な違いは，症状の重篤さと機能低下にある。実際には躁病エピソードとは本来，機能低下が生じない場合をいう。

このセクションではスクリーニングの質問（Q1a-1d）と他の情報に基づいて，このセクションを続けていくかどうかについての決定をする。Q1.eで「いいえ」と回答した場合は，39ページのQ35へすすむ。

躁病症状が過去30日間に存在している場合は，現在のエピソードを最初に記入する。

調査質問では，<u>明らかに普段の自分とは違う</u>というフレーズが強調されることが<u>必須</u>である。

Q1a これは診断基準に基づいた質問である。被験者が典型的な良い気分の期間について話さないということを確かめる必要がある場合には２番目の質問（「それは，ちょうど気分が良いという以上のものでしたか」）を行う。

Q1b 躁病は，気分が良いまたは高揚していると同じように，怒りやイライラの感情として経験する。この質問は，その可能性をカバーするものである。

Q1c 被験者が真の躁病エピソードについて確実に答えるかどうかが不確かだったり，被験者には家族や他の情報提供者の観察や報告を基に過去または現在，躁病エピソードにあると信用できる理由がある場合には，このスペースと可能な調査でより多くの情報を集めるようにする。回答した報告以外に何かの症状を疑う場合は，面接者の疑う要因を相手に示さずに症状について話し合うよう試みる。例えば，被験者が前のセクションで述べた何かに戻って言及してもよいかもしれない。被験者に1987年に躁病エピソードがあり，その時行われたことについて被験者の発言を面接者が疑う場合はその事に言及する。「1987年に入院した時は，いかがでしたか。」または「1987年に失業した時は，いかがでしたか。」被験者の行動から現在の躁病エピソードを疑う場合は，「今日，あなたは本当にエネルギッシュで，よい気分のように見えます。このような気分は，もうどのくらい続いていますか。その期間について話し合いましょう。」というようなことを言ってみる。

Q1d 診断基準を満たすには躁病症状が１日中<u>持続</u>するか，断続的に２日間以上続かなければならない。

Q1e ここに掲げる全ての情報を使用して，このセクションを続けるかとばすかを決める。不確実な場合は，このセクションをとばしてすすむ。

Q2 Q1cで情報が得られた場合は質問しないで記入する。

Q5-13 診断基準に必要な躁病症状をチェックする。被験者の気分がイライラして高揚している場合は，高揚に○をつけ，欄外に「被験者は気分のイライラと高揚の両方の症状がある」と記入する。

Q10a-b 睡眠パターンのわずかな変化は，この症状の診断基準には合わないので，（普通の時と躁病エピソードの時の両方について，）睡眠時間量がどのくらいなのか評価することは重要である。

Q18 Q16-Q17に記述された精神病症状が気分に一致したものなのか，気分に一致しないものなのかを確定する。DSM-Ⅲ-Rによれば気分に一致した精神病の特徴とは「肥大した価値観，力，知識，アイデン

ティティー，または神や有名人との特別な関係という典型的な躁病症状に全く内容の一致した幻覚や妄想」である。躁病症状に関連したパラノイアの妄想は，気分に一致したものと考えられる。気分に一致しない精神病は思い上がった価値観，力，知識，アイデンティティー，または神や有名人との特別な関係という典型的な躁病症状を含まない幻覚や妄想を表す。迫害妄想（誇大的な考えやテーマとは直接関連しない），思考吹入，作為妄想，考想伝播，考想吹入，または考想奪取のような症状を含む。

Q19-22a 　（RDC修正版によれば）これらの質問はエピソードの能力低下の程度を決定するのに用いられる。被験者が，そのエピソードの期間にECT（ショック療法）を受けていたり，入院したり幻覚や妄想を体験していたり，少なくとも2日は主要な役割を完全に果たすことができず，または会話を続けることができない場合は無能力であると考えられる。被験者に機能の減退がみられるものの無能力とする程重篤でない場合は，能力低下があると考えるべきである。

Q20 　躁病エピソードを抗精神病薬で治療した場合は「はい」に○をつける。

Q24 　「具体的に記入する」欄には，どういう機能に影響を与え，どのくらいの期間であったかを記録する。

Q25 　欄外に改善の詳細を記入する。

Q27-29c 　これらの質問は，問題となっているエピソードの始まりや持続に関連する器質的な要因があるかどうかを決定する際に利用できる。尋ねたとき，情報を特定できるよう気をつけること。面接者は，言及された器質的要因が本当にエピソードの原因であるかどうかを判断することが必要になるものと思われる。例えばコカインの1回の使用が躁病エピソードのきっかけにも6ヶ月間の持続にも関係していないなどである。器質的要因を疑う場合は，少なくとも1つの明らかな（特に器質的要因のない）エピソードが存在するかどうかを確認するようにする。

Q30 　特定のエピソードの評価をしているときに得られた情報や，他の明らかなエピソードを確定するための試みをしている時に得られた情報を基にこの質問に答える。躁病エピソードが軽躁エピソードと区別できる場合はこのエピソードを躁病として○をつけ，欄外に注釈をつける。

Q32 　混合性感情障害では，不快な（dysphoric）または抑うつ気分に伴って，調子が高くなることがある。観念奔逸のような躁病症状もいっしょにみられる。躁病は愛する者の死後や愛する物の喪失後に起こる。このようなことが起きた場合は病的反応と考えられる。

Q32a 被験者が混合性感情障害特徴を表している病気の期間が長い場合は，それは1つのエピソードと考えるべきではない。エピソードの回数が確定できない場合は99を記入する。　付録D（日本語版では省略）に躁病の一般的な原因のリストがあるので参照する。

セクション H

気分変調症／抑うつ／気分高揚性格

このセクションでは，DSMIII-Rを用いて，気分変調症の診断基準に該当するかどうかを確認する。

　気分変調症とは，少なくとも2年の間，1日の大部分，そうでない日より多く起こる抑うつ的な気分になることである。言い換えれば，かなり長期間続き，うつ症状を伴った抑うつ気分ではあるが，大うつ病エピソードほど深刻ではないものである。

Q2　2年間の気分変調症の間や気分変調症の徴候がみられる前の6ヶ月間の大うつ病のエピソードは，その2年間を検討から除外する。

Q3　ストリートドラッグ，アルコール，薬物治療，身体的病気のような器質的要因がそのエピソードの要因や長期化の原因になっていないかどうかの確認を試みる。

　　Q2かQ3が「はい」と記入された場合は，明らかである他のエピソードを確定することを試みる。明白なエピソードが，確定された場合は，Q1aと Q1bで得られた年齢を斉記入する。明白なエピソードが確定されない場合は，たとえそれが除外されたとしてもその期間に得られた情報で何とかそのセクションを完成させる。

Q5　気分変調症の2年の期間，普通の気分が少なくとも2ヶ月あった場合，検討からその2年間を除く。被験者の気分が別の2年間に少なくとも2ヶ月間普通に戻らないことが存在したかどうかを確認するようにする。

抑うつ性格／気分変調性格

　一般人口中における頻度は，抑うつ性格と気分変調性格が2～3％であり，気分循環性格は1％である。感情障害の家族構成員の中での頻度は，抑うつ性格と気分変調性格がおよそ3～4％であり，気分循環性格は3％である。

抑うつ性格

　このセクションでは，RDC修正版（Gershon）を用いて，抑うつ性格の診断基準に該当するかどうかを確認する。

　このカテゴリーは，これらの診断基準に記載された他のどんな精神病状態にも属さない不快な（dysphoric）気分に（慢性的に）悩まされることが特徴的な被験者のためのものである。
それは，抑うつ性格，感情的不安定，無力性格，あるいは慢性的心配（恐慌発作を除く）として分類される被験者を含む。
　情報は病前期間に得られるべきである。Axis Iの診断がない場合は，18歳以降の被験者の機能を考慮する。

Q6　大感情障害がみられない被験者における18歳から現在の年齢までの半分（50％）の年数。感情障害の被験者については，18歳と大感情障害の発症年齢間で病期が50％以上ある場合は「はい」に○をつける。50％と計算されるとき，最初のエピソードは不明瞭である可能性がある。。

　　例えば，ある被験者が面接のときに40歳で，35歳の時に大感情障害のエピソードがあった場合は，面接者は以下のように41ページのQ6について質問する。「あなたの人生の大部分において，すなわち18歳から35歳の間の少なくとも半分以上の年数で，あなたは悲しみや落ち込みやふさいだ気分を感じた時間，日，週がありましたか。」

　　少なくとも成人初期から，より若い人では10代後半から，大部分の人よりも明らかにひどく，以下のようなことに悩まされている。

A. 不快な（dysphoric）気分の特徴として，少なくとも月に2日（必ずしも2日連続でなくとも），1年につき4回かそれ以上（周期的に），あるいは大部分，いつも（慢性的に）ということがあげられる。不快な気分は，臨床的な全体像を支配し，心配，いらいら，無気力，あるいは抑うつ（悲しみ，気分の落ち込み，希望の欠如，意気消沈等の症状）を1つあるいは2つ以上含んでいる。（少なくとも3年間，この様にして20代を過ごした被験者を含む）。

B. 慢性的な状態（他の状態の重なったエピソードを除く）は，以下のうちの一つに帰着する。
    1. 被験者は自分がどのように感じたかを近い親戚か友達に伝えた。
    2. ある人はその状態の発現について訴えた。

C. 不快な（dysphoric）気分はここで言及されている他のどんな精神病的状態によるものでもない。例えば，気分循環性格，身体化障害（Briquet's症候群）あるいは不安状態の様なものである。そしてそれは外的環境における変化とは無関係である（気分が規則的に反復する場合は，それらが外的環境に関係しないということを意味する）。

注意: 質問票の41ページのQ5のあとに面接者用指示がある。

　精神障害の発症年齢は，躁とうつのセクションあるいは精神病のセクションのなかで最も早い発症年齢である。

気分高揚性格

　このセクションでは，RDC修正版を用いて，気分循環症性格の診断基準に該当するかどうかを確認する。情報は病前期間について得られるべきである。Axis I 診断が存在しない場合は，18歳以降における被験者の機能を考慮する。成人初期から，以下のことは大部分の人よりも明らかにひどく存在している。

A. 意気揚々あるいは興奮状態の期間（楽天主義，野心，勢力，幸運な感じ）が少なくとも2日間以上続き，1年に4回かそれ以上（周期的に）あるいはほとんどの時間（慢性的に）ずっと続く。

B. この状態は以下のことに帰着する。
    1.（それが特に良かったか，特に苦しかったかであるにせよ）被験者がどのように感じたかを親しい友達か親戚に知らせた。
    2. ある人はこの状態の発現について訴えたり，意見を述べた。

C. 気分の変化はしばしば外的出来事や環境に無関係であり，規則的に繰り返される。

Q14 大感情障害がみられない被験者にとっては18歳から現在の年齢までの半分（50%）の年数。感情障害の被験者については，18歳と大感情障害の発症年齢間で病期が50%以上ある場合は「はい」に〇をつける。

この質問に対する答えは，主観的な方法で決定されるのではなく，発症年齢に基づいている。

セクション I

アルコール乱用と依存

　このセクションではアルコール消費（「該当者のみ施行」の項目）とFeighnerとDSM-III-Rによるアルコール乱用および依存の診断基準について考察する。ICD-10診断基準に関しての2つの質問も含まれる。このセクションでは，一度も飲酒したことのない者，アルコールを常用（6カ月以上少なくとも週に一度の飲酒）しない者，酔ったこと（話がまとまらなかったり，足元がふらつくなど）のない者，または24時間以内に3杯以上決して飲んだことのない者はこのセクションを省略するものとする。

Q2　少なくとも一度は飲酒経験がある被験者に対して，前日から始めて過去一週間以内のアルコール消費について尋ねる。ビール／ライトビール，ワイン，リカー（強いアルコール飲料）の3種類について評価する。

　よく知られていない銘柄である場合は必ず飲物の名前を記入する。それぞれの種類のアルコールについて，前日から尋ね，全ての種類について尋ねてから次の日に移る。被験者が特殊な飲物を飲んだと言った場合は，その量と飲むのに要した時間について尋ねる。飲物の杯数は欄Iに，飲んでいた時間（　　分）は欄IIに記入する。

面接者：「昨日は金曜日です。ビールまたはライトビールは金曜日に何杯飲みましたか？」
被験者：「4杯」
面接者：「4杯をどれぐらいの時間をかけて飲みましたか？」
被験者：「そうですね，友人とバーに2時間半いて，その間ずっとと言えるでしょう」

2.5×60で合計150分この4杯のビールを飲むのにかけたことになる。

面接者：「昨日（金曜日），ワインはどれ位飲みましたか。」
被験者：「家に帰って，女友達と一本飲みました。夕食の時に空いたから，45分位だと思います。」

0.5本を3杯として記録し，消費するのに45分かかったと記入する。

面接者：「（強い）リカーは昨日何杯飲みましたか？」
被験者：「飲んでいません」

「杯数」の欄に「0」と記入し，「分」の欄に「0」と記入する。

面接者：「昨日，他のアルコール類を飲みましたか？」
被験者：「いいえ」
面接者：「木曜日はどうですか。木曜日にはビールかライトビールを飲みましたか？」

このようにして，前の一週間の飲酒形態を知るために，毎日毎日のそれぞれのアルコールについての飲酒習慣を被験者に尋ねる。
　被験者が飲酒量や飲酒時間を思い出せない場合は，助言（すなわち，「一杯ですか二杯ですか」とか「Happy Hour－通常午後5時から7時－に街で飲んでいましたか」）は答えをはっきりさせるのに役立たないので，「不明（UU）」と記入する。

Q5a　この質問において「定期的な飲酒」とは，初めて6カ月に渡って週に一回アルコールを摂取するようになった年齢として定義する。この年齢が10歳以下の場合は，「0」とだけ数字を書き込む。

Q6　この質問はQ3の方式に従う。前の週（Q4）が被験者にとって飲酒に関していつもとは違う週であると言った場合，代表的な月曜日から始めて，飲酒パターンを一日ずつ聞いて行く。その週が代表的なものである場合は，Q5を尋ねる。それからQ7へすすむ。飲酒にかけた時間を記録する。「代表的な」週の飲酒についての質問は過去6カ月の中での代表的な週を引用する。Q4が「はい」である場合は，この質問はしない。

Q8　24時間で飲んだ最高の飲酒量（杯数）とは，その24時間以内に被験者が消費したアルコールの種類に関わらず，合計した杯数とする。例えば，被験者が飲んだアルコールの最大量が，ビール半ケース，ワイン一本，ジン五分の一ガロン（訳者注：1ガロンは約3.8リットル）であれば，合計は 12+6+20=38であり38杯となる。所定の欄に38と記入する。

Q11　飲酒を禁止，または非難する厳格な文化または宗教的な信仰をもつ国の被験者が犯罪と見なされた場合は，「はい」に○をつけてはいけない。

Q19　50％以上を耐性が高まっているとしている。

　　　参考調査：「同じ効果を得るのにはじめて飲んだ時の1.5倍の飲酒するようになりましたか」

Q27　ブラックアウトとは意識ははっきりしていたが，何が起きたかを思い出すことができないことである。これは普通，数時間，または数日間に起きたことを本人が思い出せない時や，他者が被験者のしたことを言っても被験者はその出来事を思い出すことができない時のことを指している。しかし被験者と一緒にいた人によってブラックアウト時を思い出す可能性はある。

Q29　この質問では被験者が飲酒をやめたり，量を減らした時の離脱症状（退薬症状）について評価する。2つ以上の症状がある場合には，それら2つ以上の症状が同時に生じたかどうかを尋ね，それからそれらの症状をあげさせる。確認できた離脱症状を読み上げ，はいと記入し，それから，被験者にそれらの症状のうち同時に起きたものを示させるとよい。

Q30　この質問では飲酒によりもたらされているとみなされる身体上の健康問題について評価する。被験者がここにある以外の飲酒の結果もたらされた健康上の問題について述べた場合は，「飲酒以外の問題によるもの」の欄にそれを記入し，どんな問題なのかを特定し，それが健康問題に関する専門家に言われたものであるかどうかを確認する。

Q32-32e　ここにあげたものは実際の心理学的な問題であり，短時間で経過する離脱症状ではないことを強調するために，「24時間以上」と「仕事に差し支える」ということを付け加える。

Q33a　専門家とは医師，心理療法士，ソーシャルワーカー，看護婦，または牧師と定義する。

Q34　この質問はDSM-Ⅲ-Rのアルコール依存の診断基準において重要なものである。星印のついた質問の中で「はい」と答えたものを読み直す。星印がついていて「はい」と答えたものだけについて最初と最後にあった時の年齢を問う。面接者は症状がいつからいつまで重なりあっていたかを余白に記入する。

Q34a-b　「持続的に」というのは数日間続くという意味である。

Q35　第一回目，第二回目，第三回目というのは三つが別の問題であるということを意味する。この質問はアルコールに関係した如何なる問題も含む。症状を書き並べたアルコール使用カードは被験者がはいと回答した後に，読み返すのに有用と思われる。

注意：「該当者のみ施行」の質問項目を省略しながらこのセクションの質問が終わったとしても，実際に被験者が申告したよりも飲酒しているようである場合には，もとに戻り「該当者のみ施行」の質問項目を尋ねる。

セクション J

薬物乱用と依存

　このセクションではDSM-III-Rによる薬物乱用および依存の診断基準に該当するかどうかを確認する。面接には「ハイリスク行動」が存在するかどうかについての質問もいくつか含まれている。

マリファナ

　マリファナの使用は非常に一般的であるが，必ずしも他の薬物使用を引き起こすとは限らないので，マリファナのセクションは一般の薬物のセクションとは区別している。このセクションは，年間に21回以上マリファナを使用している者を対象とする。現在マリファナを使用しているが，この条件を満たさない被験者は，このセクションから除外する。

Q1a　回数は独立した使用エピソードごとに数える。マリファナの量には言及しない。

Q2　「ほぼ毎日」というのは，かなり多い日数を意味する。

Q2a　日付は始めた日からである。

Q14a-b　「継続的に」というのは数日間連続しての意味である。面接者は症状がいつからいつまで重なりあったかを余白に記入する。

他の薬物

　面接者は被験者に多数の処方または非処方薬物を書いたカードを手渡す。被験者にこの中で，処方されないのに使ったり，または使ってみて気持ち良かったり，ハイになったり，元気になったり，すっきりした気分になったことのある薬物があるかどうかを尋ねる。
　被験者が処方された薬物または適応の市販薬（OTC薬剤）以外に使用したことがない場合は，次のセクションへ移る。被験者は試験的に短期間薬物を使用したことがあるかも知れないので，回数とそれぞれの薬物を使い始めた年齢を確かめる。被験者がコカインや覚せい剤，幻覚剤など何種類かの薬物を試したことがあるものの，11回以上使っていない場合は，次のセクションへ移る。11回以上使ったことがある場合は，最も頻回に使った薬物2つを選び，Q16から始まる薬物診断のセクションでそれらについて尋ねる。薬物診断のセクションでは，コカイン，覚せい剤，鎮静剤，オピエート（あへん）に焦点をあてる。11回以上使った薬物でこれらの分類に当てはまらないものはその他の欄に記入する。このその他の欄に2つ以上の薬物がある場合は，最も頻回に使った薬物について尋ねる。

Q15b　100回以上薬物を使用している場合は，99と記入する。

Q23-23n　ここにあげたすべての離脱症状が，すべての種類の薬物に当てはまるとは限らないことに注意する。選択肢にない種類の薬物についての個々の離脱症状については尋ねない。

Q31a-b　「継続的」というのは数日間続けるという意味である。面接者は症状がいつからいつまで重なりあっていたかを余白に記入する。

Q32e　治療の種類を記入する。

セクション　K

精神病

　このセクションではDSM-Ⅲ，DSM-Ⅲ-R，RDC，RDC修正版（Gershon），DSM－Ⅳ（ガイドライン案）〔注〕，ICD-10を用いて，精神病の診断基準に該当するかどうかを確認し，OPCRIT 3.0プログラムで症状を記録する。

〔監訳者注〕DIGSが作成された1991年当時はDSM-Ⅳは作成段階にあったため，ガイドライン案の"DSM-Ⅳ Options Book:Work in Progress (9/1/91)"の中の「精神病」のセクションの使用許可が，一定の条件下でアメリカ精神医学会から承諾されていた旨が原著ではこの部分に注釈としてつけられている。

序

　精神病的行動は多くの精神障害の症状として出現する。このため「精神病」のセクションではいかなる診断カテゴリーからも独立した精神病的行動に焦点をあてる。ここで強調するのは特定の精神病的体験を様々な診断大系を使用して行うその後の分析のために識別し記述することである。面接者は特定の精神病症状やその発生を記述する必要がある。うつ・躁・アルコール使用・薬物使用・内科疾患および精神分裂病や分裂感情障害といった他の精神障害との関係を考慮すると同様に，またそれとは切り離しても考察してみる。

　精神病のセクションはSADS-LBとCASHの両方に修正を加えて作成したものである。このセクションの目的は以下の事の有無を確かめることである。
　　1)被験者は何らかの精神病症状を経験したことがあるか。
　　2)被験者は精神病性の症候群であったことがあるか。
　　3)被験者は現在精神病症状を体験しているか，または現在精神病の症候群であるか。
　面接のために設定された時間枠は1)以前存在した，2)現在または最近存在する，の２つである。最初のスクリーニングの質問で精神病症状の病歴がなかったり，精神病症状を述べなかった被験者に対してはこれを実施しない。

実施

Q1　1cにおけるスクリーニングの全質問がなされるべきである。スクリーニングの質問は被験者が精神病エピソード，つまり精神病症状（ここでは狭義に定義している。すなわち共有されている宗教または亜文化的信仰体系の一部としては起こり得ない妄想・幻覚・著明な思考形式の障害・きわめて奇異な行動といったものである）のみられた時期があったか否かを決定するのに役立つ。確認できる器質性因子（幻覚剤の使用，アンフェタミン中毒，発熱，動脈硬化症，アルコールまたは薬物使用）といったものがあるかもしれないし，ないかもしれない。精神病エピソード，つまり精神病症状がみられる時期は後に精神分裂病，分裂感情障害，妄想性障害，感情障害，アルコール精神病，物質因性精神病，器質性精神病，特定不能の機能性精神病に分類される。特定不能の機能性精神病とは臨床家が一過性状況因性精神病，妄想状態，ヒステリー精神病と呼ぶ状態，および持続期間２週間以内の分裂病様エピソードを含む。

省略：いかなる情報源からも精神病の根拠が得られない場合，または報告された体験が１日中持続しなかった場合，または断続的に３日間持続しなかった場合は，次のセクション：分裂病型性格特性（双極性障害中心 p.81）またはSIS（精神分裂病中心 p.83）へすすむ。

　いかなるスクリーニング調査でも被験者があると認めなかったとしても，面接者が精神病の行動を疑った場合は，より形式ばらない方法で調査を続け，精神病の行動が体験されていないことが確認されるまでセクションを続行する。
　ありと回答されたすべてのスクリーニングの質問に対しては、必要に応じて標準的な調査方法を用い、症状が精神病の一部であるか否かを決定する。全ての肯定的回答の持続期間・頻度を確定する。例を集めて余白に記入する。

面接のための時間枠作り

　精神病症状が確認されるか，またはスクリーニングの問に対する回答に基づいて精神病症状が疑われる場合は，被験者に現在（過去30日以内）症状があるかどうかを確認すべきである。被験者が面接中に精神病症状の存在を否定しても，被験者が精神病症状を体験していると観察できる場合は「はい」に〇をつける。

Q2　被験者が現在精神病症状を体験しているか否かに対して「いいえ」と回答した場合は，Q3にすすまずにQ2aを続行することが必要である。

Q3　被験者に活発な精神病症状が存在しない場合は，被験者に活発な精神病症状の存在した最後の時期が何歳の時であったのかをこの項目で決定する。

　あとに続く精神病サブセクション（妄想，幻覚など）における面接での時間枠作りのための重要な決定は被験者が最低2ヶ月間病前の機能レベルに戻ったか否かである（Q4）。この決定はエピソードが現在あるか否かに直接影響する。
　現在のエピソードは面接時に存在した精神病エピソードをさす。このエピソードは前駆症状と残遺症状を含む。被験者は最低2ヶ月間本来の機能レベル（病前の機能レベル）に戻っている場合はエピソードから脱していると考えられる。したがって，被験者の一部は面接の時点で活発な精神病症状を呈してはいなかったが，それでも精神病性の症候群である可能性がある。被験者の現在のエピソードの活動期・前駆期・残遺期の症状の完全な記述を得て，その評価を行うことは重要である。というのはこれは分裂病のような特殊な診断をなす上で利用できる唯一の情報となるであろうからである。したがって2週間の誇大妄想と幻聴を体験し，その前後に数カ月の前駆症状と2年の残遺症状を伴う被験者は疾患の全期間が記述されていることになる（最初の前駆症状で始まり，活発な精神病症状を含み，現在の残遺症状に続く）。
　被験者が現在精神病のエピソードにはなく，かつて精神病のエピソードにあった場合は，最近のエピソードを記述するようにする。最近のエピソードとは活発な精神病症状を含む最後のエピソードである。前駆症状と残遺症状はあることもないこともあり，何の症状もない本来の機能が最低2ヶ月間続く。この区別をするには面接者は「精神障害の概略」で既に得られた被験者の疾病の経過についての情報を利用すべきである。被験者の病前機能がどうだったかの質問をすることにより，この情報を補う必要があろう。
　つまり，被験者が発症以来多かれ少なかれ持続的に重大な精神病の徴候を示した場合は（すなわち，病前機能に戻ることが2ヶ月以上はない），その精神病エピソードは1回と数える。現在のエピソードが唯一のエピソードの場合は症状は以前の欄と現在のエピソードの欄の両方に表示されることになる。

以前の欄の使用

　現在または最近のエピソードに関連した症状の記述に加えて，以前の欄は被験者に精神病症状が以前あったことがあるか否かの決定のために設けられている。以前の欄では過去の精神病症状との前後関係を確定する。被験者が特定の精神病的体験を報告したとき，面接の前のセクションに基づく症状との前後関係を確定する。面接者は被験者がうつや躁，アルコール・薬物使用の既往があるか否か，あるいは他の状態の既往があるか否かを既に確定しておくようにする。例えば，パラノイア様の妄想が報告されている被験者がうつとアルコール使用の病歴はあるが躁と薬物使用の病歴はないと既に報告されている場合は，その妄想がうつあるいはアルコール使用のいずれの時期に体験されたのかを聞くようにする。躁と薬物使用中の妄想については問う必要はない。被験者がそのような体験を既に否定しているからである。続いてこの項で述べられたどの様な症状が同時に起こったかを確定し，症状と共に起こったことを詳細に記入する。これが精神病の過去のエピソードを該当する診断基準に当てはめるために利用できる唯一の手順である。

2つ以上の精神病症状の時間的関係を確定するための欄の使用

　欄を詳細に調べるとき疾患に含まれる症状を特定のエピソードに結びつけることが重要である。例えば被験者が躁に関連した迫害妄想の体験があると判断される場合は時間枠を確定するように試みるようにする。「精神障害の概略」で確認された時系列はこの情報を得るのに特に有用である。

　　時系列を使って調査する：「これはあなたが私に言った1973年の躁のエピソードの間にあったのですか。」日付を余白に記入する。

二番目の症状が確認できた場合は次のように尋ねる：「それも1973年のエピソードの間に起こったのですか。」

多くのエピソードが起こったときは，質問を最も重篤な1つまたは2つのエピソードに限定する。

<u>症状欄のための調査</u>

1. 質問（以前に）
2. 具体的に記入する（例）
3. 標準調査項目（ある症状が精神病的特徴を持つかどうか確定するために充分に質問する。）
4. 余白に症状の頻度と持続期間を記録する。
5. 症状が気分障害・アルコールまたは薬物乱用と独立に発生したものか，これらの列挙された疾患と一緒に起こったものかどうかを決定する。被験者が前のセクションでこれらの疾患の病歴がない場合は，症状が他の疾患と一緒に起こったか否かは聞かないようにする。大うつ病の病歴がある場合は以下の事を聞く。

    「この症状はあなたの気分が安定したとき，つまり気分に問題がないときに起こりましたか。」
    「それはあなたがうつや躁のような気分の問題がある時と同時に起きたことがありましたか。」

    必要に応じて，アルコール乱用や薬物乱用について同じタイプの調査を繰り返す。

さらに精神病の器質的原因を検索するために123ページの付録E（日本語版では省略）を参照する。

<u>妄想</u>

　現実の経験や現実からはずれた誤った確信や判断。妄想的確信は突飛な信念と共に起こり，それに反するいかなる証拠に直面しても固執するものである。妄想は知覚体験である錯覚や幻聴とは区別されるべきものである。妄想的確信と過大評価された観念は面接者が区別するようにする。

注：面接者はQ5から17の中で現在または最近の出来事の項目の適切な回答に○をつける。

Q5　迫害妄想（追加調査項目）：「どうやって彼らはあなたに危害を加えようとしているのですか？この背後にはマフィアのような組織があるのですか？なぜあなただけがそんな目に会うんでしょうか？彼らはあなたに他のやり方で危害を加えようとしていますか？」生涯にわたって調べるようにする。

Q6　嫉妬妄想（追加調査項目）：「どんな証拠があるのですか？」

Q9　宗教妄想－組織化された宗教の一部として持っている信仰は評価しない。

Q11　関係妄想－単純な自意識過剰や批判的であるにもかかわらず被験者がコメントに興味を引きつけられるような感覚は含めない（PSE）。関係妄想と関係念慮ははっきりと区別するようにする。関係念慮は反証に直面したときに堅く保持されず，毎日の生活でも普通に経験されるものである。

Q12　作為体験－被験者の意志が他の外的なものの意志によって取って代わられるもの。人生が運命に予定され導かれたものであるという感覚や神のコントロール下にあるような感覚は含めない。

Q14　考想伝播－被験者の考えが他者に<u>聞き取られる</u>。被験者は自分の考えが他者に聞かれていると感じる。

Q15-16　これらの経験は被験者の意志から独立している。

Q18　妄想の最長の持続期間。妄想が数日間数週間と言ったように間欠的な場合は合計の持続期間を記録する。

Q19 被験者は妄想と共に失見当識または意識不鮮明のみられた時があったか？身体的因子（せん妄やその他の因子等）による意識レベルの変化かもしれない。（双極性障害圏では該当者のみ施行）

Q20 「一貫したテーマで体系づけられていない妄想。例えば，被験者が自分の部屋が汚染されていると思う，人々が自分の性的能力を疑っていると信じる，自分がポール・マッカートニーの息子かもしれないと思っている。」(CASH)

Q22 奇妙なまたは幻想的なものであること－「どの妄想的確信の内容も奇妙または幻想的な範疇にはいること。すなわち，妄想的確信とはあり得ないものであり，現実に基づかないものであること」(CASH)。例えば，火星人がキッチンを歩いていると被験者が思っているなどである。

幻覚

「対象なき知覚体験。幻聴・幻視・幻臭・幻触・幻味がある。幻覚は知覚に対応する物体の外的刺激がない点で錯覚とは区別される。」

注：面接者はQ23から37.cの中で現在または最近の出来事の項目の適切な回答に○をつける。

Q23 「どのようなものですか。言葉に言い表せますか。」

Q30 体感幻覚と区別する。

Q32 外的刺激があるか否かで錯覚と区別する。
入眠中だけにみられる場合は「はい」と評価してはならない。

Q34 幻覚の持続時間は被験者が持続的または間欠的幻覚があるときの最長の期間を含む。被験者の陳述が不確実な時は持続時間を推定する。

Q35 たとえ一日中幻覚がなかった場合もこれを「はい」と記入する。

Q37 この項目は幻覚と妄想が重複したことがあるかどうかを尋ねる。例えば「誰かがあなたの後をつけてきて，そのときに声が聞こえていたというような確信をしたことがありましたか？われわれが今言っていた考えを確信したり，声や映像を同時に体験したようなことがありましたか？」

Q37a 幻覚と妄想の重複がある場合はこの重複の持続時間を推定する。２つの症状が一過性にまた度々重複する場合は総重複時間を推定する。

Q38 身体的因子によると考えられる意識レベルの変化。例えばせん妄やその他の因子（双極性障害圏では該当者のみ施行）

奇異な行動

Q39 奇異な行動－普通でない行動とは文化的にみて典型的でないものをいい，人目を引く可能性のあるものである。

思考形式障害

Q41 滅裂で奇異な発言－歪んだ文法・不完全な文章・句または文の論理的接続の欠落による歪んだ発言。被験者に現在思考障害がみられる場合は質問をしないで評価する。

Q42 理解困難な内容の発言－極度に曖昧なまたは極度に複雑な発言。奇異な発言とは支離滅裂ということではなく内容や意味がないものを言う。被験者に現在思考障害がみられる場合は質問をしないで評価する。

緊張病性運動行為

この項目は以下のどれかが報告された場合に「存在する」と評価するようにする。

Q44 固縮－固い姿勢を保持すること

Q45 昏迷－環境に対する反応能力の著しい低下と自発的運動や活動の減少

Q46 興奮－外的刺激に影響されない明らかに無目的かつ型にはまった興奮した運動活動

他の緊張病性行為
　　カタレプシー：長時間持続する不動姿勢
　　緘黙：会話拒絶
　　反響言語：言語的コミュニケーションの反復
　　反響動作：行動の反復

欲動喪失・無感情

Q48 エネルギーまたは欲動の欠如。その結果，活動の開始・従事は全般的に困難となる。うつに伴うエネルギー・興味の減少と陰性症状に伴う活動開始・持続の困難とを区別する。これがうつの時期の間に起こったか否か確定する。エネルギー・欲動の減少がうつによるものであって，陰性症状によるものでない場合は「はい」と評価してはいけない。

情動

Q50 平坦なまたは不適切な情動－実質的に感情表出の徴候がない；声は普通一本調子で顔は動きがない。大うつ病エピソードにおいて見られる感情平板化と区別する。抗精神病薬は類似の効果をもたらすことがある事に留意する。

Q51 不適切な感情－感情は被験者の発言または思考過程の内容と明らかに調和していない。突然の予測不能の感情の変化－すなわち怒り・笑いの爆発－が起こる場合がある。

離人症状／現実感消失

Q54 現実が変化した感覚－被験者の周囲が変わったという感覚。

双極性障害中心

Q56 これは精神病的特徴を伴う気分障害と分裂感情障害とを区別する決定的ポイントである。慢性的な精神病と気分障害の被験者はこのポイントを飛ばしてはならない。

Q56a 気分症状を伴わない精神病症状が1週間以上持続する場合は，精神病のセクションを続行する。

Q56b 精神病症状が気分障害の期間だけにみられる場合は，うつの期間中にみられる気分に一致しない精神病症状をチェックする。存在する場合は精神病セクションを続行する。精神病症状が躁の期間中だけにみられる場合は「いいえ」と記入する。Q56. bが「いいえ」と記入された場合は「同時罹病の評価」または「SIS」へすすむ。

最初の症状・エピソードの始まり

Q57 活発な精神病症状の初回エピソードに関する情報を集める。症状が始まってから病前機能への回復があったか否かを確定する。これによって慢性経過をたどるものと周期性のものを区別する。エピソードが慢性のもの（つまり1つの長い持続性のエピソード）であることがわかった場合は，Q5に

戻り以前の欄の症状を現在または最近のエピソードの欄に記入する。

Q60 被験者が生涯のあいだに何回のエピソードを経験したかを確定するよう試みる。これを行う際に，活発な精神病性の行動や残遺性の行動がなくて2ヶ月以上にわたって被験者が普通の自分に戻ったときには，被験者はエピソードの期間にはないと考えられる事を銘記しておく。最近のエピソードが述べられている場合は，そのエピソードの発症と持続の情報を記載するようにする。

Q61 病歴や他の情報に基づいて自閉症を疑った場合は，余白または添付用紙に情報を具体的に記入する。自閉性疾患においては分裂病を思わせるコミュニケーションや感情の障害がしばしば見られる。しかしながら，分裂病の追加診断は顕著な妄想や幻覚も存在するか否かによってなされる。自閉性障害の診断基準のさらなる情報はDSM-Ⅲ-Rの広汎性発達障害の自閉性障害の項を参照する。

現在または最近のエピソードの輪郭

このエピソードの発症・期間をQ2に戻って参照する。

Q62-66 既に評価された精神病と他の精神科疾患・内科疾患（特にうつ・躁・アルコール飲用・薬物使用・内科的問題・処方薬使用）の間の重複を記入する。これは診断過程に重要なものである。

前駆・残遺症状

Q70-70p このセクションの面接では，活発な精神病症状のみられる時期に先行する，または活発な精神病症状のみられる時期に現れる普通の行動からの変化を調べる。比較的持続的な行動を記述するようにする。被験者が多かれ少なかれ持続的に記述された行動を体験したと報告した期間の持続時間を確定する。前駆・残遺期に含まれる項目のいくつかは活発な症状のみられる時の項目と重複する事もある。活動期・前駆期の項目の間の区別は被験者のこれらの体験が本当のもの，真実のものであると言う確信の強さである。
前駆期は活発な精神病症状の発症に先行した時期をいう。これは1年以内である。
残遺期は活発な精神病相の後の時期をいう。これも1年以内である。
精神病エピソードが多数あり，それぞれのエピソード間に病前機能への実質的な回復（2ヶ月以上）がみられる場合は，最近のエピソードについて尋ねる。そうでない場合は一回のエピソードとして扱い，精神病の発症以前の年について尋ねる。
持続期間について特定の情報がない場合は，現在のエピソードの日付を使う。これらの項目は前駆相と残遺相の持続期間の確定のためのものであるので，最初の精神病症状の日付を書かないように注意する。持続期間を概算するのが最善である。

分裂感情障害

Q71-80 この項では分裂感情障害の病歴を確定する一歩一歩の手順が与えられる。被験者がかつて感情障害の診断基準に合致していたことがある場合は，感情障害と精神病性障害の重複を確定しなければならない。感情障害の中核診断基準（すなわち抑うつまたは高揚気分）に合致しない場合は，次のセクションにすすむ。感情障害の診断基準に合致し，感情病エピソードが記載されたことがある場合は，症候群間の重複に関する質問にすすむ。しかし精神病症状と重複した感情病エピソードがかつて記載されていない場合は（すなわちそれは現在みられるものではなく，既に記載された最悪のエピソードでもない），現在記述されている感情病エピソードが特定の診断基準に合致する事を確定しなければならない。感情病症候群の特定の診断基準については以前に記述されていたであろうと思われるので，実際にはそれらについて問われる被験者はほとんどいないと思われる。
活発な精神病症状に一致した感情障害の診断基準に合致していることが確定していない被験者には症状チェックリストを検査する。うつや躁の項において記載されている調査項目はこれを促進するためのチェックリストとして用いられる。

Q78-79・Q88-89 精神病は感情障害の前後に起こり得る。これらの質問は重複のない時期を評価する。

Q80 感情障害が精神病と重複している時間が30％未満の場合は「はい」と記入する。

Q90 少しというのは30%未満をいう。（総合ガイドラインとして使用。余白に記入する。）

症状・重症度のパターン

Q92－93 「初発・症状・入院に関して前もって集められた情報を用いて被験者の疾患の経過を以下のパターンのひとつに分類する。被験者がこれらのパターンのどれかに完全に合致しない場合でも被験者の経過に最も近いものを選ぶ。これらの評価は被験者が未治療であった場合，経過を推論する事なく叙述的になされるべきである。」（CASH）

セクション L

分裂病型人格の特徴（双極性障害中心）

このセクションはDSM-Ⅲ-Rを用いた分裂病型人格特性の診断基準を示す。

分裂病型人格のセクションは精神病でない場合に<u>のみ</u>使用する。よって精神病セクションが完成されている場合は，情報は精神病のセクションの前駆期の部分で収集されるので，分裂病型人格のセクションは施行しない。

このセクションを施行するか否かを決定するために多方面からの情報を利用する（面接中の被験者の行動・外観，先のDIGS面接のセクションからの情報，例えば精神病スクリーニング，精神障害の概略，親族からの報告等）。以下は分裂病型人格障害であるという典型的な特徴である。

個人間の関係，思考過程・外見・行動の特性における広範な欠陥のパターン。行動や外見，奇妙な発言，不適切であったり，限定された感情，疑惑または妄想的思考過程に影響を与える関係念慮・過度の社会不安・奇妙な考え・魔術的思考。

被験者が上記の行動をとっていると確信できない場合には，質問を行うべきである。このセクションは被験者がかつて精神病だった場合は完成されない。他の精神疾患を持った人の場合は病気とは独立した被験者の本来の機能と関連したものを評価する（例：大うつ病の人がうつでない時）。その行動が多量のアルコールまたは薬物使用の間にのみ見られる場合は「該当する」と記入してはならない。

セクション M

分裂病型人格のための構造化面接（SIS）修正版
（精神分裂病中心）

面接者教育用

NIMH 遺伝研究グループで用いられるため，Stephen V. Faraone, Ph.D., John, R. Pepple Ph.D., Ming T. Tsuang, M.D., Ph.Dによって修正された。
このトレーニングマニュアルはKenneth S. Kendler M.D.によって開発されたオリジナルのSIS（バージョン1.5）のトレーニングマニュアルと一緒に用いるようにする。

SIS修正版の作成

分裂病型人格(Schizotypy)のための構造化面接（SIS; Kendler, 1989 ）は広範囲にわたる「分裂病型」の症状や徴候を評価するために独自に開発されたものである。以下の診断基準に合致する症状や徴候の評価ができるようにわれわれはSISに修正を加えた。
a) DSM-Ⅲ-R診断基準の分裂病型人格障害，分裂病質人格障害，妄想性人格障害
b) DSM-Ⅳ診断基準の分裂病型人格障害

SISの使用方法

SISはDIGSのようなAXIS I の診断後に行われるように作成された。DIGSよりも，いくらか構造化されてはいるものの，SISは基本的に半構造化臨床面接である。そのようにして，項目の内容に関連した形式的でもなく「構造化もしていない」会話で被験者から得られる情報を統合することは適切かつ必要なことである。DIGS面接からの情報や観察はまたSISの一部としてなされる臨床評価にも影響しうる。
SISは次の4つのタイプの項目を含んでいる。（1）「選択肢のある」項目，（2）分野別項目（項目11, 36, 44, 53a, 54a, 55a, 56, 58d, 59c, 65, 68 -70, 71a, 85b），（3）総括的等級評価，（4）面接時の臨床的観察の評価。項目の大部分は「選択肢のある項目」の自己報告項目である。他の3つのタイプの項目はすべて面接者が評価する。
分野別項目は面接者が関心のあるところを調査し，被験者の症状や行動の記述に基づいて評価を行う自由に書き込める質問である。これらの項目では，その責任は評価をするための十分な情報を引き出す面接者にある。この情報を得るために，分野別評価と関連している選択肢のある項目で追跡質問が必要となるかもしれない。例えば，陽性の回答が引き出されたときにそれが本当に病状によるものなのか，その症状や行動が被験者の文化的，亜文化的規範から偏位したものかどうかを評価することは重要である。このことは精神病に最も密接に関連した次元（関係念慮，疑惑，魔術的思考，錯覚，精神病様現象）において特に重要である。面接者はその現象が確実であるかや，それがどのくらいの頻度で起こるのかを記述できるように，いつも被験者に尋ねるようにする。亜文化偏位を評価するとき，面接者は選択肢のある項目が確認されたとき，「それはあなたの教会（あなたのグループメンバーの中では，など）では普通の習慣ですか？」等のような質問で確かめるようにする。
総括的等級評価は2番目のタイプの面接者の評価である。これらの評価は（例えば内向性や社会的不安などの）普通の内容の領域に関連した，全ての反応に基づく各々のセクション完成後に面接者が判断する。これらの等級評価は0（なし）から6（重度）までのスケールからなり，正常では低い点数評価を示し，病的では高い点数評価を示している。この評価にあたっては，頻回におこったり，文化的・亜文化的偏位が考えられたり，実際の根拠がなかったりするような信念や行動が，最も重要視されるべきである。
臨床的観察の等級評価は3番目のタイプの面接者の評価（DIGSの終わり，131-137頁にあり）である。これらの等級評価は面接期間が終了してからつけられ，DIGSやSIS修正版やFIGSが施行されている間の観察に基づいている。等級評価のほとんどは0（正常）から4（病的）までの範囲の5点スケールでできている。この等級評価のスケール範囲の例外は項目#1－視線の合致（131頁）；#12－被験者の発言の評価（133頁）；#113－被験者の発言量（134頁）である。これらの3項目は，正常と病的の範囲がそれほどはっきりしていないが，面接者にとって適切な等級評価ができるように定義されたアンカーポイントがある。

症状の解釈のためのガイドライン

SIS面接でおこる症状の解釈に関するいくつかの問題がある。SISによっておこる大きな解釈上の問題はAxis Ⅰ障害の周辺におこる分裂病型人格の症状の取り扱い方である。分裂病の被験者がSISで日常的には面接されないので，この問題は妄想性うつ病や妄想性障害のようなAxis Ⅰ障害で最もよく起こりがちである。Kendlerはこの問題を取り扱うために，次の2つのやり方を提案している：（1）「純粋な」Axis Ⅱ病理の等級評価を試みる。すなわち，Axis Ⅰ障害の間に経験されたすべての分裂病型人格の症状を考えてから除くように精神的に試みる。または（2）効果的にAxis Ⅰ病理を無視するよう試みる。最初のやり方は実践するのが，とても難しいため，Kendlerは2番目のやり方を勧めている。例えば，反応者に短期間の（4週間の）妄想性うつ病があり，今50歳である場合は，そのエピソードはSISの全体の等級評価に反映すべきだが，それはほんのわずかである。

症状を解釈する2番目の問題は混じり合わない症状や身体的問題である。これは一般的には，まれでありSISの中に組み入れられない。一般的基準は「症状が明らかに心理学的なものでない場合は「なし」と評価する」である。

症状の解釈の3番目の問題は被験者の文化的，亜文化的背景である。あらかじめ記したように，項目を評価するとき，あることが文化的または亜文化的規範の中で偏った，あるいは受け入れられた行動であるかどうか，はっきりと決定することができるように，できる限り被験者の文化的，亜文化的経験を理解することは重要なことである。われわれの目的にとって亜文化とは共通の信仰をしている（たとえばハイチ文化のブードゥ信仰）比較的多数のグループのことをいう。しかし，他の1人や2人だけの人が共有しているような信仰は亜文化とはみなされない。亜文化的偏位を判断する際には，ある人が後の人生で特定の亜文化に引かれることに反対するような文化的環境の中で育ったのかどうか（例えば，ジムジョーンズ宗教的文化に改宗する成人など）を決定することは助けとなるかも知れない。面接者はまた，ある人がその亜文化から偏ったユニークな信念をもっているかどうかを調べたいと思うかも知れない。

4番目の問題は観察の時間枠である。われわれのSIS修正版は成人としての永続的な人格特性だけに関心を持っている（幼児期と思春期についてのKendler版と最近3年間のセクションは取り除かれている）。生涯にわたる成人の評価を分野別および総括的な評価で行う際には，重症度と慢性度がその評価要因として組み込まれていることが一般的な原則である。時間とともに行動が変化していく場合は，成人としての個人の最も特徴的な行動を評価の中に反映すべきである。

施行と点数表のためのガイドライン

A. 「選択肢のある」項目
これらの項目は書かれたものとして正確に読まれるべきものであり，その回答は選択肢の中から1つを記録されるべきである。疑いがある場合には，被験者が最も適切な回答を1つ選ぶように促す必要がある。被験者が，これらの項目を理解していない場合は，説明することは差しつかえないが，質問の内容ができるだけ変わらないようにする。以前にも記したように面接者は分野別評価と総括的評価をするために追跡調査を行う必要があるかもしれない。

B. 分野別項目
これらの項目は一般的に，ある種の自由な回答が得られる質問が含まれている。与えられた質問から得られる情報が評価をするのに十分でない場合は，追加の質問をしてもよい。評価は，面接者が最も妥当と考える回答を反映させるべきである。この評価は a）被験者の言語的・非言語的行動およびb）臨床的直観に基づいて行うようにする。しかし直観による大きな「飛躍」をしてはならない。面接者が観察し，判断したことに忠実にする。

C. 総括的等級評価
総括的評価は臨床的特徴（症状の頻度や現実性）および正常からの距離（文化的・亜文化的規範からの偏位）の面接者の評価を代表している。これらの評価はSISに追加して行われる診断面接を含む全体の診断面接を通して得られる情報に基づいている。Kendlerが勧める方法は，面接者の進め方で記入することを試みることである。しかしながら，面接者が評価をかえたくなるような新しい情報が出てくるかも知れない。面接中に評価することが困難な人達に対しては，Kendlerは初期評価を試み，面接完了後に評価を見直すことを勧めている。その時々に，記入したとしても，面接終了後に，すべての総括的評価を見直して終らせることを標準的に実行するようにする。

SIS修正版を発展させる時，総括的評価を促進するために符号化の慣習が採用されてきた。一般に，「選択肢のある質問」の回答の選択肢と分野別項目は総括的評価の４つのアンカーポイント（なし，軽度，中等度，重度）に一致して（0.2.4.6）の数字に〇をつけるようになっている。この慣習が採用されてきたため，面接者は総括的評価に関連したすべての項目に対する（正常か病的かの）回答の方向づけをすばやく決めることができる。この符号化の慣習を用いるのは，４つの回答の選択項目が７ポイントスケールであることを意味するのではない。それは，まずはっきりと違うと言える。（選択肢のある質問を答える）被験者と（分野別項目に答える）面接者は与えられた選択肢の１つを選ばなければならない。

Kendlerが記述している７点の総括的評価のアンカーポイントは最終的評価をする際に用いられるべきである。それは以下のように与えられている。
　"0"　「事実上評価される領域で症状の証拠はないか，または臨床的に有意でない反応がわずかにあるだけである。」
　"1"　「わずかに症状がみられるが非常に軽度で臨床的にも有意とは言えない」
　　　（比較的よく用いられるべき）
　"2"　「症状は目立つが，しかしとても微妙で臨床的に有意ではない。」
　"3"　「症状は明らかに存在し，いくらか臨床的に有意なものである。」
　"4"　「症状は確実に存在し，臨床的影響もあるが重篤ではない。」
　"5"　「非常にはっきりとした症状があるが最も重篤という程ではない。」
　"6"　「症状が存在し，しかも非常に重篤である。」

一般に総括的スコアは次のものを考慮に入れるようにする。：（a）症状の頻度，（b）症状に対して考えられる現実的基礎（疾患），（c）亜文化的規範からの偏位。総括的スコアは単純に構成されている項目のスコアの平均にはならない。むしろ，総括的スコアを行う際には，いくつかの項目はその他の項目よりも重きをおくようになる。「より軽度」と考えられる症状は与えられた範囲において，より重篤な症状よりも重きをおいてはいない。ときどき，十分に重篤な１つの偏位な症状は，たとえその範囲の他の項目で病的所見がなくとも，大きく評価に影響を与えうる。

D.「面接中の観察による」評価
　これらの評価は，またすべての面接中の被験者に対する，面接者の観察や印象に基づいている。こうして，正式でない「雑談」の間やAxis I 面接（例えばDIGS）の間に得られた情報は用いるようにする。発言や思考の解体を評価するため，被験者が１つの話題で発言をさえぎられない機会をもつことは特に重要である。これは高度に構造化されたSISにおいて与えられたものではない。DIGSにおける，そのような機会は被験者の精神病歴の叙述的訴えとなるかも知れない。

主要なSIS修正箇所の要約

1. 社会的孤立
　a. 分裂病型人格障害についてのDSM-Ⅳ診断基準6に合致するように，項目Q1とQ2を改訂。

2. 内向性
　a. Q13の後，「とばす」を追加。

3. 感受性
　a. オリジナルのSIS項目。

4. わずかなことに対する怒り
　a. 妄想性人格障害についてのDSM-Ⅲ-R診断基準A6に合致するように，新しいセクション（Q22～24）を追加。
　b. 新しい項目：SID-P（Q20～23）と総括的評価（Q24）の項目の改訂。

5. 社会的不安
　a. オリジナルの項目（Q25～30）については変更なし。
　b. 分裂病型人格障害についてDSM-Ⅳ診断基準2（過度の社会不安）に合致するように項目（Q31）を追加。

6. 関係念慮－見られていること
   a. 総括的評価（Q40）と分裂病型人格障害のためのDSM-IV診断基準2に合致するように項目（Q39）を追加。

7. 関係念慮－意味を知ること：削除

8. 関係念慮－気づくこと
   a.「ヒント提供」項目（Q45）のための可能な調査の追加

9. 疑惑
   a. オリジナルのSIS項目

10. 病的嫉妬
    a. 妄想性人格障害についてのDSM-III-R診断基準A7に合致するように2つのSID-P項目（Q58〜59）と総括的評価（Q60）を改訂。

11. 魔術的思考：オリジナルのSIS項目。

12. 錯覚：一連の「選択肢のある項目」を削除。

13. 精神病様現象
    a. いくつかの質問の順序の変更（Q82とQ82a）。
    b. 5項目の中身を「思考」と「情動」の質問の2項目（Q83-85, Q85a,b）にまとめる。

14. 性的不感症
    a. 必要である場合に分裂病質人格障害のためのDSM-III-R診断基準A4に合致する性的体験（Q87）と欲求Q87a, Q88）の項目を追加。
    b. 性的不感症についての総括的評価を追加。

分裂病型人格（Schizotypy）のための構造化面接（SIS）

バージョン1.5－面接者用説明書

Kenneth S. Kendler, M.D.

1989年8月

目次

A. 幼少期
B. 10歳代
C. 社会的孤立／内向性
D. 対人関係の感受性
E. 社会的不安
F. 関係念慮　第Ⅰ部－見られていること
G. 関係念慮　第Ⅱ部－意味を知ること
H. 関係念慮　第Ⅲ部－気づくこと
I. 疑惑
J. 抑制された情動
K. 魔術的思考
L. 錯覚
M. 精神病様現象
N. 非現実感／離人感
O. 反社会傾向／イライラしやすさ－怒り
P. 自殺の兆し
Q. 感情的不安定
R. 空虚感
S. 衝動性／不適合
T. 未来の編集のために，たくわえられたこと。
U. 面接中に観察されたこと。

一般的コメント

　SISは，「分裂病型」症状や兆候の広汎な出現を評価するために立案された構造化面接である。SISはSCIDやSADSやDISのようにAxis Ⅰの診断後に施行されるように立案された。これらの面接の精神病のセクションおよび関係念慮（セクションF～H）と精神病様現象（セクションM）でのSISセクションの間にはいくらかの重複があるかも知れない。われわれの経験では，それは問題となると証明されていないが，しかし面接者は時々繰り返しに気づくだろう。経験上，Axis Ⅰ診断前よりは後にSISを施行する方がずっと好ましい。

　SISの個々の使用者によって決定される必要がある1つの重要な質問は，精神分裂病の明確な診断を伴う個人にSISを完了することは意味があるかどうか，ということである。遺伝研究という面で，そこでは精神分裂病が分裂病型人格障害にとって代わるという暗黙の階層制があるかも知れないが，精神分裂病を伴う個人によって完了されたSISをもつことが効果的とは考えないだろう。分裂病型人格や残遺型分裂病の症状にかなりの重複があるけれども，われわれは残遺型分裂病の症状を見つけるためにこれを使用することは勧められない。

　もう1つの重要な問題はAxis Ⅰ障害の前後関係で起こるであろう「分裂病型人格」症状の取り扱い方である。精神分裂病とは別に，それに関して直面しがちな最も普通の問題は，妄想を伴う，うつや妄想性人格障害である。そのような人々をSIS評価することができるようにする2つの広範なアプローチがある。1つ目は，Axis Ⅰ障害の間に経験されたすべての分裂病型症状を削除し，このことから「純粋な」Axis Ⅱ病理を評価することである。これは良いことのように聞こえる一方，実際に実践するのは非常に難しい。被験者が何年も前に経験したかも知れない悲しみの感情と見られている感じの時間的な関係について，被験者は質問されていることに気づくであろう。2つ目のアプローチは，面接者がSISを行う際にAxis Ⅰ病理を効果的に無視することである。SISの言葉化表現は「あなたは一般にどのようであるか」ということを強調する。被験者が4週間続いた妄想を伴ううつの1つのエピソードをもち現在50歳である場合は，明らかにそのエピソードはSIS項目の全体評価には，ごくわずかしか影響しないであろう。一般にわれわれが勧めるのは2つ目のアプローチ，すなわち，面接者がSISを行う際にAxis Ⅰ障害を無視することである。

　幸運にも，あまり直面しない問題は混合することのない症状や身体問題である。それがめったにないため，身体的体験（N3～4）を除いて，それはSISに対して「組み入れ」られてこなかった。しかし，症状がもともとはっきりと心理的なものでない場合は，面接者の判断で「なし」に○をつける。
例えば，L2に対する回答で仕事で爆発があって以来，耳の中で鐘が鳴っていると言ったような場合は，それは幻聴とは評価しない。

　時間枠は理想的解決のない「人格特性」を評価する際に重要な問題となる。一方，この面接でわれわれは永続的な人格特性に最も関心を抱いている。しかし，その一方では，これらの項目のいくつかは，身体的また情動的疾患やその人の年の取り方により人生を通して変化する。

　特別な時間枠をもつ3つのセクションがある。A－幼少期，B－10歳代，そしてC－最近3年。われわれは被験者に「彼らが典型的にどのようであるか」という姿を示させるように試みている。したがって，感受性や疑惑のような項目に対する回答で，彼らが「去年から私はXであるが，その前にはYだった」と言う場合は，面接者は「われわれはあなたが成人として概ねどのようであったかについて関心がある」と答えるようにする。それは時に被験者と面接者の両方にとってイライラを引き起こすことになるかもしれないが，可能性のある解決法の中では最適であろう。

　22歳未満の被験者の場合に，セクションC（最近3年間）とセクションB（13歳～19歳）でいくらかの重複が考えられる。これはまたセクションOにおいても明らかである。しかし，20歳未満の被験者に項目O1～O9を聞かないように注意する。

　分野別項目および総括的項目を評価するとき，時間をどのように平均化するのかについて判断する必要がある。例えば，5年前に数ヶ月間ストレスの多い仕事環境の中で，職場の皆が自分のことを話しているというように考えを発展させたが，今はそれが自分の思い過ごしだったと認識しているような場合，その被験者の関係念慮の評価をどのようにすべきであるか？この被験者の評価を総括的IOR項目で1または2と評価するのは不適切である。というのはこれらの評点はより慢性的で重篤な症状をもつ人のために用意されたものだからである。その一方で症状がないか，またはあっても，ごくつまらないものである場合，その被験者を6か7と評価するのもまた不適切なことであろう。

　SIS面接の中で，構造化されていない被験者との「雑談」時間中または他の手段から得られた情報を用いることは適当かつ必要なことである。例えば，被験者が以前にIORを話していた場合は，面接者はセクションFにおいて，この情報を用いるようにする。このようなケースでは，面接者は次のようにFの1を再度質問し直すのもよい。「数分前に，あなたは私に自分が見られている感じがあることを話してくれました。私は今そのことについて，さらに少しの質問をしたいと思います。どのくらいの頻度であなたは…」

「調査」はお決まりの手順で読まれるものではなく，被験者が理解していないようであったり初期の質問の説明を求める場合は，そのときにだけ用いられる。一般には，最初に書かれているように「調査」を読み，それでもまだ問題があるならば，その項目についての目的を説明するために，面接者自身の言葉を用いるようにする。

　特に明確にできない場合は，回答は箱の真中にはっきり「X」と記入するようにする。濃い鉛筆またはできれば消すことのできるペンを用いることを強く勧める。

　通常のペンを用いることは賢明なことではない。というのは，被験者は回答を変更することもあり，また面接者が分野別項目や総括的項目についての自分の意見を変更することがあるかも知れないし，さらにデータを処理したり入力する者にとって，ペンで書かれた上から線を引いて消されているものを見るのは，とても複雑で大変なことであるなどの理由による。一方，多くの研究においてSISが複写されることを考えると，蛍光鉛筆を使うとうまくコピーできなくなるのであまり使わない方がいい。。SISは4種類の項目と各々の項目に合った異なるルールがある。

1. 特に指定がない場合は，その項目は「選択肢のある」項目である。SISのほとんどの項目は，このように多様である。これらの項目では面接者としての目的は，記載された通りに正確に項目を読み，被験者の回答を記録することである。被験者が，その項目の言葉の意味を理解していない場合は，変更しないで2回それを繰り返してみる。それでもまだ被験者が理解していないような場合には，項目を修正したり説明したりしてもよい。説明する時には質問の形をできるだけ変えないようにする。面接者は被験者に回答の選択肢の1つを答えてもらうようにする。被験者が適切な選択肢を選べない場合には，面接者は被験者に適切な選択肢が選べるよう質問を繰り返す。例えば，選択肢がいつも，しばしば，ときどき，または全くなしであり，そして被験者が「しばしばという程ではない」と言う場合には，面接者は「それではそれはしばしば，ときどき，または全くなしですか」というように尋ねる。被験者の反応によって，面接者は「いつも」という選択肢は回答として考えられないと仮定できる。被験者がその種の質問項目に答えた後，面接者は被験者が最初に回答した内容の妥当性を疑っている時に同じ質問を繰り返すことはできないであろう。その回答は<u>被験者が質問を理解していなかったと面接者が感じたときだけ</u>にする。すなわち被験者が質問を理解しているが正直に答えていないと面接者が感じる場合は，面接者は被験者の正しい回答に挑むのではなく，ただ言われたことを記録すべきである。

2. 分野別項目：これらは分野別にした（例えば項目C-10を見る）という点で注目される。ここで，面接者は面接者が最も妥当と感じる答えを記入するようにする。こうして，面接者は被験者の言語的，非言語的ふるまいや，面接者自身の臨床的直観に頼ることができる。一般に多くの直観的「飛躍」はしないようにする。面接者が見て判断したことに忠実であるようにする。これらの項目について考えるべきことは別の臨床医に対して，面接者の判断を守る方法を考えることである。正規の質問（与えられている場合は調査をして）では，面接者に分野別項目を評価するための十分な情報が得られないと感じる場合は，面接者は必要な追加項目を尋ねてもよい。

3. 総括的評価－総括的等級評価〔すべて1（重度）から7（なし）までのスケール〕は臨床的特徴と評価される症状が正常からどの程度隔たっているかに対する面接者の評価を代表している。したがって被験者が，いくつかの項目で陽性となることがあっても，面接者の判断で陽性の回答が臨床的に有意でない場合には7とつけることもありうる。しかしながら一般的には，そのような人々にはおそらく6が最も適当であり，7はその程度の症状の有意な証拠がない人につける。総括的等級評価は，全体の面接から得られた情報に基づいており，使われることになるであろうSISに加えて他の手段を含んでいる。一般に面接が進むにつれて，それらの項目を記入していくことが最善である。しかし新しい情報は後になって，戻ってスコアを変える必要があるように見えることがあるかも知れないが，面接者がSISを見直す時は，総括的評価に特別な注意を払うよう一般的に指示されている。「面接を進めるにつれて」総括的スケールを決定するのに十分な時間はないと感じるような面接となるかもしれない。その場合，最善なのは面接者が軽い評価をつけ，面接者の考える評価やその範囲を後に熟慮するやり方である。

　　総括的項目の平均的スコアは，かなり異なるだろう。SISは，いくらかの特性（例えば内向性，社会不安，対人関係の感受性）等，一般の人々にもよくある性質を調べている。これらの特性では，3～5の範囲の評価は非常によくある。対照的に精神病様の考えや関係念慮は，あまり一般的ではないため，3～5の範囲の評価は一般の人々にはあまり見られない。

　　総括的項目にスコアをつけるための全体のガイドラインを与えることは難しい。以下のことは，い

くらか役立つものと思われる。(a) 評価された領域で実際には症状の証拠がなく，もしくは臨床的に有意でない少しの症状があるだけの人々には7をつける (b) 6は比較的普通に使われ「その領域で少しの症状があるが，それはとても軽度で臨床的にも有意でない」ことを示すべきである。(c) 5は「症状は，はっきりしているが，かなりわずかである」ことを意味する。(d) 4は「それについて疑いもなく症状が，はっきりと存在し，しかも臨床的にもいくらかの有意である」ことを意味する (e) 3は「症状は明らかに存在し臨床的影響があるが重症ではない」ことを意味する。(f) 2は「症状は著明に見られるが，最も重篤という程ではない」ことを意味する。(g) 1は「症状が存在し，しかも非常に重篤である」ことを意味する。

注意すべきことは，総括的評価をするときにすべての項目を同程度に考えるべきでないということである。いくつか症状は他の症状よりも「より軽度」と考えられることがある（例えば既視感は完全な離人症よりも「より軽度」である）。総括的評価をする時，面接者は被験者がもつ症状の頻度と症状の現実性と亜文化規範からの症状の偏位を考慮に入れるべきである。

4. 面接中に観察されたこと－すべてセクションUに入れられた，これらの項目は被験者と接触している間に得られた観察や印象に基づいて記入するようにする。「雑談」やAxis I面接の時間に得られた情報はここで使うようにする。特に重要なことは話や考えの構成を正確に評価できることである。このためには1つの話題をさえぎられないで数分間話す機会を被験者に与えるようにすることが大切である。SISは高度に構造化されたものである。SISの質問に基づいてただ答えているだけの場合は，この領域での病理を深刻に軽視してしまっている可能性がある。何人かは体系的に話すことができるだろうが，ある話題について「自由に」話すことが許される場合にはバラバラで混乱したものになってしまうであろう。

<u>被験者用小冊子</u>－多くの被験者にとって，被験者用小冊子（本書およびSISではRBと略記されている）は，質問に対する回答の選択肢のリストであるが，それは面接の過程をかなりやさしくする。しかしながら知性や読解力の低い被験者にとってRBはときには助けというより，むしろ妨げになることがある。その場合，RBを被験者から遠ざけて置いておく。RBは回答の選択肢の1つのセットが一連の質問のために使われる時だけに用いられる。バージョン1.5においてRBはQ.A4で紹介されるべきである。われわれは次のようなことを提案する。

「この面接において，われわれは時々同じ答えを伴う多くの質問をします。より簡単についていけるように，われわれは質問に対して考えられる回答をリストにあげた小冊子を準備しました。いつわれわれがこの小冊子を使い，どのページをめくるかということをあなたに話します。今その小冊子の1ページをめくって下さい。」

RBという文字が大括弧（例えば［RB.P.6］）で見られる時はいつも，面接者は被験者にRBのそのページをめくるように言うようにする。

SISにおけるいくつかのポイントで，特にセクションK「魔術的思考」において個人の文化に類する普通の「魔術的かつ迷信的」信念の知識は面接を完了するのに必要になると思われる。面接者に馴染みのない亜文化をもつ個人においてSISを指示することは困難なことであろう。

SISの現在のバージョンはまた，アイルランドで施行されるように立案された。このバージョンは，中括弧 {} で示された2，3の小さな変更が必要である。

被験者やその親類が面接中に，面接者の肩ごしでじっと凝視しているような状況では，小冊子に潜在的攻撃性の現れる可能性がないため，省略記号がSISの至るところで用いられている。

以下の2つの省略記号は有用であろう。被験者が考えをまとめられなかったり，質問に答えることを望まなかったりする場合は，その項目に大きな文字で「DK」（Don't Know；不明）と書いて，あとは空欄のまま残しておく。項目があてはまらない場合（例えば，彼が社会的状況にいないでE1〜5に答えられないと主張するような場合）はNA（Not Applicable；該当なし）と記載する。

質問注釈による質問

表紙－信頼性の評価－　面接が評価者間信頼性試験として行われていない場合は「なし」と評価する。面接が評価者間信頼性試験として行われ，面接者が「第1の面接者」（すなわち，その人が質問をする）である場合もまた「なし」と評価する。面接が評価者間信頼性試験における第2の面接者（すなわち，その人はただ一緒に評点をつけるだけで，質問はしない）であり，さらにそれが特定の分野で行われている場

合は，分野の評価をつける。それがテープ（オーディオかビデオ）から評価が行われている場合はテープに○をつける。評価者間信頼性試験において，2人の面接者の意見が十分に一致しなかった場合は，2人の見解を考慮に入れた小冊子を用意し，二人の見解の一致の程度を評価をする。後者の状況では，第1の面接者の数を与えられたところに入れるようにする。

SISを開始した時間の記録を忘れないようにする。それは面接者が最初の質問をする直前の時間である。

A. 幼少期
ここでの導入はAxis I 診断からSISへの移行をすることである。
もちろんこれは与えられた特異的な面接プロトコールをより適切に修正されるかもしれない。

A5　この項目は（B.12のように）特定の期間に一度に被験者がもつ親しい友人の平均的な数を求めている。被験者が3〜5歳で1人の親しい友人をもち，5〜7歳で別の友人を，また8〜12歳で別の友人をもっていた場合は正しい回答は3人ではなく1人とする。直接の家族（例えば兄弟姉妹）を友人として数えてはいけない。より離れた親族（例えばいとこ）については面接者が判断する。項目の目的は外へ出て子供として友人をつくる被験者の能力を反映することである。

B. 10歳代

B6　これは「学校の」停学を含む。

B7　家出－これはたとえ親の同意がなくても被験者が学校を終了した後，ずっと家を離れて暮らしている場合にはあてはまらない。

B12a-b　われわれは幼少期と思春期の総括的スケールを割愛することにした。最初の総括的項目，孤立／引きこもりは被験者によって報告された，はずかしがり，社会不安，社会的孤立，奇妙と感じること，しっくりこない感じといった，面接者の印象をまとめるようにする。2番目の総括的項目－反社会傾向－はB5〜9で集められた情報をまとめるようにする。

C. 社会的孤立／内向性
このセクションは2つのサブセクションからなる。1つ目は主観を含めた客観的な社会的活動性を扱っている。一方，2つ目は被験者自身に関係した本人の「自己概念」を調べる。

C9　ここで面接者は社会的孤立の全体の程度を評価する。C3とは違って，面接者は被験者が一緒に住んでいる人を数えるようにする。しかしながら一般的にこれらは「活発な」努力を求める社会的活動に比べると社会的孤立の評価はずっと下がる。例えば被験者が社会活動はしていないが年とった親と暮らしている場合は，「重症」な社会的孤立と評価することが適切である。

C10　被験者の与えた全ての理由をここで評価すべきではない。被験者の与えた理由が（3）のいくらか，または（5）被験者の社会的孤立の全てを，事実上説明し得るかどうかを決めるのは面接者の判断による。精神的疾患はここで理由として考慮すべきではない。

C11　最近の3年間が被験者にとって典型的でなかった場合は，面接者はその違い（C12）を評価し，被験者の人生を通じた総括的評価をつけるようにする。これはSISの中で面接者のために書かれていない数多くの質問を面接者がしなければならないであろう1つの領域である。これに該当すると思われる状況は以下の通りである。
（1）病気や友人の死によって，それまでの人生に比べて最近，より一層孤独になった老人
（2）その社会的生活において幼い子供をもっているため制限が続いている女性
（3）最近，引っ越しをしてその地域に知っている人がいない人々など。

C14　この項目の前に面接者は最後の「時間的」やりくりをして，残りの面接を行う。このことは項目I.1の前にも述べられている。被験者の回答が逸れていると面接者が感じる場合は，特に被験者が「今」どのように感じているかについて答えているようなら，面接者は彼に正しい時間的枠組みを思い起こさせるようないろいろな言い回しを繰り返すようにする。

C16 これはEysenckの内向性スケールの短縮型である。

C17 これはChapmanらの社会的非快楽スケールの短縮版である。

D. 対人関係の感受性

D3b 人々はいつも「怒りっぽい」ことを理解している訳ではない。われわれは「精神的打撃を受けやすい」「短気である」または他に心に起こることを試みるように提案する。

D4 ここでは被験者が自分について話すことだけを含めるように。セクションUで評価した被験者の観察は含めないようにする。

E. 社会的不安
これらの項目の言い回しで気にとめることは「いつあなたが社会的状況にあるか」ということである。すなわち，人々がどのくらいの頻度で社会的状況にあるかということと混同しない回答が望まれる。誰かが「私はそのような状況にいることはあまりありません」と言う場合は，面接者は「あなたが他の人達と一緒にいる時のことを考えて，これらの質問に答えて下さい。」と尋ねるようにする。普通，家族の出来事はここでは考慮しないようにする。しかしながら，被験者が多くの親戚と親しくない時には大家族的集団は典型的な「社会的」状況に類似する。

E8 面接者は時々，項目E1～E5に対して「時々（5）」と反応する人々と出会うと思われる。一般にそのような被験者の総括的スコアは4～5の範囲で評価する。

F. 関係念慮　第Ⅰ部－見られていること
普通これらの感じは情緒的には陰性の気分（例えば妄想気質）のものだが，それらは陽性の気分（雄大さ）であるかもしれない。1つはF5Iにおいて現実に基づく出来事（例えば可愛い女性が見られること）やさらにまれには本当に自然なこと（「純粋な」関係念慮）から区別する必要がある。すべての形に評価をつけられるようにする。

F4 被験者の反応を面接者が記録するために空けられているこのスペースや他の空欄に読みやすく記載する。面接者の後，誰かが文献や面接者のチェック判断を見直すことが出来るように，これらのセクションを十分詳細に面接者が記録する必要がある。面接者が被験者に「ちょっと待って下さい」と言ってもよい。面接者がきちんと，かつ徹底的に記録することができない場合は，面接者自身が注意して，面接完了後に評価する。
「なぜ彼らはあなたを見ていたのですか」と尋ねて，その回答を記録することを忘れないようにする。いくつかの調査の後，被験者が例を思い出せない場合は，F4. をただOKとして，F5. をNAとして続ける。しかし，なるべくこの事態は避けるようにする。

F5 見られていることに対する理由：これは簡単な項目ではなく，いくらかの判断を必要とする。面接者の評価を助けるために，被験者にIOPのより詳細な体験を記述してもらうことを躊躇してはいけない。

F6 「家に近い」とは被験者が毎日，毎週決まったこと－仕事，買物，近所付き合いなどとして訪れる地域のことを言っている。「遠い」とは被験者がより少ない頻度で訪れる地域をいう。

G. 関係念慮　第Ⅱ部－意味を知ること

G1 これはSISにおいて最も簡略な質問の1つである。知的レベルの低い人々は，しばしばこの質問を理解できないようである。繰り返しのフレーズの概念に対して1～2回試みる。しかし，進歩が認められない場合は，7（理解してしない）に○をつけて，次へすすむ。これ（G4. で7とスコアをつけたもの）に対する最もありふれた間違った陽性の答えの1つは文化的に同調した宗教的信仰に関するものである。例えば正統派キリスト教徒は公衆の場で飲酒した男を見て，神が自分に罪のむくいを示しているのだと感じるであろうことなどである。

G5　これは「現実的手段の調査と，評価だけ」をするいくつかの項目の最初のものである。これはこれらの項目で，誤って症状ありと評価する疑陽性の事態を避けるために用いられる。例えばわれわれはラジオ局のディスクジョッキーをボーイフレンドにもつ人と面接した。彼は彼女が仕事で運転している時間を知っていて，よく彼女のお気に入りの歌をかけていた。そのような人はG5において「いいえ」に○をつけるようにする。

G7　誤って症状ありと評価する疑陽性の事態を見つけだすという同様の問題がある。項目G8-G9はより労力を要するが，より完璧なアプローチである。

H. 関係念慮　第Ⅲ部－気づくこと（そして笑われること）
　　H3の後のチェックポイントに注意する。被験者が噂されていると感じたことがなく，また笑われていると感じたこともないと答えた場合は，H6へすすむ。

H4-H5　この項目の挿入句は少し混乱するかもしれない。被験者が笑われていることは認めるが噂されていることは認めていない場合は，「笑っていること」を読む。両方の場合は，「噂していることまたは笑っていること」を読む。

H8　G5と同様に，ここでの関心は誤って症状ありと評価する疑陽性の事態を見つけだすことにある。この項目は多くの人々を混乱させてきたが，いくつかの面接では，この項目はあらかじめ議論されていないIOPの多くを被験者が明らかにするようにさせている。この項目とセクションM（精神病様体験）のいくつかの項目では，被験者が迷っているようであったり，面接者の言うことを理解していないような場合は，被験者がそのような体験をしていないと考える方が，より安全である。対照的に，被験者の何人かは「はあ，まあ」等とうなずき，はっきりと面接者の言うことを理解している。これらの人々は，絶えず尋ねられる経験をしている（あるいは精神保健領域の専門家である。）

H10　この一連の質問に対する答えは「これらの体験が本当であると被験者がどのくらい確信しているか」ということよりも，むしろ「これらの述べられたことが一般にどのくらい被験者の成人以後の人生を特徴づけているか」ということを言うべきである。すなわち，われわれが興味があるのは，被験者がそれを「本物」でないとわかったとしても，被験者の「感じていること」なのである。

H10a　「注意の中心」とは誇大または迫害した方法も意味し得る。

I. 疑惑

I 5　この質問は，被験者に「陰謀のような」現象を話すように意図されており、高い偽陽性率を示す。多くの人々は「大学に行くお金をくれないだろうから両親だ。」または「私に仕事をさせようとしなかったから夫だ。」などのように答えるが，この場合は7に○をつける。不適切な疑惑を含む，明らかに病的な回答にだけ1または3に○をつける。

I 8　総括的疑惑－面接者はここで自己報告に基づいて評価すべきである。面接者が観察する（例えば言語的，非言語的）疑惑の他の側面はセクションUで評価する。

I 9　地域における犯罪，暴行や強姦の既往のような客観的理由だけを考慮する。母に愛されなかったとか養子縁組の親に育てられたなどのように，ただ「精神科的」要素だけを考慮してはならない。

J. 制限された情動
　　これは項目の「スケール」が変更された1つのセクションである。すなわち，dを除くすべてのJ1項目では，「しばしば」は制限された情動がないことを意味するが，一方J.I.Dでは「しばしば」は制限された情動であることを意味する。面接者が総括的評価をするときに，これらを混同してはならない。

K. 魔術的思考
　　このセクションとセクションM－精神病様現象との重複がしばしば見られることが予想される。セクションMにおける多くの症状はセクションKにおいても出てくると思われるが，この逆はあまりないと思われる。すなわち一般にセクションKはセクションMよりも，軽度な病的状態を扱っている。

K1 これらの項目のいくつかはChapmanらの魔術的思考スケールから改作されたものである。

K3 これは前後関係から明らかであるかもしれないし，またはここでさらに進んだ質問が魔術的信仰の偏位を明らかにするために，必要となるかも知れない。

K6 時々面接者は例えば「医者へ行って定期的に診てもらいなさい」と言うような明らかに迷信でない答えをするであろう。これらは陽性であると評価すべきではない。問題であるのは，宗教的習慣であるかもしれない。一般に，それらが，とてもありふれたもの（祈り，またはアイルランドの聖水の使用）である場合は，「いいえ」に○をつけるようにする。疑いがある場合は，「はい」に○をつけ，K11における亜文化的規範からの偏位を記録する。

K8 このチェックポイントに注意する。被験者がK4における迷信またはK6における悪霊払いをするための迷信的実践を認めなかった場合は，K14へすすむ。

K9 ここでは被験者自身が認めてきた迷信的信仰を読み上げてから，これらの信仰についての質問を被験者に行う。

K10-11 これらの項目は「迷信的信仰」（項目K4〜5）と「悪霊払いをすること」（項目K6〜7）を言っている。

K12 必要に応じて，ここでその信念を再びリストにあげる。前後関係から明らかであるならば被験者のために再びリストをあげる必要はない。

L. 錯覚
「錯覚」がすべて身体的原因（例えば視覚的知覚障害でおこす弱視や「耳鳴り」でおこす聴力的問題）に由来すると面接者が確信できる場合は，全くないと評価する。また，錯覚が入眠時や起きたばかりの時だけまたは夢を見ている時に起きる場合も，全くなしと評価する。

L6 この項目に対する陽性の反応の特にありふれた理由は最近，別れた親戚や親しい友人であった。

L8 薬物の使用だけに関係しているかどうかを評価してはいけない。お決まりの手順で，それについて質問をしてはならない。しかし，被験者がそれについて言及する場合は，被験者が薬を使っていなかったときに，これらの項目について質問する。

M. 精神病様現象

M15 さらにここで，この項目を評価するために十分な情報を得る追加調査が必要だろう。

N. 非現実感／離人感

O. 反社会傾向／イライラしやすさ－怒り
その名前が示すように，このセクションは少々雑多である。

O3 必要である場合は他の項目の記入をするために異常犯罪の十分な詳細事項を与えるようにする。

P. 自殺の兆し
このセクションは，成人期だけでなく，一生について言っている。

Q. 感情的不安定

R. 空虚感

S. 衝動性／不適合

S6　SISが終了した時間を記録することを忘れてはならない。

U.　面接中に観察されたこと
　　SISの間の行動だけでなく接触している間，全体の被験者の総合的印象に基づいて，このセクションの評価をするようにする。

U4　この総括的項目はラポール－すなわち，面接者がどのくらい被験者と情緒的つながりがあると感じていたかということ－を含む。目が合うこと，身体表現，情緒的ラポールを含む。

U5　その感情がとても不適切な場合は，この項目を評価するのは困難になりうる。それに，正しい接近法は適切か否かの感情の範囲をただ評価することである。項目U6は後で不適切な感情を評価するとき用いられるだろう。

U6　この項目は不適切な感情－それはU5で測定した適切な感情の欠如ではない－の活動的過程を評価する。面接者が感情的に平坦だが不適切な感情を表現することがない場合は，彼はU5でとても低くスコアがつけられるだろうが「正常」範囲であるU6の中では高いであろう。このセクションにおける多くの項目の中で，この項目のスコアをつけるときには，面接者は重症度や頻度の組合せを判断しなければならない。被験者がとても奇妙な感情（深刻な話題を議論しているとき，とても不適切に笑うことなど）のエピソードをもつ場合は，3または2のスコアをつけるのが正しいであろう。

U7　U6において，面接者はどのように頻度と重症度に重きを置くべきかということを自分で判断しなければならない。面接中のとても不安定な情緒的爆発は，3または，発症が不適切で頻回な場合は，おそらく2に値するだろう。

U10～U15に対して被験者に「時間制限のない」方法で中立的に自由に話してもらえるように，面接者は面接中にいくつかの点を試みなければならない。高度に構造化された質問に対して短い返答に頼ることは，実質的に思考障害を軽視することになり得る。

U10　思考の目標指向性。ここで面接者は脱線するが，実際にはそのポイントに戻る（状況的なこと）人よりも，脱線してさらに話題に戻ることがない（接線的なこと）被験者により高くスコアがつけられるだろう。ここではまた，質問を誤解した結果でないのに被験者の答えが面接者の質問に合致していないと思われるならスコアをつける。この項目は，会話の貧困さが存在する場合は，評価することが困難であろう。その後面接者は会話の何パーセントが目的に向けられていたかということを判断しなければならない。すなわち，このセクションは脱線した絶対的な量に基づいて評価するのではなく，全体の会話に関係した量に基づいて評価するようにする。

U14　内容の貧困さとは会話が「埋め合せ」の言葉（「ふぅん」「はぁ」「ええと」など）でいっぱいであり，十分に意味のあるコミュニケーションでないことを意味する。

U15　会話／思考の総括的構成。ここでは会話が効果的に情報をやりとりする程度（地方のなまりや呂律が回りにくいことなどのような要因を考慮しない）を強調すべきである。また，被験者の反応における矛盾のような「高い」レベルの構成も考慮してはならない。

U25　注意を求めること。この項目はどのくらい被験者が面接者の同情をおこさせようとしたり，面接者に支持的になってもらおうとしたり，個人的にかかわってもらおうとをしているかを知るためのものである。

U39　容姿／魅力は身体的形態だけを言い，身だしなみや髪型などをいうものではない。

U45　この項目は家族や双子の研究を含んでおり，そこでは盲目とは発端者（発症者本人）の精神病理学的状態の知識をいう。

提出する前に，いつも面接評価を見直すこと。

セクション N

同時罹患の評価

　面接者と被験者によって疾患が明らかに定義される前に，精神活性物質乱用と他の精神疾患の時間的関係を決定することは困難である。この問題を避けるため，このセクションは既に完了したセクションに戻って参照するように作られている。まずどの疾患が最初に現れたかについて尋ね，次にさまざまなエピソードにおける精神活性物質の使用と精神症状の時間的関係について質問する。

　Q1　気分変動＝感情障害あるいは精神病において発生するものとして定義される。感情障害あるいは精神病症状がない場合は，気分不調としてもよい。

　　アルコール／薬物＝アルコールあるいは薬物の使用あるいは乱用。

　　問題点＝アルコール，マリファナ，その他のストリート・ドラッグの使用に関連した2つの症状と定義される。

　余白に精神活性物質乱用と他の精神疾患の重複があったかどうかを記入する。

自殺行為

　このセクションは診断をつけるためのものではなく，自殺行為の頻度と形式の評価を行う。被験者が今までに自殺を図った事がない場合は，このセクションの残りはとばす。自殺企図が2回以上あると答えた場合は，どの自殺企図が最も重篤だったのかを尋ね，その企図について記入する。致死性と希死念慮の強さの関係は証明されておらず，行為の重篤さはその時に特異的なもののようである（つまり，死に至るような企図が死ぬ意志の存在を反映するわけではないし，死に至らないような企図が明らかな死ぬ意志の現れの場合もある）。自殺企図について全てにわたって情報が得られたら，致死性と意志の強さという視点からその中で最も重篤だった自殺企図について評価する。仮にそれが致死性がきわめて弱いものであっても記録し評価すべきである。自殺企図が抑うつ，躁，アルコール乱用，薬物乱用，あるいは／または精神病の期間中に起きたのかどうか質問して，自殺企図の意味づけをする。

不安障害

このセクションはDSM－ⅢR，RDC，RDC修正版（Gershon）を利用して，強迫性障害，恐怖症，恐慌性障害の診断を下すために設けられている。

強迫性障害

この障害の重要な特徴は，繰り返される強迫観念や強迫行為，場合によってはその両方であり，それは著しい苦痛を起このすに充分な重篤さを持ち，浪費的に多くの時間を費やして，被験者の日常活動，職業的機能，普段の社会活動，他人との関係の邪魔をする。

強迫観念とは持続する観念，思考，衝動，イメージで，少なくとも最初は邪魔でばかばかしい事として体験される。被験者はそんな考えを無視するか押さえつけようとし，他の考えや行動で打ち消そうとする。強迫観念は自分自身の精神から生まれた物であり，外から押し付けられた訳ではないと認識している。

強迫行為とは強迫観念に対する反応として，ある規則にしたがって，あるいは常同的なやり方で行われる繰り返しで意味のない意志に基づく行為である。不快な感情，ある種の恐ろしい出来事や状況を打ち消したり回避するために計画されている。

Q1-1e 大うつ病エピソードのときに見られるように，起こるかもしれない不快な状況や他にとることができた行動について，強迫的に考え込んだり思い返したりすることは，真の強迫観念ではない。なぜならばかばかしい事として体験されるわけではないからである。

Q1b 示された例が体重減少に関しての罪悪感にのみ関係する場合は，「いいえ」に○をつける。

Q2-3 このセクションを行うに当たって，摂食，飲酒，賭博などの行為の行き過ぎを被験者は「強迫行為」として述べるかもしれないが，実は本当の強迫行為ではないことを心に留めておかないといけない。なぜならその行為により快感が得られているからであり，二次的に起こる好ましくない結果のためにそう述べているに過ぎないかもしれないからである。

Q10 RDCとRDC修正版では，うつ病（大うつ病または気分変調症），分裂感情障害，精神分裂病と同時にあるいはそれらの病期の2カ月以内に起こった強迫性障害のエピソードは特に除外している。

被験者がこの話し合いの後になっても，もしかしたら根拠のないことかもしれないと認識しないような，奇妙で過大評価された観念は精神分裂病を示唆している可能性があることに注意することも重要であろう。精神分裂病では常同行動はよく起こりうるが，たいていは真の強迫行為よりは妄想に基づくものである。しかし強迫性障害の症例においても，奇妙な妄想や精神分裂病の追加診断が妥当と思える障害と関連しない他の症状が見られることがある。

恐慌発作

恐慌発作は通常の場合，激しい心配，不安，恐怖が突然出現する。しばしば破滅が切迫しているような感覚を伴う。非常に希なことだが，被験者は発作を強い不快感としてのみ自覚し，不安を感じない場合がある。恐慌発作は種々の不安障害（例えば恐慌性障害，社会恐怖，単一恐怖，心的外傷後ストレス障害）で起こりうる。恐慌発作が見られる疾患の鑑別診断にあたっては，発生する前後関係を考慮することが重要である。恐慌発作は予期されず，引き金となる状況因も伴わなかったのか。それとも引き金となる状況因に曝されたか，それを予期した直後に起こったのか。

恐慌性障害

繰り返す恐慌発作が恐慌性障害の主な症状である（広場恐怖を伴う場合と伴わない場合がある）。恐慌発作は普通は数分から，希には数時間持続する。恐慌性障害，全般性不安障害，単一恐怖，社会恐怖の厳

密な相違点は次に述べる。

恐慌性障害　対　全般性不安障害

　恐慌発作にみられる特異な個々の症状の出現について調べる前に，全般性不安障害（ここでは診断しない）と恐慌性障害の違いに気をつける必要がある。これらの障害は必ずしも個々の症状の出現の仕方に違いがあるのではなくて，恐慌状態の時に症状が突然出現するかどうか，また比較的速やかに消失するかどうかに違いがある。典型的な場合，恐慌発作を持つ被験者には発作と発作の間にも，様々な強さの神経過敏や懸念（すなわち不安）が出現する。次の恐慌発作に対する不安（よく起こりうる）に注目して，他の診断を付け加える必要はない。

恐慌性障害　対　単純恐怖，社会恐怖

　鑑別診断のために，恐慌発作と恐怖症の違いに注意することは重要である。恐慌発作は最初は（社会恐怖で見られるように）他者から注目を浴びているような状況が引き金となる事はない。経過してしばらくすると，車を運転したり人混みの中に居るといったある種の状況が，恐慌発作の出現に関係するようになる事も有り得るが，恐慌発作が予期できないという点はこの障害の重要な特徴である。単一恐怖に見られるようにその状況下ですぐに起こる訳ではないが，そうした状況が続けばいつかはその状況下で発作が起こる可能性は増加する。そういった状況下で，被験者は恐慌発作をおこす事を恐れるが，起こるかどうかについて確信を持っているわけではない。
　全ての被験者について，突然起こった不安，懸念（生命を脅かすか，明確に驚ろかせるような状況に伴うものではない。アンフェタミンやコカインの使用，甲状腺機能亢進症など身体的原因に伴うものでもない）で，Q13のうち2つ以上の症状が伴い，10〜15分のうちに最高強度に達するような発作を，1回以上経験したことがあるかどうかを明らかにする。
　典型的な場合，恐慌発作では強い懸念，不安，恐怖が突然発現する。しばしば破局が切迫しているような感覚がある。非常に希なことであるが発作を不安として自覚せず，強い不快感として感じることがある。ほとんどの恐慌発作の間に，6つの以上の随伴する症状が見られる。（DSM-Ⅲ-Rでは4つ以上の症状を持つものが恐慌発作であると専ら定義されている。RDCではほとんどの発作で3つ以上の症状があれば「確実」な恐慌発作と診断される。

Q12a　予測可能性：ある特定の状況で恐慌発作を起こし易い事が判る人たちがいる。すなわち買物をしている時，バスや地下鉄に乗っている時，橋の上を進む時などがそうであって，それらを予測可能性と表現する。

Q20　コカイン，アンフェタミン，充血治療剤。

恐怖性障害

広場恐怖は耐えられない非常に困惑させるような症状が突然生じたときに，逃げることが困難であったり，助けが得られないような場所や状況に居る事に対する恐怖である。通常は広場恐怖となる状況は単独外出する事，人混みや行列の中に居る事，橋の上やバスや列車や車で移動する事が含まれる。
社会恐怖は他者に詮索される可能性のある1つあるいはそれ以上の状況に対する持続する恐怖，恥辱を感じる様な困惑する様なやり方で何かをしてしまう事に対する恐怖である。
単一恐怖は，1つあるいはそれ以上の状況や物に対して持続する恐怖である。しかし恥辱や困惑の可能性に関わる社会的状況に対する恐怖の事ではない。

　恐怖によっては，ある一つの種類に類別しきれないかも知れない。社会恐怖と単一恐怖の双方において，特定の恐怖刺激に曝されることによっていつも同じように急激な不安反応が惹起される。被験者がその状況に立ち入る必要に直面する時，著しい予期不安が起こり，そのような状況は通常回避される。

Q28 回避が生じたとき，次の3つに類別して恐怖を記載する。
　　28a　広場恐怖
　　28c　社会恐怖
　　28e　単一恐怖
　　被験者がそういった状況を避けるように動機付けたものは何かということについても記載する。症状限定性発作か恐慌発作の途中に回避が生じた場合は，広場恐怖性であると記際する。
　　それぞれの恐怖症についてQ29〜38の質問を行う。

Q33　恐怖が，もともと存在していたAXIS I，AXIS Ⅲの障害と関連していないことを確かめる。

　　AXIS I －人格障害あるいは発達障害以外の臨床症候群（不安障害，感情障害など）
　　AXIS Ⅲ－身体障害

摂食障害

このセクションはDSM-III-Rによる神経性無食欲症および神経性大食症の診断を下すために設けられている。

この摂食障害のセクションは，神経性無食欲症と神経性大食症の2つの部分に分けられる。2つのスクリーニング的な質問に対し，2つとも「いいえ」と答えた被験者については，無食欲症も大食症も可能性がないと思われるので，このセクションを飛ばしてよい。

<u>神経性無食欲性</u>

この病気の本質的な特徴は，年齢や身長に対して正常下限の体重以上に体重を保つことを拒むこと；やせ過ぎであるにもかかわらず体重増加や太ることを強く恐れること；歪んだボディイメージ；無月経（女性の場合）である。（食欲減退はあまり見られない。したがって，無食欲症という言葉は誤用である。）

ボディイメージの歪みは，被験者の体重・サイズ・体型について見聞することで明白となる。この病気をもった被験者は，極端に体重が少なくなったりやせていたとしても自分は太っていると感じる」，あるいは自分の身体のある部分は「太っている」という。彼／彼女は体のサイズに夢中になっており，多くの場合，自分の体型に不満を持っている。

全面的な摂食の減少により体重減少がなしとげられ，しばしば，激しい運動を伴う。また，自己誘発嘔吐や下剤や利尿剤の使用も頻繁に見られる（このようなケースでは，神経性大食症も伴い得る）。

Q1-2　この病気の本質的な特徴を突き止めるための形式にとらわれない自由な追加質問をためらってはならない。例えば「カロリーや自分の体重について過度に関心を持ったことはありますか？」など。

Q6　表の下の註に注意する。18～25歳の女性の場合，25歳を下回る年齢×1ポンドを表の値から差し引く。
　　例：身長5フィート9インチの中くらいの骨格の20歳の女性の場合，体重の診断基準は119-5=114ポンドと計算される。

Q10　病名を特定し，それが，医師（内科）によって診断されたものかどうかも調べる。

<u>神経性大食症</u>

この病気の本質的な特徴は，繰り返される大食エピソードである（限られた時間内の大量の食料の急速な消費）。大食時に大食行動をコントロールすることが出来ないと感じること。体重増加防止のための激しい運動，厳格なダイエットもしくは断食，下痢や利尿剤の使用，自己誘発嘔吐，体型や体重への過度の持続的関心である。診断を確定するためには，被験者は，最低3カ月間に渡り，週に最低2回の大食のエピソードがなくてはならない。

病的賭博

このセクションは，DSM－III-Rによる病的賭博の診断基準を確認するものである。

被験者から聞きだす本質的な要素は（もしあれば），賭博に常に参加した，あるいは夢中になったという経歴，賭博をしたいという衝動に打ち勝てないという経歴，賭博が社会的・職業的・娯楽的な営みを混乱させ，あるいは打ち砕く度合い，である。特徴的なことは，ストレスによって，被験者は，より賭博に夢中になり参加することが増えることである。このように，（負債や，職業的・個人的人間関係の崩壊といった）賭博の結果によって，賭博への参加が，より促進されてしまう。

Q1 被験者が，賭博に関心がないと答えた場合は，宝くじの具体例を挙げて回答を促す。しかし，株式の取引は賭博とは考えない。

セクション S

反社会性人格

このセクションは，DSM-III-Rによる反社会性人格の診断基準を確認するものである。

　反社会性人格障害は，衝動的で無責任な行動の長期に渡る継続のパターンや，新しい経験や興奮を切望し，また，一貫して他人の権利を無視する，といったことで特徴づけられる。これは，嘘をついたり他人を「だまし」たり操作したり；他人を脅したり言葉や暴力で虐待したり；といったいろいろな形で表れてくる。また，悪質な約束破りであったり，婚姻に関して不誠実であったり，無責任な財務上の決断をしたり，債務を果たさなかったり，仕事において安定しない（無断ですっぽかしたり，頻繁に休んだり）習癖があったり，といった様々な無責任な行動を伴ったりもする。反社会性人格障害を持った被験者は，魅力的で口上手に見えるかも知れないし，また暴力的で他人を脅したりするように見えるかも知れないが，彼らは欲しいものを手に入れるためだったら何でもする。
　反社会性人格は，しばしば，薬物乱用や感情障害，不安障害，身体化障害を伴う。薬物乱用は，ただ単に反社会性人格によく見られる合併症であるだけでなく，薬物乱用それ自体が無責任あるいは暴力的な行動の結果でもあり得る。それゆえ，そのような行動の原因を突き止めるのは困難かも知れない。しかし，
　反社会性人格は（定義上），15歳以前に始まるものとされているため，行動上の問題が15歳以前に始まったものでなければ反社会性人格とは診断できない。
　反社会性人格の基本的な臨床単位は，反社会性人格と行為障害と薬物乱用との関係を評価している。子供の頃行動上の問題がほとんどなく，また，薬物乱用の問題がない被験者は，大人になっても，反社会性行動をとらないことが，今までの研究で示されている。それ故，この反社会性人格の基本的な臨床単位は，そのような被験者を除くようデザインされている。

Q1e　対決を伴わない盗みを含む。

Q14　1年以上，被験者が，一夫一婦の関係を保てたことがない場合，「はい」とする。

セクション T

総合評価尺度（GAS）

　この評価の目的は，面接に先立つ1ヵ月間の被験者の機能水準を一般的で規格化された記述として得ることにある。面接中に得られた情報と観察に対してこの評価尺度を適用する。入院中に面接が行われる被験者に対しては入院時の機能状態を評価する。

Q2　現在精神症状のエピソード中の場合，最悪の機能状態を評価し，被験者が現在エピソード中でない場合は，「現在エピソードのGAS」得点は，000である。

Q3　過去の30日間に対してGAS得点をつける。

セクション U

陰性症状評価尺度 (SANS)

情動の平板化・情動鈍麻

　情動の平板化ないしは情動鈍麻は情動の表現や反応性，感じ方といった面の特徴的乏しさが発現してきたものである。情動の平板化は日常の面接の中で観察される行動や応答性によって評価される。項目の中にはその評価が薬剤によって影響されることがある。たとえばフェノチアジン系薬剤のパーキンソン性の副作用により仮面様顔貌や関連性のある運動が減少したりすることがある。しかしながら情動の他の側面，たとえば情動反応性や情況適合性などは薬剤によって影響されることはないであろう。

1. 表情変化欠如
   正常の定義－言葉の感情的な内容に従った顔の全域における生気。顔の領域とは1）まゆ／前額／鼻根，2）目／鼻／頬，3）口／唇をさす。正常な表情の表現では各々の領域は，内部の感情的な状態を伝えるために使われる。たとえば怒りの典型的表現では眉が，下方へ引かれ，目が細まり，頬が上がる，そして口は　四角にぴんと張っているか，広く開いて緊張している。しかしながら大人の場合にはそのような　純粋な／隠しようのない表現を見ることはまれであり，顔の全ての領域においてある特質と量がうかがわれるはずである。情動の平板化ないしは情動鈍麻は顔の全ての領域が使われていない時に，または機械的に／生気の失せたように使われる時に起こる。正常な談話で見られる最も普通の表現は喜びや悲しみや興味である。これらの感情の表現では筋肉の調子がさまざまに異なっている。ここで平板化の概念が働く。明瞭な表現が少ないほど，その人は平板で鈍麻であると判断される。これは会話がなされた状況を全体的に捉えるように意図されている。しかしながら，こうした患者との会話の仕方ではよりはっきりした，生気のある表現が出る機会も多い。そこで SANS/SAPS 評価では，面接を通して患者が示した状態を全体的に判断することが求められている。

   0 - 生気が正常，あるいは十分変化する。
   1 - 表情の減少が疑わしい。
   2 - 軽度:表情にあきらかに限界があるが，それほど深刻ではなく，表情に矛盾もない。
   3 - 中等度:表情が主に筋肉調整の点で制限されているが，時には多いに明瞭な表現が見られる
   4 - 重度:表情はわずかな筋肉調整に限られ，生気がなく，明らかな情動の徴候がない。
   5 - 最重度:本来的に表情がない，筋肉の調整もない。
   U - わからない／評価できない／評価されていない。

2. 自発的動きの減少
   0 - 減少はない (たとえば椅子にすわっているあいだに位置を変える，足を組む，手を動かす)。
   1 - 減少が疑われる。
   2 - 軽度: いくらか減少している(たとえば患者は座っているあいだに2～3回は位置を変える，2回ほど足を組んだりはずしたりする)。
   3 - 中等度: 患者は1，2度位置を変える，または1回足を組み替える，あるいは1回もしくはほんの数回手を動かす。
   4 - 重度: 患者は1度は位置を変えるかもしれないが手足を動かさない。
   5 - 最重度:患者は面接のあいだ動かない。
   U - わからない／評価できない／評価されていない。

3. 身振りによる表現の減少
   0 - 減少はない (たとえば手の身振りを使い，会話の強調として前後に寄りかかる)。
   1 - 減少が疑われる。
   2 - 軽度: 普通に身振りを使うが使われてもよいときに使わないときがある。
   3 - 中等度: 患者は時に身振りを使うがいつもではない。
   4 - 重度: 患者はまれにしか身振りを使わない（1時間に1度手の身振りを使う）。
   5 - 最重度:患者は表現の助けとしてけして身振りを使わない。

U - わからない／評価できない／評価されていない。

4. 視線による表現の減少
   <u>正常の定義</u>－視線による表現は二人のあいだでの表現の助けとして使われる。そして会話の込み入った部分を担う。正常な視線は気づかれないが，逸脱した視線は大いに目立ち，おそらく会話にとって妨げとなる。視線の質と量を評価するとき，熟慮すべき2つの異なる要素がある。視線の質とは視線の表現性を扱う。面接中にみられる普通の表現が関心の対象となるものの1つである。患者が注意深い様子で会話に集中している様子のときに見られる。たとえば質問されたとき，面接者を見たり，答えているあいだ注意深い様子で疎通を保とうとすることは正常な相互作用であると受け取られる。患者が面接者を通りこしてじっと見つめているならば，これは表情豊かな目のやり取りとは見なされず，視線のやり取りが乏しいと評価されるべきである。面接者は視線がやりとりされているあいだは患者とつながっていると感じるはずである。視線のやりとりの2番目の要素は量である。これは視線をとどめるのに費やしている時間の量のことである。量を評価するには非常に多くの要素があるので（面接時間の長さ，議論されている話題による相互作用の種類，面接者による視線のやり取り），患者が接触をとろうとしたり，避けたりする実際の回数よりもむしろうまく機会を捕らえる機能という観点から評価がなされるべきである。たとえば1時間の間に面接者と視線のやり取りをする多くの機会があるのに，半分の時間しかそうしないならばSANSによる評価は3となる。また凝視の長さも考慮に入れられるべきである。たとえば視線接触の全ての機会が捕えられたが，1秒しか持続しないならば，これもSANSの評価で反映される。

   0 - 正常:接触がよい。たとえば患者は面接者に対して注意深く集中していて，接触がなされるすべての機会を捕えている。
   1 - 減少が疑われる: たとえば集中している時間は短いが，すべての機会が捕えれ，視線の固定も注意深くなされる。
   2 - 軽度: たとえば視線の固定の時間は3～4秒と短く，視線接触の機会のおよそ25％が捕えられておらず，視線の固定に対して集中しておらず注意深くないときもある。
   3 - 中等度: たとえば視線の固定の時間は1～2秒で，視線接触の機会のおよそ50％が捕えられておらず，通常視線の固定に対して集中しておらず注意深くない。
   4 - 重度: たとえば視線の固定の時間は1秒以下で，視線接触の機会のおよそ75％が捕えられておらず，視線の固定に対してまれにしかまたはけして集中しておらず注意深くない。
   5 - 最重度: たとえば視線の固定がなく，集中もせず，注意深くもなく視線接触の機会も決して捕えられない。
   U - わからない／評価できない／評価されていない。

5. 情動反応性欠如
   通常正常な個人から微笑を引き起こす方法でこちらから笑ったり，冗談を言うこと等による，しかるべききっかけがあっても微笑んだり笑ったりしないことを判定する。また面接者が自ら微笑み「笑い方を忘れたんですか」と尋ねて見るのもよい。

   0 - 情動反応性欠如は全くない。
   1 - 減少が疑われる。
   2 - 軽度: わずかであるが明らかに反応性が欠如している。
   3 - 中等度: 反応性が中等度に減少している。
   4 - 重度: 反応性が顕著に減少している。
   5 - 最重度: たとえ促されても全く反応がない。
   U - わからない／評価できない／評価されていない。

6. 場にそぐわない情動
   表出された情動が場にそぐわず，状況に一致しないことであり，単なる平板とか鈍麻ではない。最も典型的にはこの情動障害は重大なもしくは悲しい話題について話しているときに笑ったり，馬鹿げた表情をするという形で現れる。（患者は，不快や困惑を感じるような重大な事について話しているとき時折ほほえむか声を出して笑うことがある。この場合の微笑みは場にそぐわないように見えるが，

それは不安によるものであり，場にそぐわない情動として評価するべきではない。）また情動の平板化や情動鈍麻を場にそぐわない情動として評価してなならない。

0 - 全くない:情動は不適当でない。
1 - 疑わしい。
2 - 軽度:少なくとも1度不適当に微笑むか他の場にそぐわない情動がある。
3 - 中等度: 時折場にそぐわない情動が見られる。
4 - 重度: 頻繁に場にそぐわない情動が見られる。
5 - 最重度: 情動はほとんどの時間場にそぐわないものである。
U - わからない／評価できない／評価されていない。

7. 声の抑揚の欠如
話しているあいだ，患者は，正常な声の抑揚がない。話し方は単調で，重要な単語でも声の高低や大きさを変えて強調されることがない。話題によって声の大きさを変えることもできないので個人的な話題を話し合っているときにも声を落とすことがなく，興奮していたり，大きな声を出したほうがよいときにも声を上げることがない。

0 - 全くない: 正常な声の抑揚。
1 - 減少が疑われる。
2 - 軽度:声の抑揚のわずかな減少。
3 - 中等度: 声の抑揚が明らかに減少している。
4 - 重度:声の抑揚が顕著に減少している。
5 - 最重度: ほとんどすべての発言が単調である。
U - わからない／評価できない／評価されていない。

8. 情動平板化の総合評価
総合評価は，情動の平板化と情動鈍麻の全体的重症度に焦点をおく。反応欠如，不適当な情動，感情の強さの全体的な減少を特に強調する。

0 - 全くない:正常な情動。
1 - 情動の平板化が疑われる。
2 - 軽度の情動の平板化。
3 - 中等度の情動の平板化。
4 - 重度の情動の平板化。
5 - 最重度の情動の平板化。
U - わからない／評価できない／評価されていない。

思考の貧困

9. 会話量の貧困
患者の質問に対する答えは量が十分でなく，短く具体的で簡単になりがちである。

0 - 会話量の貧困はない。
1 - 会話量の貧困が疑われる。
2 - 軽度:4つか5つの質問ごとに（15～25％で）会話を促す必要がある。
3 - 中等度: 2つか3つの質問ごとに（25～50％で）会話を促す必要がある。
4 - 重度:1つか2つの質問ごとに（50－75％で）会話を促す必要がある。たいていの返答が2－3語である。
5 - 最重度: どの質問にも（75～100％で）会話を促す必要がある。いくつかの質問には返答がない。
U - わからない／評価できない／評価されていない。

10. 会話内容の貧困

患者の答えは量において十分であるが，漠然としており，抽象的で反復的，定型的，具体的，または過度に一般的な傾向があり，情報があまり伝わらない。

0 - 会話内容の貧困はない。
1 - 会話内容の貧困が疑われる。
2 - 軽度:4〜5の答えのうち1つ（15〜25%で）はあいまいだったり過度に具体的だったりする。
3 - 中等度:2〜3の答えのうち1つ（25〜50%で）はあいまいだったり過度に具体的だったりする。
4 - 重度:すくなくとも2つの答えのうち1つ（50〜75%で）はあいまいだったり過度に具体的だったりする。
5 - 最重度:ほとんどの答え（75〜100%）があいまいだったり，過度に具体的だったりする。
U - わからない／評価できない／評価されていない。

11. 途絶
    患者は，自発的にかあるいは促されて一連の思考が途絶えることを認めなければならない。

    0 - 途絶の証拠はない。
    1 - 途絶疑いがある。
    2 - 軽度:15分面接の間に1回。
    3 - 中等度:15分面接の間に2回。
    4 - 重度:15分面接の間に3回。
    5 - 最重度: 15分面接の間に4回以上。
    U - わからない／評価できない／評価されていない。

12. 応答潜時の延長
    患者は，質問に対する答えに長い時間がかかる。答えを促すことによって患者が問題に気づいているということがわかる。

    0 - 応答潜時の延長はない。
    1 - 応答潜時の延長が疑われる。
    2 - 軽度:4つか5つの質問ごとに（10〜25%）応答の前に休止（主に短い休止）がある。
    3 - 中等度:2つか3つの質問ごとに（25〜50%）応答の前に休止（短い休止も長い休止もある）がある。
    4 - 重度:1つか2つの質問ごとに（50〜75%）応答の前に休止（短い休止もあるが，たいていは長い休止）がある。
    5 - 最重度: ほとんどの質問にも(75〜100%)応答の前に長い休止がある。
    U - わからない／評価できない／評価されていない。

13. 思考の貧困の総合評価
    思考の貧困の中核的症状は会話量の貧困と会話内容の貧困である。

    0 - 思考の貧困はない。
    1 - 思考の貧困が疑われる。
    2 - 軽度: 4つか5つの応答ごとに明らかな思考の貧困がある。
    3 - 中等度: 2つか3つの応答ごとに重大な思考の貧困がある。
    4 - 重度:たいていの思考が貧困で，1つか2つの応答ごとにその証拠がある。
    5 - 最重度:ほとんどの思考が貧困で，ほとんどの応答にもその証拠がある。
    U - わからない／評価できない／評価されていない。

意欲・発動性の欠如

14. 身だしなみと清潔度
    患者は正常者と比較して身だしなみに気を使わず，あまり入浴せず，髪の毛，爪，歯などを手入れし

ない。そのために髪は脂ぎって乱れており，手は汚れ，ニコチンがついており，髭は延び放題で，体臭がひどく，歯は汚く，口臭もひどく，トイレでの始末もきちんとしていない（どのデータもここ1ヵ月以内にとられたものである）。

0 - なし。
1 - 疑わしい。
2 - 軽度:患者の衣服はだらしなく，時代遅れであり，上記の不衛生の証拠が1つある。
3 - 中等度:患者は衣服の組み合わせに無頓着である(たとえば色，パターン，場へのふさわしさ)。もしくは小さすぎたり大きすぎたりする服を着ているのでだらしなく見え，上記の不衛生の証拠が1～3つある。
4 - 重度:患者は汚れており1週間に1～2度しか衣服を変えて洗濯することがない。上記の不衛生の証拠が2～4つある。
5 - 重度:患者の衣服は非常に汚れており，同じ衣服を何週間も変えず，洗わずに着ている。上記の不衛生の証拠が3～5つある。
U - わからない／評価できない／評価されていない。

15. 職業・学業の持続性欠如
    仕事：<u>入院患者</u>-作業療法，会合や約束ごとへの出席，必要な約束を計画的にこなすこと，割り当てられた仕事に参加したり従事することなど。
    <u>外来患者</u>-買い物や洗濯などの雑用をすること，計画的に必要な約束ごとに出席し，仕事を探したり，持続的に仕事をする（引退した老年者については仕事探しは考慮しなくてよい）。

    0 - 持続性欠如の証拠はない。
    1 - 疑わしい。
    2 - 軽度:患者は仕事の残り25%を達成するだけの持続力がない。
    3 - 中等度:患者は仕事の残り50%を達成するだけの持続力がない。
    4 - 重度:患者は仕事の残り75%を達成するだけの持続力がない（つまり不規則にしか仕事に従事していない）。
    5 - 最重度:患者はどんな仕事も達成するだけの持続力がない。
    U - わからない／評価できない／評価されていない。

16. <u>身体的不活発</u>

    0 - なし。
    1 - 疑わしい。
    2 - 軽度:患者は日常の25%を椅子に座ったり，ぶらぶらし，もしくはテレビをみるようなどちらかいうとぼんやりし，身体的に不活発なことで過ごす。
    3 - 中等度:患者は日常の50%を椅子に座ったり，ぶらぶらし，もしくはテレビをみるようなどちらかいうとぼんやりし，身体的に不活発なことで過ごす。
    4 - 重度:患者は日常の75%を椅子に座ったり，ぶらぶらし，もしくはテレビをみるようなどちらかいうとぼんやりし，身体的に不活発なことで過ごす。
    5 - 最重度:患者は1日中「あちこちに座っており」，何ら活動的なことをしない。
    U - わからない／評価できない／評価されていない。

17. <u>意欲・発動性欠如の総合評価</u>
    総合評価は患者の年齢や社会的地位や生まれを勘案して無気力の全体的重症度を反映すべきである。総合的評価をつけるに当たっては1つか2つの特徴的な症状が特に顕著である場合にはそれに大きな比重を与えてよい。

    0 - 無気力はない。
    1 - 疑わしい。
    2 - 軽度だが確実にある。

3 - 中等度の無気力。
4 - 重度の無気力。
5 - 最重度の無気力。
U - わからない／評価できない／評価されていない。

快感消失・非社交性

18. 娯楽への関心と余暇活動
    患者は娯楽への関心や余暇活動がほとんどあるいはまったくない。娯楽への関心の質も量もともに考慮に入れるべきである。
    受動性:テレビを見る，ラジオを聴く，だれかにドライブに連れて行ってもらう，一人遊びをする，あまり集中力を必要としないことをする，率先してする必要のないことをする。
    能動性:集中力と自ら率先してする必要のあることをする（例えば，読書，スポーツへの参加，外食に出かける，映画や娯楽のために出かける）。

    0 - 娯楽への関心と余暇活動の欠如はない。
    1 - 関心・参加の欠如が疑われる。
    2 - 軽度:2～3の（受動的に限らず）活動に楽しんで参加する。
    3 - 中等度: 1) いくらかの活動（受動的でも能動的でも）をするが，あまり楽しまない，あるいは2) いくらか楽しむが，あまり活動しない，あるいは3) 時折，気まぐれに関心を持つか活動する。
    4 - 重度:わずかに2～3の受動的活動（テレビやラジオ）に加わったり，楽しむ。
    5 - 最重度:受動的な活動にさえ楽しみを持たず，することもない。
    U - わからない／評価できない／評価されていない。

19. 性的関心と性行為
    性的関心や性行為が年齢や結婚状況から見て正常と思われる状態より減じている。結婚している場合にはセックスに興味を抱かず，相手の要求に応じてしか性行為をしない。極端な場合にはまったくセックスをしない。独身者は長期間性行為がなく，性的欲求を満足させようという努力をしない。既婚であれ独身であれ主観的に性欲をほとんど感じず，たとえ性行為や自慰をしてもほとんど楽しみを感じないと訴える。

    0 - 性行為を楽しめる。
    1 - 性的関心と性行為の減少が疑われる。
    2 - 性的関心が軽度に減じている。
    3 - 性的関心と性行為が中等度に減じている。
    4 - 性的関心と性行為が重度に減じている。
    5 - 性的関心と性行為が最重度に減じている。
    U - わからない／評価できない／評価されていない。

20. 親密さや親近感を感じる能力
    患者は特に異性や家族と親密さや親近感を形成することができない。

    0 - 親密さや親近感を感じる能力は正常である。
    1 - 親密さをや親近感を感じる能力が疑われる。
    2 - 親近感を感じるのにいくらか困難があるが，何人かの人には好意を感じる。
    3 - しばしば親近感を感じるのに困難を感じる；一人の人にのみ好意を持つ。
    4 - 親近感を持つのが大いに困難である；親密な感情や好意をほとんど希求しない。
    5 - 好意を感じるもしくは親密な関係や好意を希求する証拠がない，情動的に他人に無関心である。
    U - わからない／評価できない／評価されていない。

21. 友人関係
    友人が少ないかほとんどいないまたは一人で過ごすほうを好む。

0 - 友人を作る能力は正常である。
 1 - 友人を作る能力が疑われる。
 2 - 軽度:二人の親密な友人がいる。次の3つのうち1つでわずかに減少が見られる。:友人を希求すること，努力すること，交友の頻度（週に1回以下）。
 3 - 中等度:たいていの友人関係はうわべだけのものである；友人を希求するが努力はしない；交友の頻度は月に1回以下。
 4 - 重度:一人か二人のうわべだけの交友関係があり，ほとんど友人を希求せず，その努力もしない；一般に一人でいることを好む。
 5 - 最重度；友人がおらず，希求もせず，努力もしない；一人でいることを好む。
 U - わからない／評価できない／評価されていない。

22. 快感消失・非社交性の総合評価
    この評価は患者の年齢，家族状況などを考慮にいれて全体的な重症度を見るべきである。

 0 - 快感消失と非社交性の証拠はない。
 1 - 快感消失と非社交性の証拠が疑われる。
 2 - 軽度に快感消失と非社交性の証拠がある。
 3 - 中等度に快感消失と非社交性の証拠がある。
 4 - 重度に快感消失と非社交性の証拠がある。
 5 - 最重度に快感消失と非社交性の証拠がある。
 U - わからない／評価できない／評価されていない。

注意の障害

 注意はしばしば精神分裂病で障害されている。患者は注意を併せることが困難で，散発的にまたは誤ってしか合わせることができない。他人が会話しようとしても無視し，何らかの活動や仕事の途中でふらふらと出ていってしまい，正式な試験や面接中にも気が入っていない様子である。注意集中の困難に自分で気づいているかもしれないし，いないかもしれない。

23. 社会的状況での注意の障害
    社会的状況や活動に従事しているときに散漫に見える。会話中気が散っている様子で，議論に参加せず，もしくは会話のなかに入っていない様子である。明らかな理由もなしに突然議論や仕事をやめてしまう。「ぼー」として「心ここにあらず」のように見え，ゲームをしているときも，読書しているときもテレビを見ているときも集中できない様子である。

 0 - 注意障害の印はない。
 1 - 徴候が疑われる。
 2 - 軽度だが明らかな注意障害の徴候。
 3 - 中等度の注意障害の徴候。
 4 - 重度の注意障害の徴候。
 5 - 最重度の注意障害の徴候。
 U - わからない／評価できない／評価されていない。

24. 精神作業検査中の注意の障害
    十分な教育と知的能力があるにもかかわらず，簡単な知的能力のテストでもあまりできない。患者に「world」を逆につづらせたり，（教育歴10年以上なら）100から7を順に，もしくは（教育歴6年以内なら）100から3を順に繰り返し5回引かせる。満点は10点である。

25. 注意障害の総合評価
    ここでは注意や集中の全体的能力を評価する。面接場面や検査上の所見を考慮して評価する。

0 - 注意障害の徴候はない。
1 - 疑わしい。
2 - 軽度だが明らかな注意障害の徴候がある。
3 - 中等度の注意障害の徴候がある。
4 - 重度の注意障害の徴候がある。
5 - 最重度の注意障害の徴候がある。
U - わからない／評価できない／評価されていない。

セクション V

陽性症状評価尺度（SAPS）

幻覚

　幻覚は知覚の異常である。それは外部からの刺激がないのに生じる誤った知覚である。聴覚，触覚，味覚，嗅覚，視覚を含む，いかなる知覚様式においても生じうる。真性の幻覚は，錯覚（外部刺激を誤って知覚する），入眠時幻覚・覚醒時幻覚（患者が寝入りばやな目覚め際に体験する），または例外的に活発な正常思考過程とは区別される。幻覚が宗教的性質を帯びている場合には，患者の社会的，文化的背景に照らしあわせたうえで判断しなければならない。アルコール，薬物，重篤な身体疾患などの直接影響下で生じている幻覚は，ここには含めない。患者には常に幻覚を詳細に説明してもらうようにする。

1. 幻覚
　　患者は声，雑音，音などが聞こえると訴える。最も一般的な幻聴は患者に話したり，患者の名前を呼ぶ声が聞こえるというものである。その声の主は男性，女性，知っている人，知らない人であったり，批判的な内容や好意的な内容であったりする。分裂病患者に聞こえる典型的な声は不愉快で批判的な内容である。雑音や音楽などの音が聞こえる幻聴は，声に比べて特徴的ではなく重症度も低いと考えられる。
　　「周りに誰も居ず，何もないのに，声や音が聞こえたことがありますか？」
　　「それは何と言っていましたか？」

　　0 - なし。
　　1 - 疑わしい。
　　2 - 軽度：雑音もしくはそのつど単語だけが聞こえる。たまにしか聞こえない。
　　3 - 中等度：明らかに声が聞こえる。少なくとも週に1回は聞こえる。
　　4 - 重度：明らかにしばしば声が聞こえる。
　　5 - 最重度：毎日頻繁に声が聞こえる。

2. 注釈幻声
　　注釈幻声は幻聴の特殊型で，クルト・シュナイダーのような精神病理学者はこの種の幻声を分裂病に特異的なものとみなすが，最近では反証も少なくない。この幻覚は患者が行動を起こしたり考えたりすると次々と注釈する声が聞こえるものである。患者が聞く幻聴がこの種のものに限られている場合は，前項の幻覚ではなく，この項で評価する。しかし，通常，注釈幻声は他の種類の幻聴に付随して生じる。
　　「今までにあなたが考えていることや，していることにコメントするような声が聞こえたことがありますか？」
　　「どんなことを言いますか？」

　　0 - なし。
　　1 - 疑わしい。
　　2 - 軽度：1〜2度ある。
　　3 - 中等度：少なくとも週1回は聞こえる。
　　4 - 重度：しばしば注釈する声が聞こえる。
　　5 - 最重度：ほぼ毎日頻繁に注釈する声が聞こえる。

3. 会話性幻声
　　注釈幻声と同様，会話性幻声はSchneiderの一級症状とされている。2人以上の人物が通常患者のことを話している声が聞こえる。注釈幻声と同様，会話性幻声は他の幻聴とは独立に評価しなければならない。
　　「2人以上の人が話し合っている声が聞こえたことがありますか？」
　　「それは何と言っていましたか？」

0 - なし。
1 - 疑わしい。
2 - 軽度：1から2度ある。
3 - 中等度：少なくとも週に1回は聞こえる。
4 - 重度：しばしば話し合っている声が聞こえる。
5 - 最重度：ほぼ毎日話し合っている声が聞こえる。

4. 身体幻覚・幻触
身体に特殊な物理的感覚を体験する幻覚。体が燃えている，ひりひり痛む，または体の形や大きさが変化したというような知覚が含まれる。
「体が燃えているとか，何か異様な感覚を覚えたことがありますか？」
「それはどのようなものでしたか？」
「体の形や大きさが変化したと感じたときがありますか？」1

0 - なし。
1 - 疑わしい。
2 - 軽度：1～2度ある。
3 - 中等度：少なくとも週1回は感じる。
4 - 重度：しばしば身体的幻覚や幻触を感じる。
5 - 最重度：ほぼ毎日身体幻覚や幻触を感じる。

5. 幻嗅
患者は，典型的にまったく不快で異常な臭いを体験する。患者は自分自身が臭うのだと確信することもある。患者が自分が実際に臭うと確信している場合は，この項で評価するが，患者自身には臭わないが他人には自分の悪臭がする，と確信している場合には妄想の項で評価する。
「異常な臭いがしたり，他の人は気付かない臭いがしたことがありますか？」
「それはどんな臭いでしたか？」

0 - なし。
1 - 疑わしい。
2 - 軽度：少なくとも1度ある。
3 - 中等度：少なくとも週に1回は生じる。
4 - 重度：しばしば幻臭がある。
5 - 最重度：ほぼ毎日幻臭がある。

6. 幻視
患者は実在しない物体や人物を見る。形や色のこともあるが，人間の姿か人間の形をした物体であるのが特徴である。悪魔やキリストなど宗教的性質を帯びた人物を見ることもある。幻視の場合でも宗教的主題の場合は患者の文化的背景に照らしあわせて判断しなければならない。比較的よく見る入眠・覚醒時の幻覚は，幻覚剤服用時の幻視と同様，ここには含めない。
「他の人々が見ることができないような光景や物を見たことがありますか？」
「何を見ましたか？」
「それは寝入りばなや，目覚めた際に生じましたか？」

0 - なし。
1 - 疑わしい。
2 - 軽度：1～2度ある。
3 - 中等度：少なくとも週に1回は見る。
4 - 重度：しばしば幻視がある。
5 - 最重度：ほぼ毎日幻視がある。

7. 幻覚の総合重症度評価
   総合重症度の評価は，幻覚の持続期間と重症度，幻覚への没頭度と確信度，および行動に対する影響の度合に基づいて行う。また，その幻覚が奇異か異常であるかどうかも考慮する。幻味などこれまでに言及されなかった幻覚はここで評価がなされるべきである。

   0 - なし。
   1 - 疑わしい。
   2 - 軽度：幻覚は明らかに存在はするが，たまにしかない。患者はその存在を疑うかもしれない。
   3 - 中等度：幻覚ははっきりしていて，時々生じる。ある程度患者を悩ます。
   4 - 重度：幻覚はかなりはっきりしていて，頻繁に生じ，生活全般に及んでいる。
   5 - 最重度：ほとんど毎日生じ，異常で奇異なこともある。幻覚はかなりはっきりしていて，患者を極端に悩ませる。

妄想

妄想とは思考内容の異常である。それらは患者の文化的背景によっても説明不可能な誤った確信である。妄想は「誤った確信が固定化されたものである」と定義されることもあるが，ごく軽い妄想は数週間ないし数カ月しか持続せず，患者自身もその確信に対して疑問をもったり疑ったりすることがある。患者の行動もその確信によって左右される場合とされない場合がある。個々の妄想の重症度評価および妄想性思考の総合重症度評価は，持続性，複雑さ，患者の行動に及ぼす影響度，患者の疑問視する程度，およびその信仰が正常な人と比べて逸脱している程度などを考慮して判定されなければならない。存在する妄想項目については，それぞれの余白に妄想内容の例を具体的に記述すること。

8. 被害妄想
   被害妄想をもっている者は，自分が何らかの形で陰謀に陥れられたり迫害されていると確信している。よく見られる例は，尾行されている，私信が開封されている，自分の部屋や事務所に盗聴器がしかけられている，電話で盗聴されている，警察・政府の役人・隣人・同僚などが自分にいやがらせをしているなどである。被害妄想は比較的孤立したものであったり系統だっていないものであることもあれば，さまざまな形の迫害と綿密に計画された謀略がその背後にあるという確信を含む複雑な妄想体系を抱いている場合もある。例えば，政府が自分のことでで外国政府のスパイだと誤解して家に盗聴器をしかけたり，尾行したりしているという確信である。このような妄想は大層混み入っているので，自分に起こることはほとんど何でも妄想で説明してしまう。重症度は妄想の持続期間と複雑さに基づいて判定する。
   「周囲の人々とやっていくのに何か困ったことはありましたか？」
   「周囲の人々が自分に敵対していると感じたことはありますか？」
   「誰かが何らかの方法であなたを傷つけようとしましたか？」
   「周囲の人々があなたに対して陰謀を企てていると思いますか？」

   0 - なし。
   1 - 疑わしい。
   2 - 軽度：妄想的確信は単純なもので，いくつかの異なったタイプがある。患者は時折それに疑問をもつことがある。
   3 - 中等度：明らかで一貫した妄想が固く保持されている。
   4 - 重度：一貫した確固たる妄想が存在し，患者は妄想に基づいて行動する。
   5 - 最重度：複雑でよく体系だった妄想が存在し，患者は妄想に基づいて行動し，常時妄想にとらわれている。妄想や妄想に対する患者の反応は，まったく奇異なことがある。

9. 嫉妬妄想
   患者は，自分の配偶者（恋人）が他人と（恋愛）関係があると信じている。とるに足りない雑多な情報をその「証拠」とする。通常患者は，その関係を証明するために多大な努力を払う。例えば，寝具に付着した毛髪，ひげそり用ローションや衣服に付いたタバコの臭い，愛人にプレゼントを買ったことを示す領収書や小切手などを探そうとする。二人が一緒にいるところをわなにかけてつかまえよう

と綿密な計画を練ることもしばしばである。
「ご主人（奥さん）が浮気をしていると思ったことがありますか？」
「どんな証拠があるんですか？」

0 - なし。
1 - 疑わしい。
2 - 軽度：妄想は明らかであるが，患者は時折それに疑問をもつことがある。
3 - 中等度：明らかで一貫した妄想が固く保持されている。
4 - 重度：一貫した確固たる妄想が存在し，患者は妄想に基づいて行動する。
5 - 最重度：複雑でよく体系だった妄想が存在し，患者は妄想に基づいて行動し，常時妄想にとらわれている。妄想や妄想に対する患者の反応は，まったく奇異なことがある。

10. 罪業・罪責妄想
患者は，自分が恐ろしい罪を犯したとか許されないことをしてしまったと確信している。自分が幼少期にしたこと（自慰行為など）を悪いことだと過度に，または不当に思いこんでいる場合もある。また自分自身に何ら関係がなくても，火災や事故などの悲惨な事態の責任があると思いこんでいる場合がある。このような妄想は宗教的色彩を帯びていて，その罪は許されないことで，神から永遠に罰せられると確信していることである。また，社会的制裁を受けるに値するとひたすら信じこんでいることもある。そして聞いてくれる人は誰彼となく多大な時間を費やしてその罪を告白する。
「あなたは罰に値するような恐ろしいことをしてしまったと思ったことがありますか？」

0 - なし。
1 - 疑わしい。
2 - 軽度：妄想的確信は単純なもので，いくつかのタイプがある。患者は時折それに疑問をもつことがある。
3 - 中等度：明らかで一貫した妄想が固く保持されている。
4 - 重度：一貫した確固たる妄想が存在し，患者は妄想に基づいて行動する。
5 - 最重度：複雑でよく体系だった妄想が存在し，患者は妄想に基づいて行動し，常時妄想にとらわれている。妄想や妄想に対する患者の反応は，まったく奇異なことがある。

11. 誇大妄想
患者は，(1)自分に特別な力や能力があると確信している。(2)自分がロックのスターやナポレオンやキリストのような著名な人物だと信じていることもある。また，(3)自分は偉大な作品を執筆しているとか作曲中であるとか，素晴らしい発明をしていると確信している場合もある。往々にして誰かが自分のアイディアを盗もうとしていると疑ったり，また自分の考えに疑問が投げかけられると非常にいらだつことがある。
「あなたは何か特別な人ですか？」
「あなたは何か特別な力や能力がありますか？」
「あなたは自分が偉大なことをなしとげるだろうと思いますか？」

0 - なし。
1 - 疑わしい。
2 - 軽度：妄想的確信は単純なもので，いくつかの異なったタイプがある。患者は時折それに疑問をもつことがある。
3 - 中等度：明らかで一貫した妄想が固く保持されている。
4 - 重度：一貫した確固たる妄想が存在し，患者は妄想に基づいて行動する。
5 - 最重度：複雑でよく体系だった妄想が存在し，患者は妄想に基づいて行動し，常時妄想にとらわれている。妄想や妄想に対する患者の反応は，まったく奇異なことがある。

12. 宗教妄想
宗教的性質の誤った確信にとらわれている。これにはキリストの復活，反キリスト，悪魔つきなど，従来の宗教体系の文脈で理解されるものも含まれる。一方，まったく新しい宗教体系や，特に東洋の

宗教の輪廻や涅槃の概念などさまざまな宗教の確信の寄せ集めである場合もある。宗教妄想は（自分のことを宗教指導者だと思っているなどの）誇大妄想，罪責妄想，被支配妄想との組み合せで起こる場合もある。宗教妄想は患者の文化的，宗教的背景に照らして正常とされる範囲を超えたものでなければならない。

「あなたは信心深い方ですか？」
「あなたは何か珍しい宗教的体験をしたことがありますか？」
「子供の頃はどのような宗教的教育を受けましたか？」

0 - なし。
1 - 疑わしい。
2 - 軽度：妄想的確信は単純なもので，いくつかの異なったタイプがある。患者は時折それに疑問をもつことがある。
3 - 中等度：明らかで一貫した妄想が固く保持されている。
4 - 重度：一貫した確固たる妄想が存在し，患者は妄想に基づいて行動する。
5 - 最重度：複雑でよく体系だった妄想が存在し，患者は妄想に基づいて行動し，常時妄想にとらわれている。妄想や妄想に対する患者の反応は，少なからずまったく奇異なことがある。

13. <u>身体妄想</u>

患者は，どうも自分の肉体は病気だ，異常だ，変化したなどと確信している。例えば，胃や脳が腐っている，手やペニスが大きくなってきた，顔付きが異常だ（醜貌恐怖症）などと確信している。身体妄想には幻触やその他の幻覚を随伴している場合がある。そのような場合には妄想と幻覚両方を評価しなければならない（例：自分の頭の中をボールベアリングがぐるぐる廻っていて，それは歯の充填治療をした歯科医が入れたものと確信しており，それらがカチャカチャぶつかりあっている音が聞こえる）。

「あなたの体に何か支障はありますか？」
「外見が変わってしまったと気づいたことはありますか？」

0 - なし。
1 - 疑わしい。
2 - 軽度：妄想的確信は単純なもので，いくつかの異なった解釈をしていることがある。患者は時折，それに疑問をもつことがある。
3 - 中等度：明らかで一貫した妄想が固く保持されている。
4 - 重度：一貫した確固たる妄想が存在し，患者は妄想に基づいて行動する。
5 - 最上度：複雑でよく体系だった妄想が存在し，患者は妄想に基づいて行動し，常時妄想にとらわれている。妄想や妄想に対する患者の反応は，まったく奇異なことである。

14. <u>関係念慮・関係妄想</u>

患者は，とるに足らない批評，発言，出来事が自分のことを指しているか，自分にとって何か特別の意味があると確信している。例えば，自分が部屋に入っていくと，皆が笑っている。それは自分のことを話していてそれで笑われているのだと疑う。新聞の記事，ラジオやテレビで言っていることが自分に対する特別なメッセージだとみなすこともある。関係念慮の場合は，疑い深いが，自分の考えが間違っている可能性も自覚している。発言や出来事が自分のことを指していると確信している場合は関係妄想である。

「部屋に入っていった時に，皆があなたのことを話していると思ったことはありますか？」
「雑誌やテレビで見たことが自分のことであったり，あなた宛に特別なメッセージがこめられていると感じたことはありますか？」

0 - なし。
1 - 疑わしい。
2 - 軽度：時折関係念慮が見られる。
3 - 中等度：2～3度ある。
4 - 重度：少なくとも毎週ある。

5 - 最重度：頻繁に妄想がある。

15. <u>影響妄想</u>
患者は，自分の感情や行動が何らかの外部の力によってコントロールされているという体験をもっている。この種の妄想の必須条件は，患者が実際にコントロールされているという強い主観的体験をもっていることである。自分は神の使いとして行動しているのだとか友人や両親が自分に何かを強制しているなどの単純な確信や考えは含まない。それよりも，自分の体が何か外部の力によって支配されているので独特な動きを強いられているとか，ラジオの電波にのってメッセージが脳に送られてくるため自分のものとは思えない特殊な感情を経験させられてしまうなどをいう。
「あなたは何か外からの力によって操られていると感じたことがありますか？」

0 - なし。
1 - 疑わしい。
2 - 軽度：操られているという体験はあるが，時折それに疑問を抱く。
3 - 中等度：操られているという明らかな体験が週に2〜3回ある。
4 - 重度：操られているという明らかな体験が頻繁にある。行動に影響が及んでいることがある。
5 - 最重度：操られているという明らかな体験が頻繁にある。それは患者の生活に浸透しており，行動に頻繁に影響する。

16. <u>考想察知</u>
他人が自分の心を読んだり，考えを知ることができると確信している。これは知覚表象が伴わない点において，次の考想伝播とは異なる。つまり，患者は他人が自分の考えを知っていることを体験したり認識したりするが，考えが他人に聞こえるとは思わない。
「他人があなたの心を読むことができると感じたことはありますか？」

0 - なし。
1 - 疑わしい。
2 - 軽度：心が読まれているという体験はあるが，時折それに疑問を抱く。
3 - 中等度：心が読まれているという明らかな体験が週に2〜3回ある。
4 - 重度：心が読まれているという明らかな体験が頻繁にある。
5 - 最重度：心が読まれているという明らかな体験が頻繁にある。それは患者の生活に浸透しており，行動に頻繁に影響する。

17. <u>考想伝播</u>
自分の考えが伝播されているので，自分や他人がそれを聞くことができると確信している。時には自分では聞くことができなくても，自分の考えが伝播されていると感じることがある。また，自分の考えがマイクロフォンでひろわれ，ラジオやテレビで放送されていると確信する場合もある。
「あなたは自分の考えが頭の外の声として聞こえたことがありますか？」
「あなたは自分の考えが伝わって，他の人々がそれを聞くことができると感じたことがありますか？」

0 - なし。
1 - 疑わしい。
2 - 軽度：考想伝播の体験はあるが，時折それに疑問を抱く。
3 - 中等度：考想伝播の明らかな体験が週に2〜3回ある。
4 - 重度：考想伝播の明らかな体験が頻繁にある。それは患者の生活に浸透しており，行動に影響の及ぶことがある。
5 - 最重度：考想伝播の明らかな経験が頻繁にある。それは患者の生活に浸透しており，行動に頻繁に影響する。

18. <u>思考吹入</u>
患者は，自分のものではない考えが頭に挿入されると確信している。例えば，隣人がブードゥー教の

呪術を行い，自分の心に異質な性的考えを植えつけていると確信することがある。この症状は，自分の考えである被害妄想や罪業妄想のような不快な思考を体験することと混同してはならない。
「外部の力や人物によって，ある考えがあなたの頭の中に挿入されたと感じたことがありますか？」

- 0 - なし。
- 1 - 疑わしい。
- 2 - 軽度：思考吹入の体験はあるが，時折それに疑問を抱く。
- 3 - 中等度：思考吹入の明らかな体験が週に2〜3回ある。
- 4 - 重度：思考吹入の明らかな体験が頻繁にある。行動に影響が及ぶことがある。
- 5 - 最重度：思考吹入の体験が頻繁にある。それが生活に浸透しており，行動に影響する。

19. 思考奪取
患者は，自分の考えが頭から奪われたと確信している。考え始めるやいなや突然，自分の考えが外部の何らかの力によって奪われたという体験を述べる。この症状には単なる思考の貧困の自覚は含まない。
「外部の何らかの力によってあなたの考えが奪われてしまったと感じたことはありますか？」

- 0 - なし。
- 1 - 疑わしい。
- 2 - 軽度：思考奪取の体験はあるが，時折それに疑問を抱く。
- 3 - 中等度：思考奪取の明らかな体験が週に2〜3回ある。
- 4 - 重度：思考奪取の明らかな体験が頻繁にある。行動に影響が及ぶことがある。
- 5 - 最重度：思考奪取の体験が頻繁にある。それが生活に浸透しており，行動に頻繁に影響する。

20. 妄想の総合重症度評価
総合重症度の評価は，妄想の持続期間，妄想への没頭の度合，妄想の確信度，および妄想の行動への影響度に基づいて判定する。また，その妄想が奇異か異常であるかどうかも考慮する。これまでに言及されなかった妄想はこの評点に含める。

- 0 - なし。
- 1 - 疑わしい。
- 2 - 軽度：妄想は確かに存在するが，時折その信念に疑問を抱く。
- 3 - 中等度：妄想を確信しているが，妄想の頻度は少なく，その行動への影響はほとんどない。
- 4 - 重度：妄想は固く保持されている。妄想は頻繁に生じ患者の行動に影響を及ぼす。
- 5 - 最重度：妄想は複雑で体系化され浸透している。妄想は確信されており，患者の行動に多大な影響がある。いくぶん奇異で異常なこともある。

奇異な行動

患者の行動が異常，奇異，空想的である。たとえば患者は砂糖壺に放尿したり，体を半分ずつ違う色に塗ったり，豚の頭を壁にぶつけて何匹も殺したりすることがある。この項目に関する情報は患者自身からの報告もあるが，他の情報源からの報告や，直接の観察によって得られることもある。アルコールや薬物の直接の影響による奇異な行動は含まない。評価に際してはいつも，患者の社会性，文化的背景を考慮しなければならない。また，詳細な例を聞きとり，記載すべきである。

21. 衣服と外観
患者の服装は尋常ではないし，他にも奇妙なことをして姿を変えたりする。（例えば，髪の毛を剃って丸坊主にしたり，体の色々な箇所をさまざまな色に塗ったりする。）着衣がまったく異常なことがある。例えば，野球帽を逆さに被り，ゴム長靴とももひきを着た上にデニムのオーバーオールを着るといったような一般的には不適切で受け入れ難いような格好をする。また歴史上の人物や異星人になったつもりで空想的な衣装を纏ったりすることもある。また，真夏に厚手のウールを着る。
「あなたの外見が何か普通でないということに気づいたことがありますか？」

0 - なし。
1 - 疑わしい。
2 - 軽度：時折，衣服や外見が風変わりなことがある。
3 - 中等度：外見や衣服が明らかに異常で，人々の注意をひく。
4 - 重度：外見や服装がきわめて変わっている。
5 - 最重度：患者の外見や服装は非常に空想的で奇異である。

22. 社会的・性的行動

0 - なし。
1 - 疑わしい。
2 - 軽度：2～4回いくらかの奇妙な行動がある（たとえばぶつぶつ独り言をいいながら道を歩いたり，面識のない人に自分の私生活について話し始めたり，見知らぬ人に性的誘いをしたり，性的なことを言ったりすることがある）。
3 - 中等度：4～8回いくらか奇妙な行動もしくは非常に奇妙な行動がある（たとえば公衆の面前で自慰行為をしたり，不適当な容器に排尿排便をしたり，わけもなく性器を露出したりする）。
4 - 重度：8～10回奇妙な行動があるか，もしくは2～3回非常に奇妙な行動がある。
5 - 最重度：奇妙な行動が持続しているか，もしくは3～5回非常に奇妙な行動がある。

23. 攻撃的・焦燥的行動

0 - なし。
1 - 疑わしい。
2 - 軽度：1～2回ささいな行動が見られる（たとえば友人や家族と不当に口論を始めたりする）。
3 - 中等度：2～4回ささいな行動があるが，1～2回中等度の行動がある（たとえば政府の役人や口論の相手にあてて脅迫状や怒りの手紙を書いたりする）。
4 - 重度：3～5回ささいな行動があるか，もしくは2～4回中等度の行動があるか，1回の重度の行動がある。
5 - 最重度：5回繰り返して中等度の行動があるが，2回以上重度の行動がある（たとえば動物を傷つけたり，苦しめたり，人間を傷つけたり殺そうとしたりするなどの暴力行為をする）。

24. 反復的または常同的行動
患者は，繰り返し繰り返し行う一連の反復動作や儀式的行為を呈することがある。患者は，しばしばそれらの行為に象徴的意味を見出しており，それらの行為によって他人に影響を与えている，または自分が影響を受けるのを遮断していると信じ込んでいる。例えば，毎晩デザートにジェリービーンを食べ，食べたジェリービーンの色によってその後に起こることが異なると思っている。また，食後の際に特定の順序に固執して物を食べたり，特定の衣服を着用したり，決まった順序でその衣服を着用したりする。あるいは，自分自身や他人宛のメッセージを繰り返し繰り返し書かなければならないと思ったり，時にはメッセージ文は異常な言葉やオカルト言葉で書かれたりする。
「何度も繰り返して行う行為が何かありますか？」

0 - なし。
1 - 疑わしい。
2 - 軽度：時折儀式的・常同的行動をする。
3 - 中等度：例：象徴的意味のない食事や衣服着用の儀式的行為。
4 - 重度：例：象徴的意味のある食事や衣服着用の儀式的行為。
5 - 最重度：例：理解不可能な言葉で日記を書く。

25. 奇異な行動の総合重症度評価
この評価に際して，面接者は行動の種類，行動が社会的規範からどれほど逸脱しているか，行動が逸脱していることを患者がどの程度自覚しているか，その行動がどれほど奇異であるかを考慮する。

0 - なし。
1 - 疑わしい。
2 - 軽度：時折，尋常でない，あるいは明らかに特異な行動をする。通常患者はいくらか洞察を有している。
3 - 中等度：行動は明らかに社会的規範からはずれており，いくらか奇異に思われる。患者はいくらか洞察を有していることもある。
4 - 重度：行動は顕著に社会的規範からはずれており，明らかに奇異である。患者はいくらか洞察を有していることもある。
5 - 最重度：行動は極端に奇異または空想的である。例えば殺人を企てるといった単一の極端な行動も含む。通常患者は洞察を欠いている。

26. 話題の脱線（連合弛緩）
話をしているとひとりでに思考が脱線して，関係はあるけれども間接的な関連しかない話題やまったく関連のない話題になってしまう話し方。
　　わずかに ＝ 話題がぼんやりとした関連をもって移っていく。または文節や文がいくつか続くうちに比較的理解可能な関連する話題への移行が起こる。
　　中ぐらいに ＝ 話題と話題の間にぼんやりした間接的なつながりがあるが文節間または文と文の間で移行が起こる。
　　ひどく／奇異に ＝ 話題の移行の間にまったく関連がない；唐突に話題の移行が起こる。

0 - なし。
1 - 疑わしい。
2 - 軽度：応答の理解しやすさを損なわない程度にわずかにまたは中ぐらいに３〜４回明らかに移行する。；応答１／４以下で確実だがわずかな話題の移行があるがひどい脱線は１回しかない。
3 - 中等度：ひどいもしくは奇異な話題の移行が２〜４回あり，応答の理解しやすさを損なっている。または約半分の応答にはむらはないが，その他半分には，話題の移行がみられ，被験者が順序よく話すのを困難にしている。
4 - 重度：ひどいもしくは奇異な話題の移行が５〜10回あり，応答の理解しやすさを損なっている。またほとんどの応答にむらはないが，いくぶん話題を移行しがちなので，そのことが被験者が話題を追って話すのを困難にしている。
5 - 最重度：ほとんどの応答がひどいもしくは奇異な話題の移行がある。話はほとんど理解できない。

27. 的外れ応答
質問に対して間接的で関連のない返答をする。
　　わずかな ＝ 質問に対してぼんやりした関連があるが，間接的にしか関連していない。
　　ひどく ＝ 質問に対して筋違いのもしくは特異的な関連しか持たない。

0 - なし。
1 - 疑わしい。
2 - 軽度：２〜４回わずかに的外れの応答をする。
3 - 中等度：５〜10回わずかに的外れの応答があるか，または２〜４回ひどく的外れの返答をする。
4 - 重度：５〜10回ひどい的外れの応答があるか，またはほとんど全ての応答がわずかに的外れである。
5 - 最重度：ほとんどすべての応答がひどく的外れである。；応答が完全に特異的であるために面接を完遂することが極端に困難である。

28. 支離滅裂
時々まったく理解不能となる話し方。

0 - なし。
1 - 疑わしい。

2 - 軽度：1時間に2～4回同一文もしくは文節のなかに不適当な単語が結合される；全般的には話は理解できる。
3 - 中等度：1時間に5～10回同一文もしくは文節のなかに不適当な単語が結合される；全般的には話についていくことに困難があるが，比較的理解できる（25％の困難性）。
4 - 重度：1時間に1／2以上の応答で同一文もしくは文節の中に不適当な単語の並列がある；少なくとも2～4回同一文もしくは文節のなかで不適当な単語の多重の結合が見られる；全般的に話は理解し難く，わずかに確実な明瞭性を残すのみである（50％の困難性）。
5 - 最重度：1時間にほとんどすべての応答に同一文もしくは文節のなかに不適当な単語の結合がある；4～5回以上不適当な単語の多重の結合がある；話はまったく理解できない（100％の困難性）。

29. 非論理性
論理性に従わずに結論を導くような話し方。

0 - なし。
1 - 疑わしい。
2 - 軽度：1時間に1～2回非論理的になる。
3 - 中等度：1時間に3～5回非論理的になり，話が全体的に少し分かりづらい。
4 - 重度：1時間に5～10回非論理的になり，全般的に面接をわかりづらくしている。
5 - 最重度：1時間に10回以上もしくは頻繁に非論理的になり，話はほとんど理解できない。

30. 迂遠
最終的な考えに達するのが非常に間接的で，遅延した話し方。

0 - なし。
1 - 疑わしい。
2 - 軽度：1時間に2～4回応答が遅延し，少なくとも数分間持続するが面接者による介入は必要としない。
3 - 中等度：1時間に5～10回応答が遅延し，少なくとも数分間持続する。そのために面接者が介入しなければならないときもある。もしくは1／4から1／2の応答がまどろっこしいがたいてい面接者による介入がなくても自分から話に区切りをつける（25～50％の迂遠性）。
4 - 重度：1時間に10回以上応答が遅延し，少なくとも数分間持続する。そのためほとんどの場合に面接者による介入が必要となる。もしくは少なくとも1／2からほとんどすべての応答がまどろっこしいが面接者による介入がなくても自分から話に区切りをつける（50～75％迂遠性）。
5 - 最重度：1時間のあいだ被験者の話しのほとんどすべてがまどろっこしく絶えず面接者による介入が必要となる（75～100％の迂遠性）。

31. 会話の促迫
普通または社会習慣的に考えられている会話量に比べて，自発的会話が増加していること。患者は早口でしゃべり，中断させるのは困難である。新しい考えを述べたいという熱望にかられて，文章を完結しないままに話が次に移ることもある。二言三言や短い文で答えられるような簡単な質問に対しても，長々とした話で応答するので，数秒で終るものが数分かかったり，実際に話を中断しない限りまったく終わらなかったりする。また，中断されても，患者は往々にして話をつづける。通常話し声は大きく，語勢は強い。激しい促迫感をもつ患者は，何の外的刺激が存在しなくても，あるいは誰も聞いていなくても，喋ることがある。フェノチアジンやリチウムを投与されている場合は，会話量や声の大きさ，社会的に適切かどうかを基準にしばしば判断がなされる。会話量を会話速度で測定する場合は，通常1分間に英単語150以上（訳注：日本語では400字詰原稿用紙1枚半以上程度と想定される）のものを急速あるいは促迫と判断する。この障害は話題の脱線，迂遠，支離滅裂などと一緒に生じることがあるが，それらは会話の促迫とは別物である。

0 - なし。
1 - 疑わしい。

- 2 - 軽度：会話はわずかに促迫している。会話の量，速度，声量がいくらか増している。
- 3 - 中等度：簡単な質問に答えるのに通常，数分かかる。誰も聞いていないのに話をすることがある。しかも大きい声で早口に話す。
- 4 - 重度：簡単な質問に答えるのに３分もかかることがしばしばである。外的刺激がないのに話し出すことがある。話しに割って入ることが困難。
- 5 - 最重度：患者は喋りっぱなし。中断させることはまったくできない。他人に話させまいと大声を出すこともある。

32. 注意転導性会話

討論や面談中に，患者は，机上の物，面接者の衣服や外観など身近にある刺激に反応して，文や考えを述べ終らないうちに話しをやめたり，話題を変えてしまったりする。

［例］患者：「それから私はサンフランシスコを離れ，引越しを…どこでそのネクタイをお買いになりましたか？50年代のものみたく見えますね。私は，サンディエゴの気候が暖かで好きなんです。机の上にあるのはホラ貝ですか。先生はスキューバダイビングに行ったことがありますか。」

- 0 - なし。
- 1 - 疑わしい。
- 2 - 軽度：１時間に１回，注意の転導があった。
- 3 - 中等度：１時間に２～４回注意の転導があった。
- 4 - 重度：１時間に５～10回の転導があった。
- 5 - 最重度：１時間に10回以上注意の転導があった。

33. 音韻固執

単語の選択が，意味関連性よりもその語のもつ音に支配される話し方。したがって，会話の内容がわかりにくくなり，余計な単語が用いられる。韻を踏むことに加えて語呂合わせによる連想も含まれており，音が似通った単語が新たな考えを引き出す。

[例]（訳注：原著の英訳は意味をなさないので，以下は訳者創作である。）「橋をどうやって渡るかって。橋の端を渡ったらあぶないよ。橋の端を走ったら，端から落ちちゃうからね。でも橋の端を走ってて落ちちゃったら，お椀のお舟に箸の櫂。箸のオールで漕いでって，岸の端から梯子を下ろしてもらえばいいや。そうすりゃ恥はかかないな。橋の端を走るには箸をもってりゃ安心さ。」

- 0 - なし。
- 1 - 疑わしい。
- 2 - 軽度：１時間に１回生じた。
- 3 - 中等度：１時間に２～４回生じた。
- 4 - 重度：１時間に５～10回生じた。
- 5 - 最重度：１時間に11回以上，またはあまりにも頻繁で，応答が理解できない。

34. 陽性の思考形式障害の総合評価

この評価をするにあたり，面接者は異常性の種類，患者の会話能力への影響の程度，異常な会話の頻度，およびその重症度などを考慮すること。

- 0 - なし。
- 1 - 疑わしい。
- 2 - 軽度：時折障害が生じる。患者の話は理解可能。
- 3 - 中等度：面接中障害が頻繁に生じる。患者の話はときどき理解困難。
- 4 - 重度：患者の話はしばしば理解が困難。
- 5 - 最重度：思考障害が重篤で，患者の話は理解不可能。

セクション W

SIS修正版の評価（精神分裂病中心）

それ以上の情報を得るには，マニュアルのセクションMを参照のこと。

セクション X

面接者の信頼性評価

　面接によって得られた情報の明白な公正さと正確さを評価することが必要である。面接の正確さについて必要性があれば，面接者の関心事を説明するメモ書きのためにこのページの下半分を使ってもよい。被験者が正直であるようだが，症状の細部を思い起こすことが少し困難であったり，面接者が正確であると判定できる情報をしぶしぶながらでも申し出るような場合は，そのセクションを「公正である」と評価する。いずれのセクションかあるいは全体のDIGSのデータの統合性や正確さについて見過ごせない疑問がある場合には，そのセクションを「信頼性なし」と評価し，下記に説明を加える。

セクション Y

叙述的な要約

それぞれの面接が終わった後すぐに詳細に患者によって述べられた叙述的な要約を書くことは，データを集め，記録する過程において極めて重要なステップである。これらの要約は，上級の臨床研究者が行う「最良の評価」を得るための診断手順において極めて重要である。現在の総体的機能状態に関する情報についてはGASを心に留めておくことである。

叙述的な要約は，（1）面接の場所や環境（家で，格子のある部屋で，精神科病棟でしたなど），（2）患者の外観（きちんとした服装をしていた，しわくちゃの服をきていたとか），（3）調査面接に患者が拒まず，協力的であるとかいう記述を含むべきである。この要約はなんらかの精神障害がある場合は，現在の精神状態や精神障害の経過的外観を記述するようにする。叙述的な要約は，極めて重要なもしくは不確実な点に対して評価尺度や欄外に記したメモ以外の詳細な情報を提供するものである。いくつかのあるいはすべての評価を難しくしている面接施行上の問題点を説明しておかなければならない。最後に，評価に関連する可能性のある前後関係や細部で矛盾するデータを記述する。必要である場合は，どのデータがより正確で，それはなぜなのかについての印象を記入する。

例1

この外来患者は，48歳で，2回結婚の経験があり，面接のためにこの病院へやってきた白人男性である。彼は，きちんとした服装をしていた。面接に対してきびきびとしており注意深く，協力的で，視線もよく合わせた。彼の話は，速さも量も普通だった。思考形式の障害の証拠はなかった。彼の気分は安定しており，幾つかの質問に対して笑ったりした。幻覚や妄想の証拠もなかった。

患者は躁病のため4回入院したと報告した。彼の病気は多くの心理社会的ストレスの後に34歳の時に躁病エピソードで始まった。彼は，90日間入院した。最初はリチウムを処方された。退院後，彼は服薬をやめてしまった。およそ1年後再び躁状態になった。「壁に自分の人生を書いたり」，ある問題について議論するために知事官邸へ行く計画を立てたり，女友達と喧嘩したりした。彼は，自分の人生が車の色によって決められているという関係妄想を持っていた。彼は，治療のため警官に病院へ連れてこられた。治療は，2年間続いた。彼は，入院中10～12回電気ショック療法を受けた。しかし現在，当時の抑うつ感を思い起こすことはできない。

政府の公邸へ直接行ってしまったことで3回目の入院となった。彼は4週間入院した。彼は10年間プランナーとして定職につき，それ以来全般的にうまくやっていた。彼と彼の妻は4年前に服薬をやめていた。（彼はリチウムを服薬していた。）そして，二人とも約2年前に病気になった。これは彼が一番ひどく具合の悪くなったエピソードであると彼が信じていることである。活動性の増加，話しすぎ，思考が駆け巡るなどに加えて，集中力や睡眠の減少が起き，極端に尊大になった。そうしたふるまいから保護されることになり，また2週間入院した。彼は再びリチウムの治療を受けて，現在1日に2回600mg飲んでいる。

患者は今まで幻覚を呈したことはないと主張していた。そして気分が正常のときは決して妄想はないと言っていた。彼は短期間のうつ状態を報告したが，それは1日以上は続かないと言った。しかしながら彼はトフラニールで治療されていたことがあった。

彼は，躁病の最初と2回目のエピソードの間にアルコールとマリファナの使用が増えたことを認めた。そのため彼の2回目のエピソードは，純粋なエピソードではない。アルコールの飲用については24時間の間で最もアルコールを飲んだ回数は，6回であった。しかし，CAGE質問は，すべて否定的だった。彼は，1年に21回以上マリファナを吸っていた（およそ2週に1回の割合）。しかし，次のマリファナ使用に関する一連の質問には否定的だった。

彼には，少なくとも4つの関連した症状を伴った恐慌発作の既往が1回ある。

印象：双極性気分障害

例2

この29歳の患者は，黒人で離婚歴があり一人娘と一緒に暮らしている。電話販売会社で働いている。彼女は，24歳のときに気分障害を発症して，その時に数週間うつ状態になり，およそ3週間抗うつ薬による

治療を受けた。薬物治療を中止後，さらに3週間気分障害を経験した。それは明らかに，躁状態（他人への暴力行為を含む）に続くうつ状態であった。その結果入院となった。彼女は2カ月間　ウィシャード病院で治療され，それから裁判所命令で次の2カ月間はカーター病院へ移送され，治療を受けた。退院時にはリチウムの投与を受け，それ以降よくなっていると言っている。入院中，彼女はさらにうつ症状と躁症状を呈したようであったが，彼女は当時のはっきりした病気の経過を明らかに述べることはできない。

　彼女の入院前のうつ症状は，睡眠不足や食欲不振（約16kgの体重減少），興味の欠如，活気がなくなる，罪責感，落ち着きのなさ，集中力の困難などである。彼女の躁症状は，活動性の増大，睡眠の必要性の減少（連続して3～4晩眠らないことをもある），困難な集中力，夫や女性の上司に暴行して迷惑をかけることなどである。彼女は，誰もが彼女に対して敵意をいだいているという妄想をうつと躁のいずれの期間にも持っている。しかし，エピソードの前にも後にもそうした妄想は抱いてはいない。

　彼女は,アルコールや薬物の使用を否定しているし，15歳以前にけんかで棒を使ったことを除いてはいかなる反社会的行為もしていないという。

　彼女の生活史は不完全であり病院で過ごした時期の説明は，非常に断片的で，記憶力が悪く説明するのを拒否したため，ある程度そうなってしまったと思われる。現在，彼女はほどよくうまくやっているようである。

印象：双極性気分障害

セクション Z

医療記録情報

　ある被験者に関して存在するすべての精神科入院中の，あるいは外来通院時の精神保健管理記録を取り寄せて，必要なだけの情報を収集するようにする（もちろん被験者からの書面による同意を得てから行う）。

　また教育録や神経学的評価（EEG，頭部CT，MRIスキャン），認知的あるいは神経心理学的評価（IQテスト，記憶テスト，教育的なテスト），そして精神症状に関わる可能性のある医学的記録などに対しても類似の情報や同意を得なければならない。医師，病院名（もしくは診療所名）などが不明である場合は，患者が一番よく思い起こすことを書き留め，患者がこの情報を埋め合わせられるように整理してやり，患者から埋め合せられた情報を郵便や電話で送ってもらえるように配慮する。

セクション AA

OPCRIT情報

　OPCRITは，症状を評価するための操作的診断基準の多方面にわたるリストである。すべての被験者にこのセクションの質問を尋ねるようにする。OPCRITは，面接の情報，医学的記録の総説，家族の面接，他の関連した情報源から完成することが可能である。OPCRITは，個人の生涯に渡って特別な症状の存在の有無を調査し，特に最も特徴のある精神病的症状に焦点をあわせている。それは，うつや躁に関連した症状にもかかわっている。OPCRITから実際的な診断をすることは不可能であるが（その理由はエピソード的な断片よりむしろそれは人生全体だからである），OPCRITを完成すれば，調査集団における共通する症候学についての情報を比較することができる。OPCRITの項目の大部分は，遺伝研究のためにDIGSや家族面接のなかに組込まれている。しかし，面接が完成した後，2～3の評価がなされる。これらの項目は，DIGSのセクションAAに見られる。この項目の幾つかに対する指示は，以下に示されている。

病気の期間：この項目は精神病の期間と関連している。薬物治療をやめて2カ月あるいはそれ以上の間，発病前のレベルに戻らない限り，あるエピソードはすべての前駆期，活動期，残余期を含んでいる。被験者が1つ以上の精神病的なエピソードを持っている場合には，最も長いエピソードを記録する。

増大した社交性：この項目は，社会的な相互作用と関連があって，社会的な活動性の増加とは関係がない。抑制が少なく，行動が社会的に不適当である場合は，評点は一層高くなる。

障害の経過：この項目は精神障害の経過のみに対して評価する。

監訳者略歴

稲田　俊也（いなだ　としや）
- 1960年　大阪府生まれ
- 1984年　慶應義塾大学医学部卒業
- 1985年　社会福祉法人桜ヶ丘保養院（現桜ヶ丘記念病院）　医員
- 1989年　米国ミシシッピ州立大学メディカルセンターポストドクトラルフェロー
- 1992年　国立精神・神経センター精神保健研究所老人精神保健部　研究員
- 1994年　国立精神・神経センター精神保健研究所老人精神保健部　室長

伊豫　雅臣（いよ　まさおみ）
- 1958年　東京都生まれ
- 1984年　千葉大学医学部卒業
- 1986年　国立精神・神経センター精神保健研究所薬物依存研究部　研究員
- 1988年　米国立加齢研究所神経化学研究部　客員研究員
- 1991年　国立精神・神経センター精神保健研究所薬物依存研究部　室長
- 1997年　浜松医科大学精神神経医学講座　助教授
- 2000年　千葉大学医学部精神医学講座　教授

このDIGS日本語版は米国NIMH Genetics Initiative Collaborators Groupからの翻訳承認を受けて行われたものであり，米国NIMHに公式のDIGS日本語版として保存されているものと同一版である。

米国国立精神保健研究所分子遺伝学研究グループによる
遺伝研究のための精神科診断面接〔DIGS〕日本語版

2000年10月28日　初版第1刷発行

監訳者　稲田俊也，伊豫雅臣
発行者　石　澤　雄　司
発行所　㈱星　和　書　店
東京都杉並区上高井戸1-2-5　〒168-0074
電話　03（3329）0031（営業）／03（3329）0033（編集）
FAX　03（5374）7186

Printed in Japan　　　　　　　　　ISBN 4-7911-0427-7

書名	著者/訳者	判型/頁	価格
精神科治療の理論と技法 薬物療法と生理学的治療	井上雄一、 岸本朗共著	B5判 216p	4,700円
今日の精神科治療指針	大原健士郎著 広瀬徹也監修	B5判 340p	5,400円
気分障害の臨床 エビデンスと経験	神庭重信他著	A5判 286p	3,800円
陽性・陰性症状評価尺度マニュアル	S.R.ケイ他著 山田寛他訳	B5判 78p	5,000円
M.I.N.I. 精神疾患簡易構造化面接法	シーハン、ルクリュビュ著 大坪、宮岡、上島訳	A4判 56p	2,800円
ＣＡＳＨ 精神病性・感情病性精神疾患の現在症と病歴の包括的面接と評価基準	アンドレアセン著 岡崎祐士他訳	B5判 264p	7,000円
クオリティ・オブ・ライフ評価尺度 解説と利用の手引	宮田量治訳 藤井康男訳・解説	B5判 88p	5,340円
躁うつ病の脳科学 方法論から臨床研究まで	神庭重信編	A5判 448p	6,680円
特定不能な精神疾患 操作的診断法	中山和彦著	A5判 160p	3,300円

発行：星和書店　　　　価格は本体(税別)です

書名	著者	判型・頁	価格
向精神薬の等価換算	稲垣、稲田、藤井、八木他著	四六判 164p	3,300円
薬原性錐体外路症状の評価と診断 DIEPSSの解説と利用の手引	八木剛平監修 稲田俊也著	B5判 72p	4,252円
抗うつ薬の過去・現在・未来	上島国利編	A5判 120p	2,330円
抗うつ薬の科学 基礎と臨床的検証	中山和彦編	A5判 352p	4,660円
遺伝研究のための精神科診断面接 〔DIGS〕日本語版	稲田俊也、伊豫雅臣監修	B5判 240p	4,400円
向精神薬：わが国における20世紀のエビデンス	稲田俊也編	A4横判 150p	4,600円
デポ剤による精神科治療技法のすべて	藤井康男、功刀弘編	A5判 352p	5,680円
抗精神病薬の臨床	A.マッソン他著 山内惟光監訳	A5判 392p	6,800円

発行：星和書店　　価格は本体（税別）です

書名	著者	判型	価格
精神保健指定医取得申請マニュアル フロッピーディスク付	山根茂雄著	A5判 112p	2,600円
神経科精神科 卒後研修マニュアル〈第一部・基本コース〉	倉知、鈴木 齋藤編	A5判 192p	2,800円
神経科精神科 卒後研修マニュアル〈第二部・疾患別治療ガイドライン〉	倉知、鈴木 齋藤編	A5判 288p	3,500円
精神科ハンドブック(1) 診断と治療	大原健士郎監修	B6判 280p	4,000円
精神科ハンドブック(2) 気分(感情)障害	大原健士郎監修	B6判 228p	4,000円
精神科ハンドブック(3) 神経症と近接領域	大原健士郎監修	B6判 264p	4,000円
精神科ハンドブック(4) 精神分裂病	大原健士郎監修	B6判 228p	4,000円
精神科ハンドブック(5) 脳器質性疾患・てんかん・その他	大原健士郎監修	B6判 328p	4,000円
精神科ハンドブック(6) 心理検査	大原健士郎監修	B6判 264p	4,000円

発行：星和書店　　価格は本体(税別)です

書名	著者	判型・頁	価格
アレキシサイミア 感情制御の障害と精神・身体疾患	G.J.テイラー他著 福西勇夫監訳	A5判 420p	4,800円
強迫性障害の研究（1）	OCD研究会編 編集代表 上島、越野	A5判 132p	2,600円
非定型精神病 治療別症例集	中山和彦編著	B5判 288p	6,600円
〈境界例〉論文集 精神科治療学選定論文集		B5判 176p	3,800円
〈心的外傷／多重人格〉論文集 精神科治療学選定論文集		B5判 180p	3,800円
〈うつ病〉論文集 精神科治療学選定論文集		B5判 184p	3,800円
〈強迫／パニック〉論文集 精神科治療学選定論文集		B5判 264p	3,800円
〈摂食障害／過食〉論文集 精神科治療学選定論文集		B5判 232p	3,800円
〈てんかん〉論文集 精神科治療学選定論文集		B5判 232p	3,800円

発行：星和書店　　　　　価格は本体（税別）です

書名	著者	判型・頁	価格
精神病治療の開発思想史 ネオヒポクラティズムの系譜	八木剛平、 田辺英共著	四六判 296p	2,800円
精神分裂病はどこまでわかったか	町山幸輝 樋口輝彦編	A5判 288p	5,680円
精神分裂病の神経心理学	A.S.デビッド他編 岩波、福田他監訳	A5判 416p	4,700円
クレペリンと臨床精神医学	P.ホッフ著 那須弘之訳	A5判 344p	5,800円
新敏感関係妄想	クレッチメル著 切替辰哉訳	A5判 400p	7,800円
憑依の精神病理 現代における憑依の臨床	大宮司信著	四六判 240p	2,670円
クレランボー精神自動症	C.ミュラー著 針間博彦訳	A5判 368p	6,800円
精神療法の旅路 分裂病治療の半世紀	阪本健二著 岩井圭司編	A5判 396p	12,000円
精神医学外伝	C.ミュラー著 那須弘之訳	A5判 368p	6,800円

発行：星和書店　　　　　価格は本体（税別）です